家常菜里的降血糖小偏方

主　编
中国人民解放军第二〇八医院 肖秋生
中国人民解放军第二〇八医院 吕大力
中国人民解放军第二〇二医院 张绍维

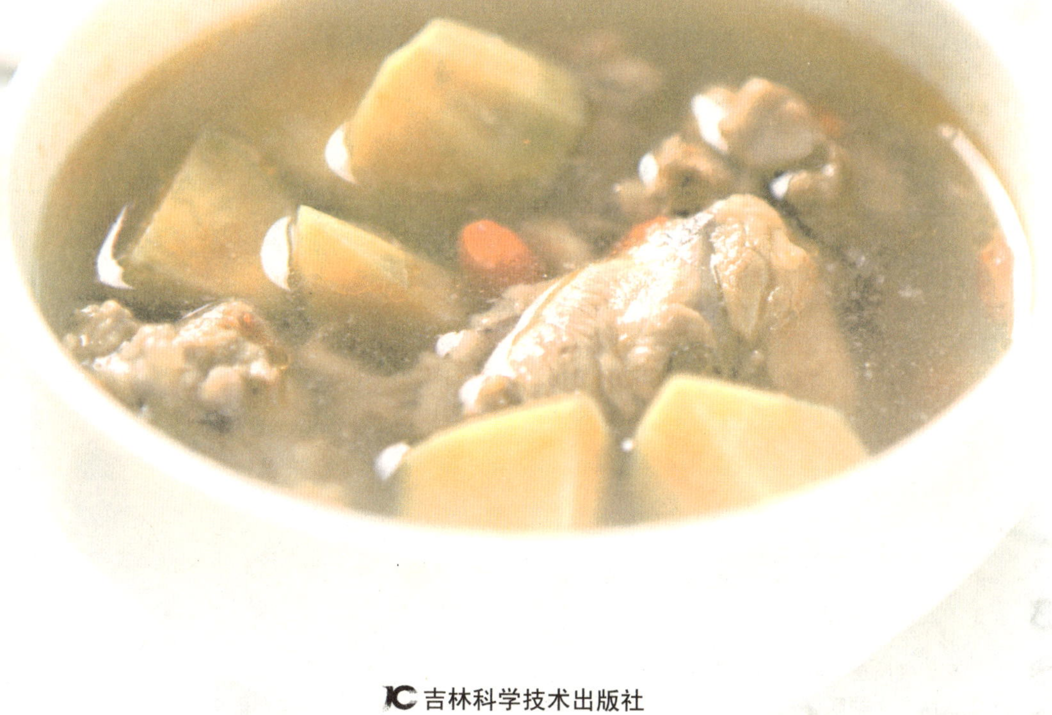

吉林科学技术出版社

图书在版编目（CIP）数据

家常菜里的降血糖小偏方 / 肖秋生，吕大力，张绍维主编 .-- 长春 : 吉林科学技术出版社，2013.8（2023.9 重印）

ISBN 978-7-5384-7000-0

Ⅰ. ①家… Ⅱ. ①肖… ②吕… ③张… Ⅲ. ①糖尿病—食物疗法—食谱 Ⅳ. ① R247.1 ② TS972.161

中国版本图书馆 CIP 数据核字（2013）第 200339 号

家常菜里的降血糖小偏方

JIACHANGCAI LI DE JIANG XUETANG XIAOPIANFANG

主　　编　肖秋生　吕大力　张绍维
副 主 编　李春燕
编　　委　胡海洋　李　静　李　娟　李　倩　李晓林
　　　　　刘　刚　刘　强　刘海燕　刘建伟　王　静
　　　　　王海波　姚　兰　于　娟　张　莉　张红艳
出 版 人　宛　霞
策划责任编辑　隋云平
执行责任编辑　练闽琼
封面设计　冬　凡
制　　版　长春市创意广告图文制作有限责任公司
开　　本　710 mm × 1000 mm　1/16
字　　数　240 千字
印　　张　14
版　　次　2014 年 7 月第 1 版
印　　次　2023 年 9 月第 4 次印刷

出　　版　吉林科学技术出版社
发　　行　吉林科学技术出版社
地　　址　长春市福祉大路 5788 号出版大厦 A 座
邮　　编　130118
发行部电话 / 传真　0431-81629529　81629530　81629531
　　　　　　　　　81629532　81629533　81629534
储运部电话　0431-86059116
编辑部电话　0431-81629516
印　　刷　三河市嘉科万达彩色印刷有限公司

书　　号　ISBN 978-7-5384-7000-0
定　　价　45.00 元

如有印装质量问题可寄出版社调换

Foreword 前言

药疗不如食疗，会吃的人可以把食物变成“治病良药”。每种食物都有其各自的特性，将它们搭配食用，会产生各种各样奇妙的变化。食物经过合理的搭配，不仅可以满足人们养生的需要，甚至可以达到食疗、治病的效果。

本书包含了降血糖、降血压、降血脂、常见病对症治疗等方面的食疗小偏方。书中的食疗偏方，以传统中医养生学和现代营养学理论为基础，从食物的营养分析、营养优势、购储技巧、营养搭配、相宜相克……全方位地进行了详细地阐述。寓医于食，药食同源，不但能满足人们“厌于药，喜于食”的天性，且取材广泛，花钱少，用处大，效果好，易于家庭自制，是适合家庭使用的药膳食疗工具书。

书中的食疗小偏方只是给读者的参考借鉴，不能代替医生的诊断和治疗。请各位读者多留意自己的身体状况，需要就医时应及时去医院就诊，不要延误治疗。

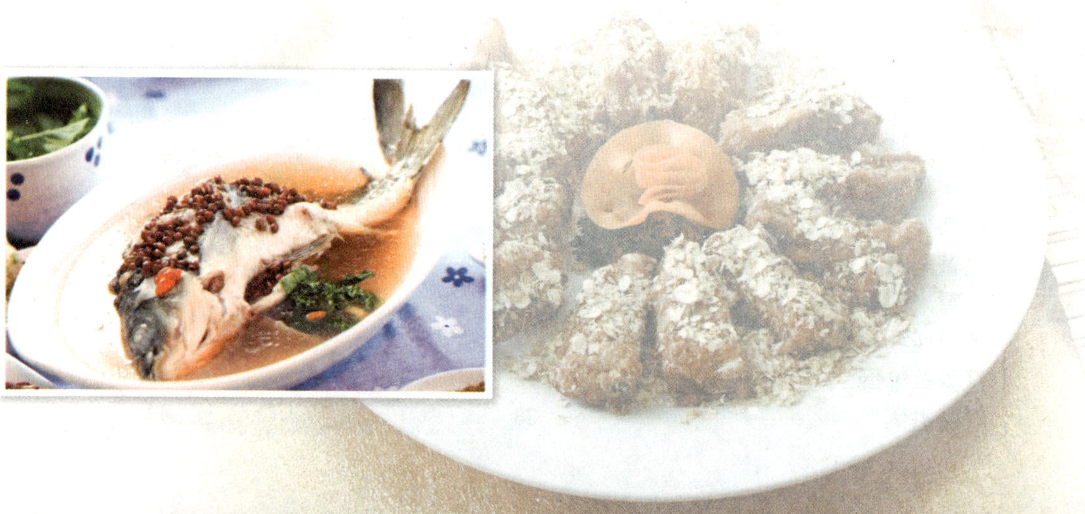

目 录

Contents

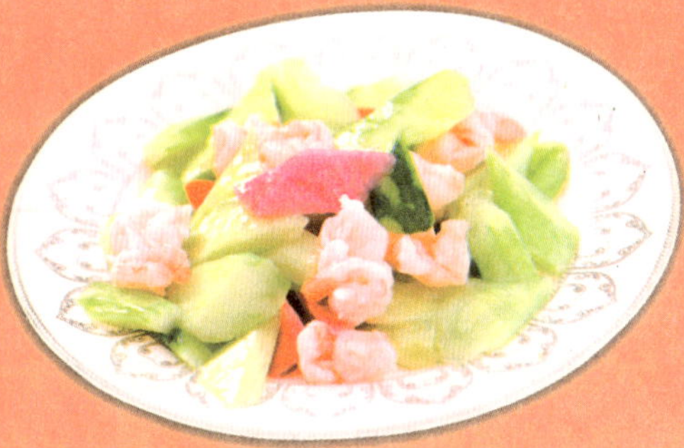

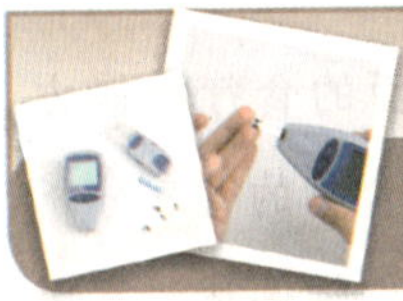

Part 1 认识糖尿病

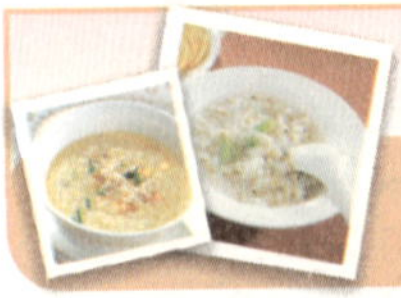

Part 2 谷薯类

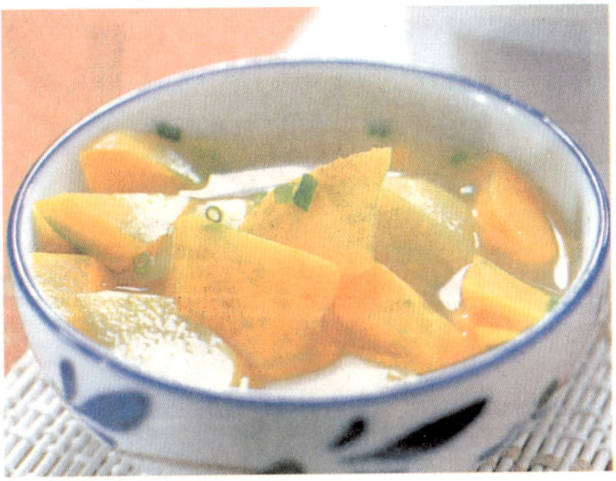

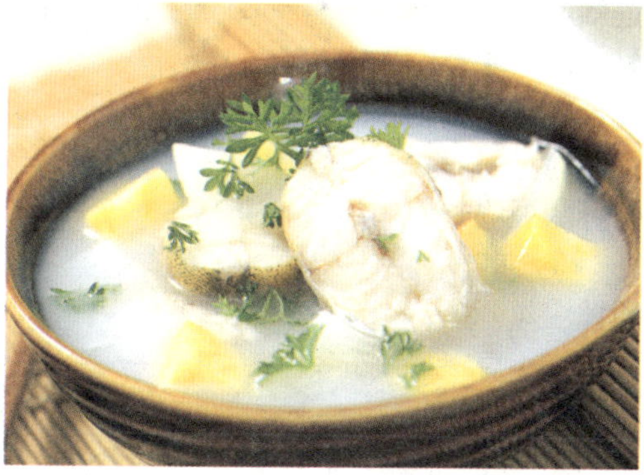

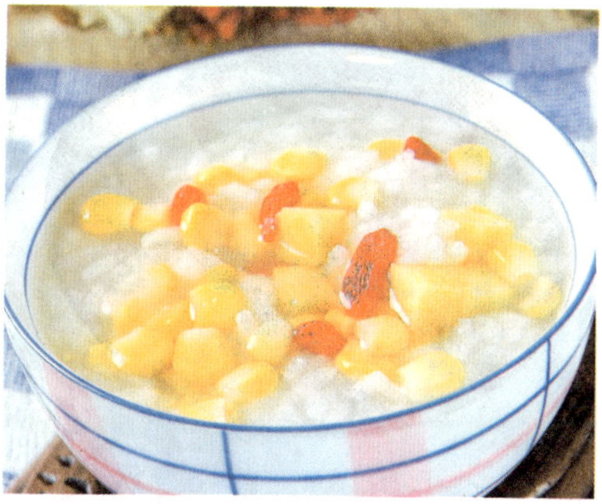

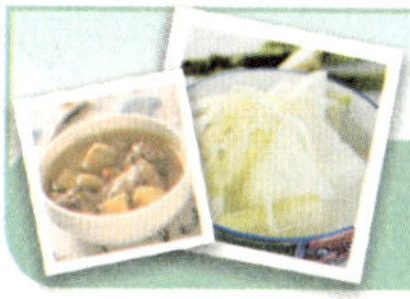

Part 3 蔬菜类

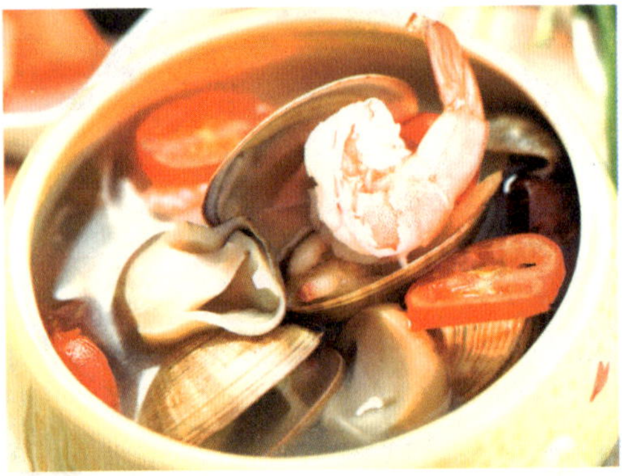

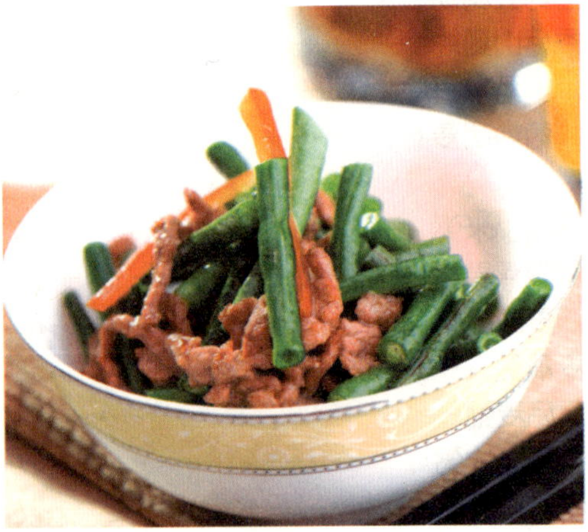

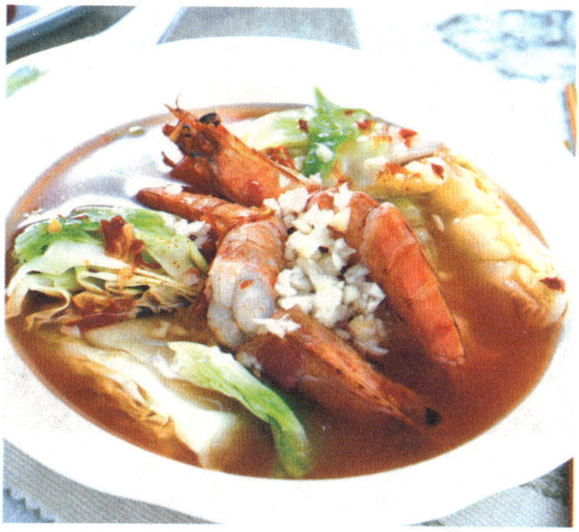

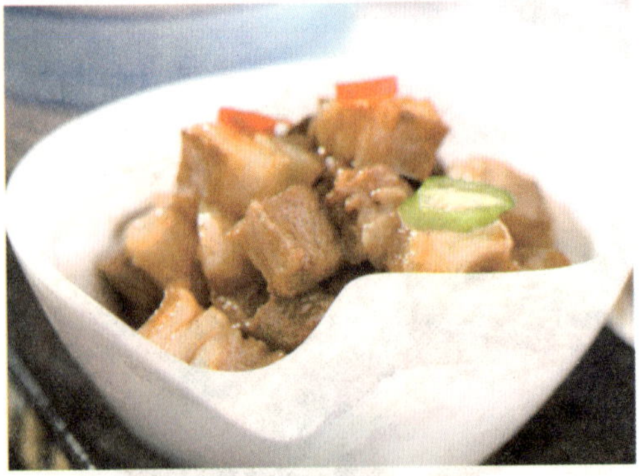

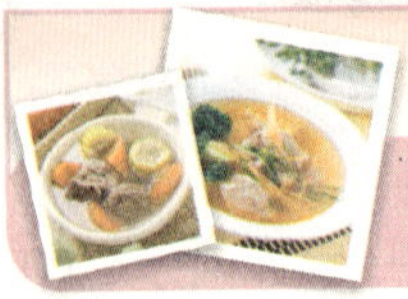

Part 4 畜肉类

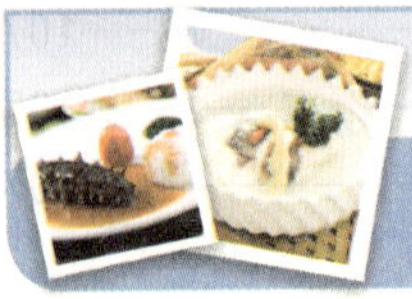

Part 5 水产品类

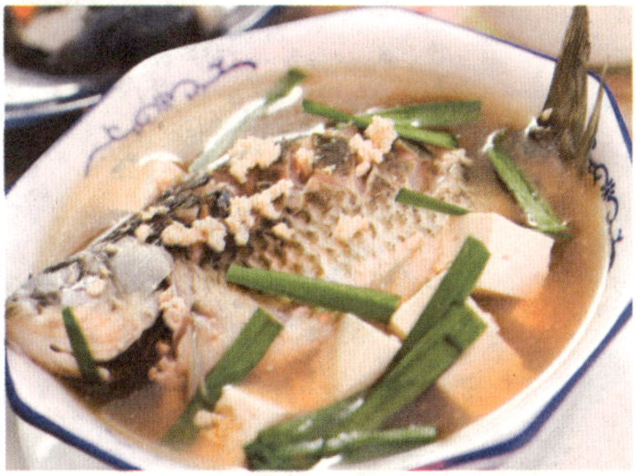

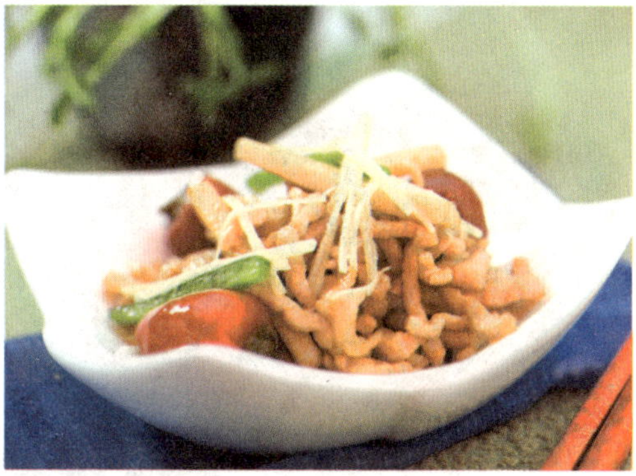

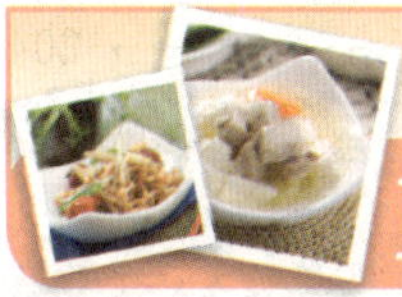

Part 6 豆制品及蛋类

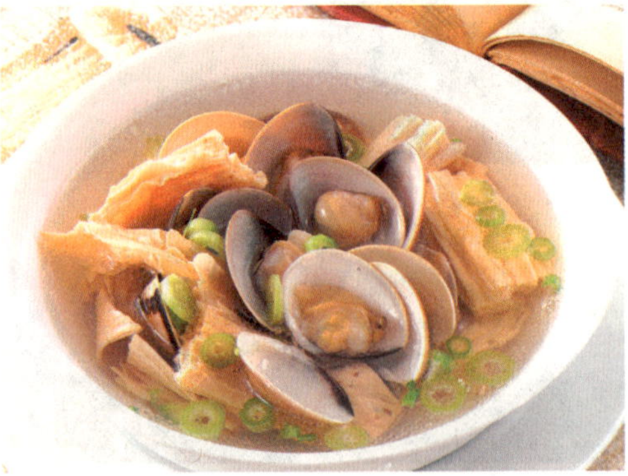

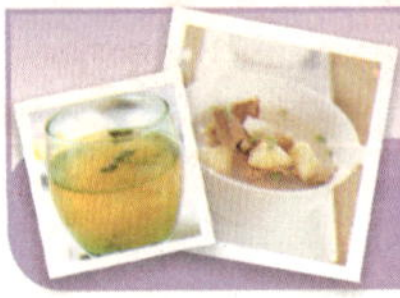

Part 7 其 他

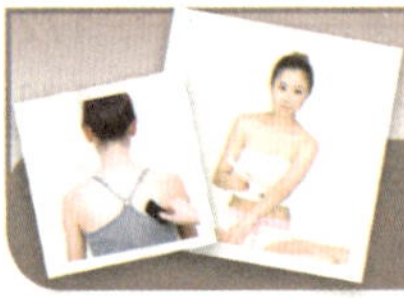

附 录 其他疗法

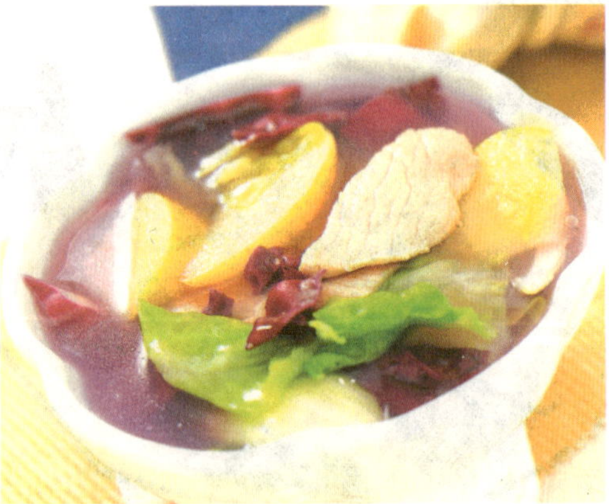

Part 1 认识糖尿病

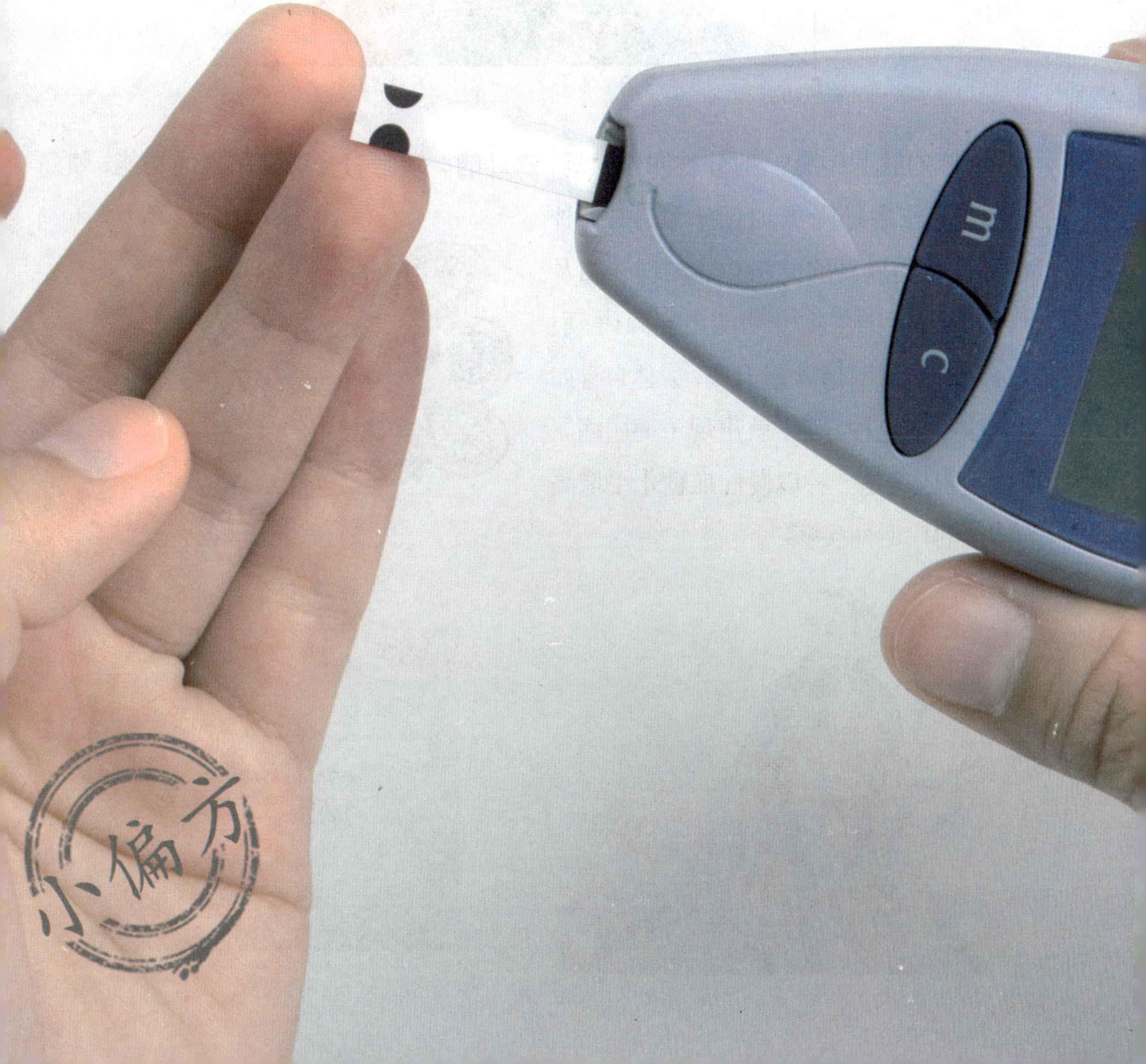

什么是糖尿病

每个人的血液中都含有糖，也就是血糖。大多数情况下，血糖都是指葡萄糖。葡萄糖是提供能量的营养素，我们体内的细胞活动所需的能量，大部分来自葡萄糖。正常情况下，血糖浓度维持在一个稳定的范围内，才能维持各组织、器官的需要，对血糖起主要调节功能的激素是胰岛素。

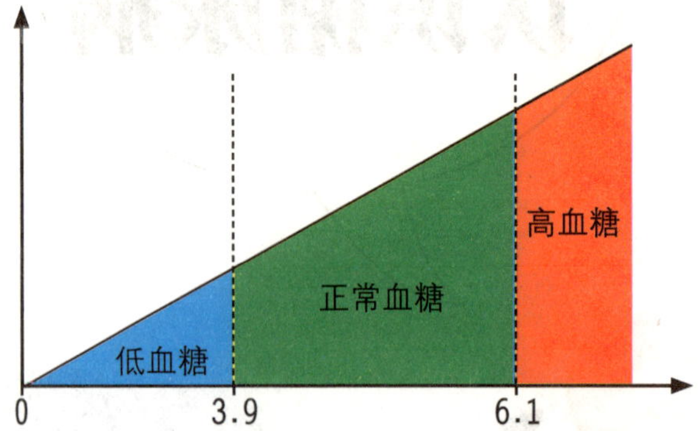

人体的胰腺中有一部分被叫作胰岛，胰岛的β-细胞有分泌胰岛素的功能，胰岛素的主要作用是降低血糖浓度。由于种种原因，使得胰岛的分泌功能出现缺陷及（或）胰岛素的生物学功能出现障碍，引起血液中的葡萄糖含量升高，人体自身如果无法平复这种异常，就出现了糖尿病。所以，糖尿病是一种以慢性血糖水平增高为特征的代谢性疾病。

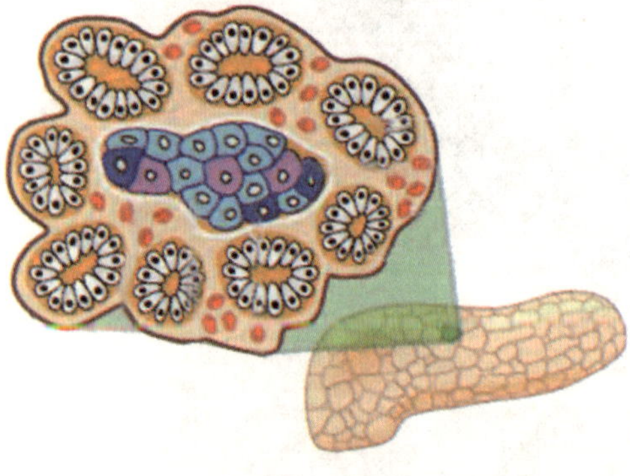

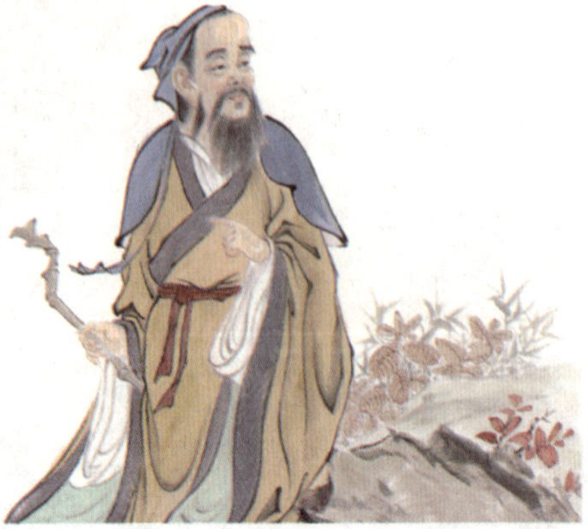

小贴士

在中医学中糖尿病属"消渴病"的范畴。病因病机是"久病入络"，即消渴病久治不愈，伤阴耗气，痰热郁瘀互结，阻于络脉，形成微型症瘕。

为什么会患上糖尿病

糖尿病的病因和发病机制较复杂，不同类型糖尿病的发病原因也不一样。临床研究至今，一致认为糖尿病是一种复合病因的综合征。

遗传因素	糖尿病具有家族遗传易感性。糖尿病患者的亲属中，糖尿病的发生率显著高于普通人群。如果你的父母患有糖尿病，那么与无此病家族史的人相比，你更易患上此病。但应明确的是，通过基因遗传的并不是糖尿病本身，而是对糖尿病的易感性，这种遗传易感性尚需外界因素的作用，如肥胖、生活不规律、体力活动少、病毒感染等
饮食因素	无论在我国还是在西方国家，人们的饮食结构都以高热量、高脂肪为主。摄入的热量超过身体消耗量时，就会造成体内脂肪堆积，引发肥胖。此外，高脂肪饮食可抑制身体代谢率，使体重增加，引发2型糖尿病
肥　胖	肥胖症患者的糖尿病发病率明显高于体重正常者。肥胖是糖尿病发病的重要原因，尤其易诱发2型糖尿病，特别是腹部肥胖者
体力活动少	体力活动可增加组织对胰岛素的敏感性，减轻胰岛素抵抗，降低体重，改善人体新陈代谢。因此，体力活动减少已成为2型糖尿病发病的重要因素
精神因素	由于剧烈的心理变化，如精神紧张、情绪激动、心理压力大等都会使人的交感神经处于高度紧张和兴奋状态，会引起胰高血糖素、肾上腺素、肾上腺皮质激素、甲状腺素、生长激素大量分泌，而这些激素都是与胰岛素对抗的激素。因此，长期处于不良的精神状态下，势必造成内分泌代谢调节紊乱，引起高血糖，导致糖尿病
病毒感染	一些具有遗传易感性的人，当感染上某些病毒后，可因自身免疫力降低而诱发糖尿病，如患风疹、流感、腮腺炎、脑炎及巨细胞病毒等
滥用药物	激素类药物，如泼尼松、地塞米松等；双氢克尿噻、心痛定（硝苯地平）、速尿（呋塞米）、降压新（二氮嗪）等利尿降压药；苯巴比妥、苯妥英钠等中枢神经抑制剂及抗癫痫药物；抗癌药，如左旋门冬酰胺酶等，这些药物能抑制胰岛素的分泌，使血糖升高

【糖尿病的形成示意图】

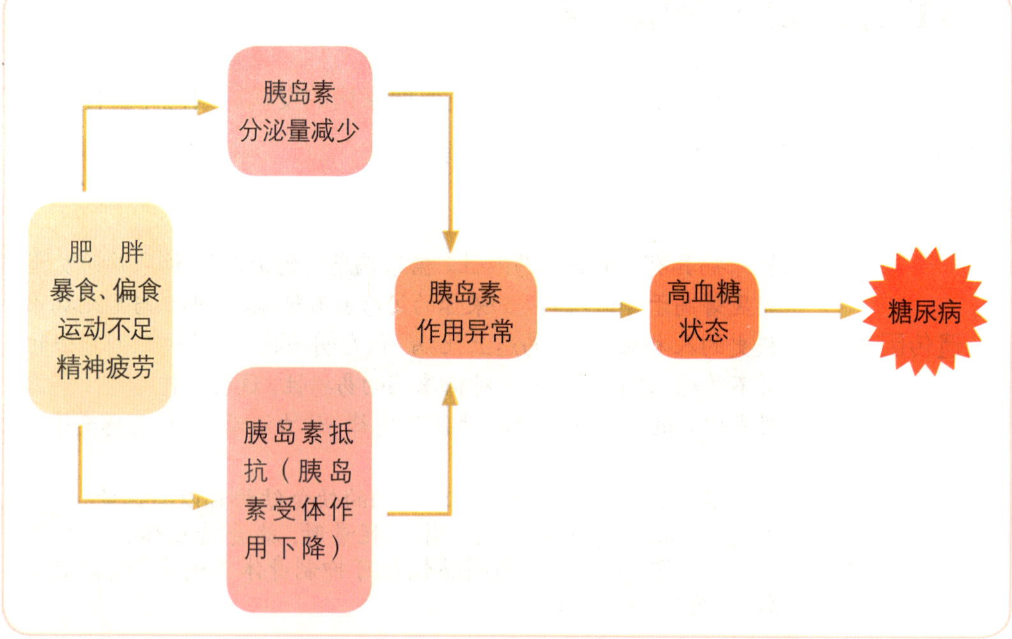

糖尿病在临床分哪些类型

简单地说，糖尿病在临床上可以分为：

1型糖尿病

多发生于青少年，此类型糖尿病患者的胰岛β-细胞损坏导致胰岛素分泌缺乏，必须依赖胰岛素治疗。

2型糖尿病

多见于35岁以上的中、老年人群，占糖尿病患者总数的90%以上，其胰岛素的分泌量并不低，甚至还偏高，病因主要是机体对胰岛素不敏感（即胰岛素抵抗），因此患者体内的胰岛素是一种相对缺乏状态。

另外，还有特殊类型糖尿病和妊娠期糖尿病（GDM）等其他明确病因所导致的糖尿病。

糖尿病的早期信号及典型症状

糖尿病的早期症状主要为：口干、反应性低血糖、乏力、阳痿、便秘、腹泻、排尿困难、牙齿疾病、饥饿感、体重改变、月经异常、易感染、不良产科史、视力障碍、皮肤瘙痒、四肢麻木。

糖尿病的典型症状

可概括为“三多一少”，即多尿、多饮、多食和消瘦（体重减少）。不同类型、不同病期的糖尿病患者可以有轻重不同的症状，轻者可以毫无感觉，重者甚至影响生活，可以是典型的症状，也可以是非典型症状。1型糖尿病患者发病时其“三多一少”的表现常常非常典型，而2型糖尿病患者的“三多一少”的症状则不一定很明显。

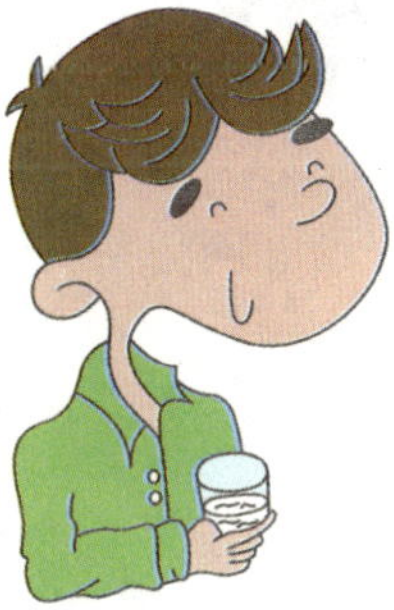
多饮

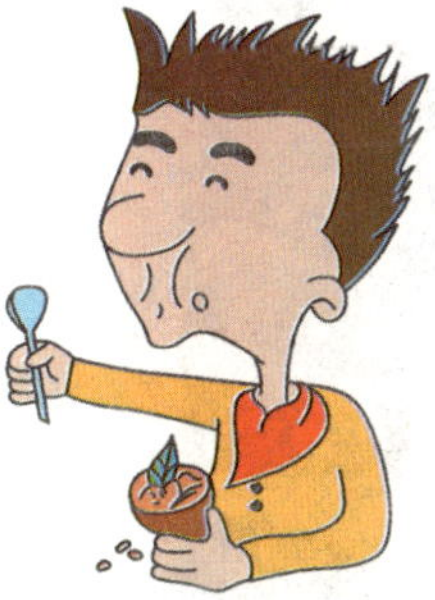
多食

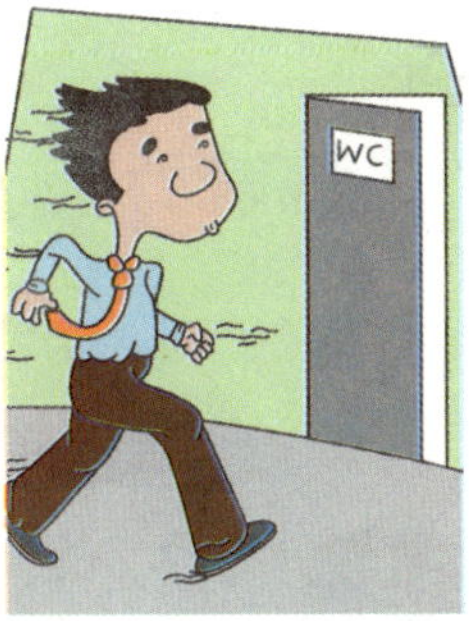

多尿

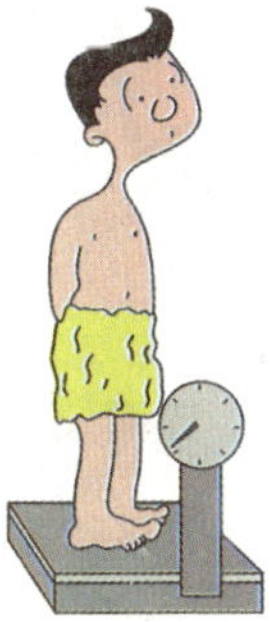
体重减轻

糖尿病的其他症状

四肢无力、餐后低血糖、牙齿疾病、极易感染、皮肤感觉异样、视力障碍、性功能障碍、月经异常、代谢综合征等。

此外，年龄45岁以上者、一级亲属患有糖尿病、肥胖者、高血压者、血脂异常者、有分娩巨大婴儿（体重大于4.5千克）史者、曾经是糖耐量降低或空腹血糖受损者，上述人群属糖尿病的高发人群，应定期检查空腹及餐后血糖。

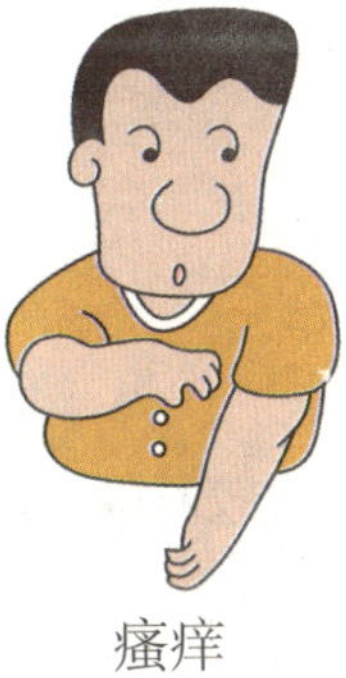
瘙痒

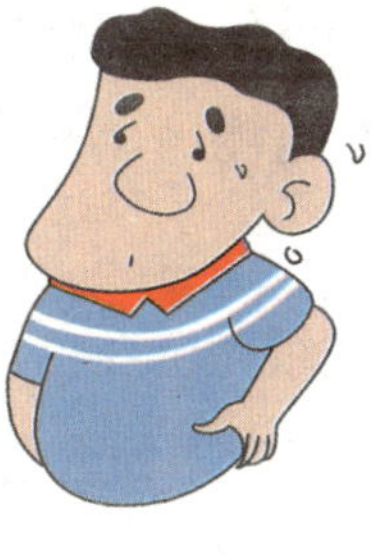
皮肤干燥

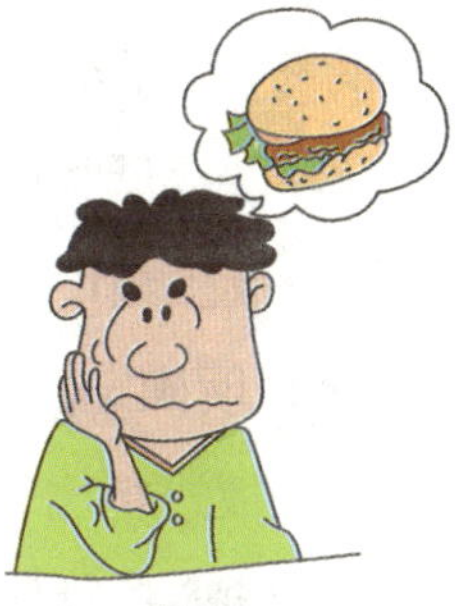
饥饿

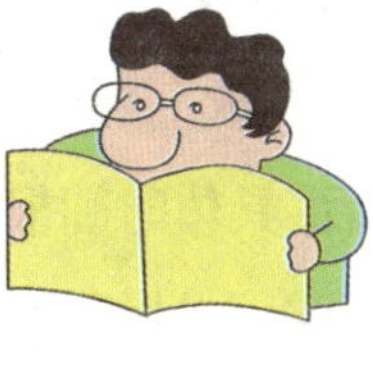
视物不清

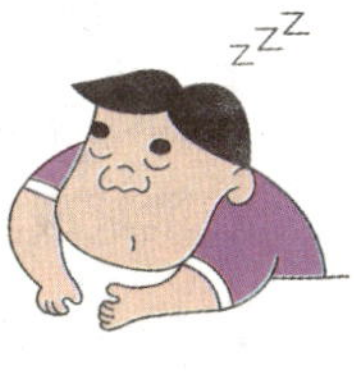

疲倦

糖尿病自我监测的常用方法

糖尿病的自我监测方法主要有2种，包括自我监测血糖和自我监测尿糖。

血糖监测的常用方法

快速血糖测定仪监测血糖的优点在于血糖仪可随身携带，操作简单易行，患者可随时随地监测自己的血糖，以及时了解自己的病情。但应注意血糖仪测定的血糖数值，一般比静脉抽血测定的血糖值略低10%左右。

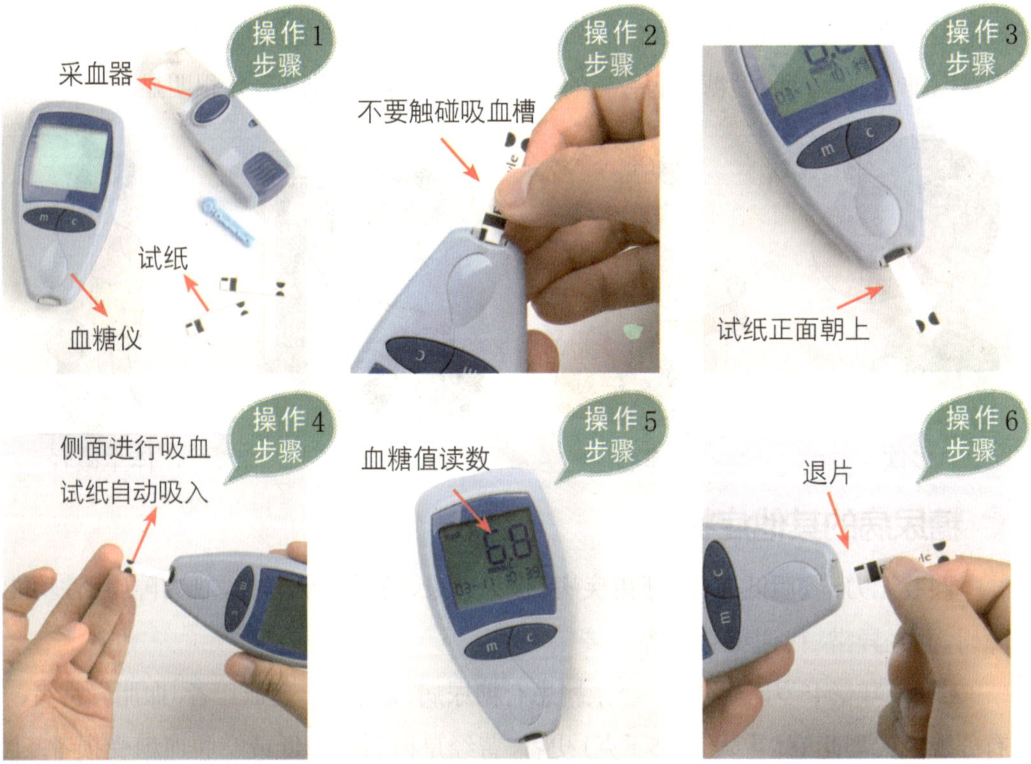

尿糖监测的常用方法

试纸法监测尿糖的优点在于简便易行、花费少，但尿糖监测决不能代替血糖监测。尿糖只能粗略地反映血糖水平，准确度远低于血糖监测。

1. 将尿糖试纸的试剂部分与被检尿液接触1～2秒。

2. 试纸取出后，具体时间根据试纸说明确定，待试纸完全变色。

3. 将变色的试纸与试纸盒上的颜色板进行比较，确定尿糖含量（比较时间不能超过1分钟，因为比较时间越长，颜色变化越深，结果也就越不准确）。

注意自我监测血糖的时间与频率

血糖监测应该在何时进行？间隔多长时间监测一次血糖才最合适？监测血糖的时间最好分散开，经常在不同的时间监测血糖，比每天同一时间监测血糖更容易反映出一天24小时之中血糖的变化规律。家庭自我监测血糖一般可分为空腹血糖、餐前血糖、餐后2小时血糖、随机血糖，不同时间监测到的血糖值，具有不同的临床意义。而对于没有条件在家中进行血糖监测的患者，则应按照医生的建议定期到医院或门诊抽血监测空腹和餐后血糖。

时　间	内　容
空腹血糖	是指隔夜空腹8小时以上，早餐前采血测定的血糖值。午餐前、晚餐前测定的血糖不能叫空腹血糖
餐前血糖	是指早餐前、午餐前、晚餐前测定的血糖值
餐后2小时血糖	是指早餐后、午餐后、晚餐后2小时测定的血糖值
随机血糖	是指一天中其他任意时间测定的血糖值：如睡前血糖、午夜血糖等

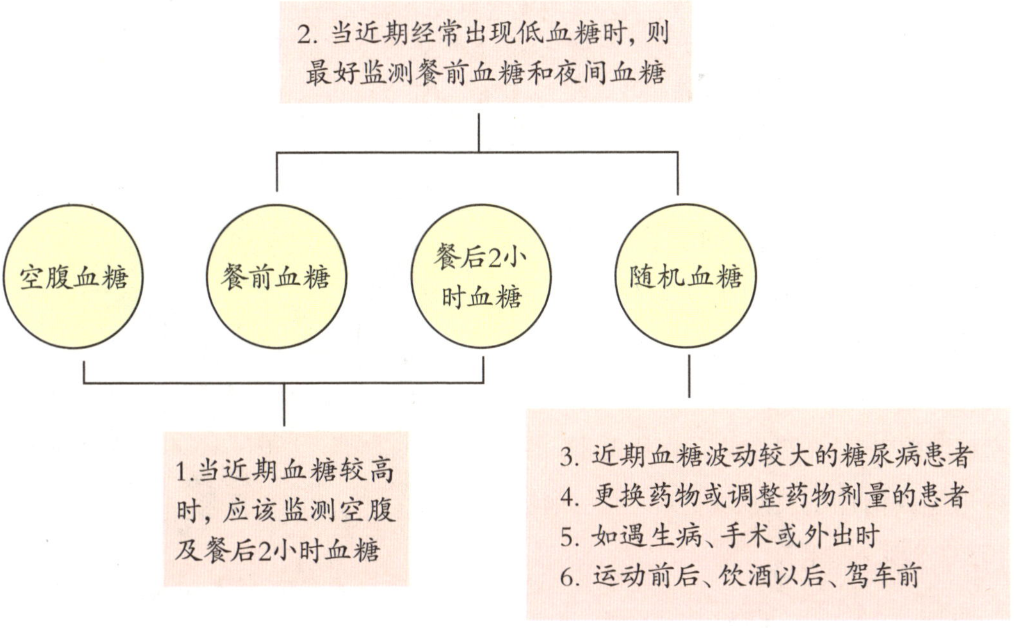

糖尿病的诊断标准

血糖是判断是否患有糖尿病的唯一标准。2010年美国糖尿病协会（ADA）颁布了糖尿病的诊断标准，这个诊断标准增加了糖化血红蛋白指标，弱化了症状指标，更科学。中国也采用下述标准。

糖尿病	糖化血红蛋白（HbH1c）≥6.5%
	空腹血糖（FPG）≥7.0毫摩尔/升
	口服糖耐量试验（OGTT）中2小时血糖≥11.1毫摩尔/升
	有典型的高血糖或高血糖危象症状，随机血糖≥11.1毫摩尔/升
糖耐量异常	餐后2小时血糖（2hPG）>7.77毫摩尔/升，但<11.1毫摩尔/升时，为糖耐量损伤（IGT）
	空腹血糖（FPG）≥6.11毫摩尔/升，但<7.0毫摩尔/升时，为空腹血糖调节受损（IFG）
说明	在无明确高血糖时，应通过重复检测来证实标准1~3
	如果有症状，只要有一次空腹或餐后血糖达到上述糖尿病诊断标准，就可以判定为糖尿病。如果完全没有糖尿病症状，就需要空腹和餐后血糖同时达到上述标准，才可以判为糖尿病

这里需要特别说明的是空腹血糖调节受损（IFG）和糖耐量损伤（IGT）都是介于糖尿病人和正常人之间的一种状况。大部分糖尿病患者，尤其是早期的2型糖尿病患者，并没有典型症状发生，很容易导致治疗不及时。所以，应定期体检，早发现、早治疗。

小贴士

糖尿病偏爱的人群

如果有以下的表现，就有患4糖尿病的可能，需格外注意。

1. 有“三多一少”的症状。
2. 有糖尿病的并发症或伴发病。
3. 本身属于高危人群。

糖尿病并发症对人体的危害

糖尿病已经成为现代疾病中位列第三的人类健康杀手。我国已从糖尿病低患病率国家跨入糖尿病中等患病率国家行列，是糖尿病发病人数最多的国家之一。其并发症危害主要表现在以下几个方面:

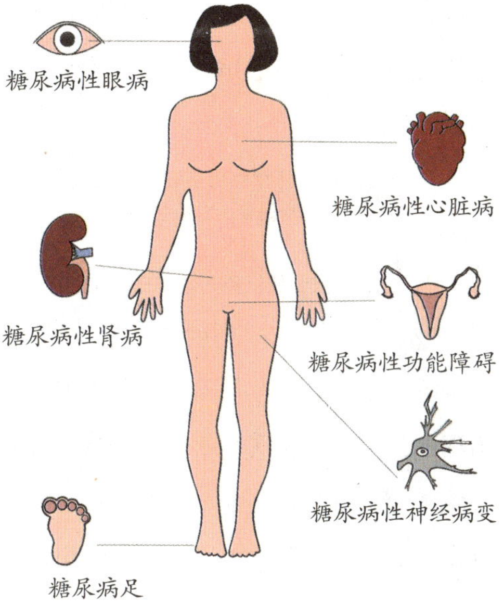

此外，糖尿病还会影响儿童的生长发育。绝大多数儿童糖尿病患者都是胰岛素依赖型的，需要终身使用胰岛素治疗。长期血糖控制不佳或没有进行治疗的糖尿病儿童，可出现身材矮小、肝脏肿大和青春期延迟，医学上称为糖尿病侏儒。目前，由于胰岛素的广泛应用，严重的糖尿病侏儒患者已很难看到。

糖尿病并发症	对人体的危害
糖尿病性心脏病	是指糖尿病患者并发或伴发的心脏疾病，主要与糖尿病引发的人体大血管、小血管及神经系统病变有关
糖尿病性眼病	最常见的糖尿病性眼病是糖尿病性视网膜病变，是糖尿病致盲的重要原因，其次是糖尿病性白内障
糖尿病足	是导致患者截肢、致残的主要原因。轻者足部畸形、皮肤干燥和发凉，重者出现足部溃疡、坏疽
糖尿病性肾病	糖尿病性肾小球硬化症是糖尿病特有的肾脏并发症。糖尿病性肾病是导致糖尿病患者死亡的一个重要原因
糖尿病性神经病变	包括中枢神经系统病变、周围神经病变、自主神经病变，其中糖尿病性周围神经病变是糖尿病最常见的并发症
糖尿病性功能障碍	大多数糖尿病患者都有阳痿、早泄、性欲低下、月经不调等性功能障碍。其中糖尿病阳痿是较常见的并发症

主食应该怎么吃

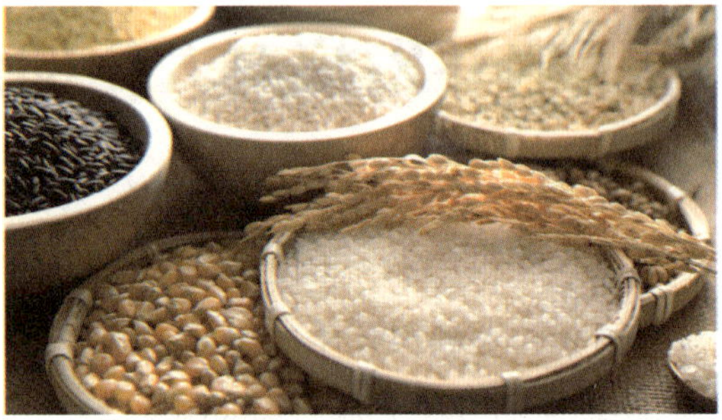

有的糖尿病患者为了控制血糖而不吃或尽量少吃主食，这是不对的。正确的做法是要“定时、定量”，而不是刻意少吃或不吃。

主食的摄入量要足够

有人觉得主食中碳水化合物含量高，应少吃，认为饮食控制就是“饿肚子”或“少吃主食，多吃菜”，其实这种观点是错误的，不吃或少吃主食容易导致碳水化合物的摄入量不足，而蛋白质、脂肪摄入过量，导致体内物质代谢紊乱，结果不仅会引发糖尿病，而且还会导致肥胖、冠心病等诸多疾病。研究表明，在总热量一定的情况下，适当提高碳水化合物在饮食中的比例，不但不会影响血糖，还可提高组织对胰岛素的敏感性。

粗粮和细粮都要吃，且粗粮要多吃

玉米、高粱、燕麦、莜麦、荞麦、苦荞麦等粗粮含有一些膳食纤维、维生素、无机盐等营养素，有利于控制糖尿病患者的病情，应该多吃。但是粗粮含嘌呤量相对比较高，如果长期过多摄入，会引发多种疾病。因此，最好将细粮与粗粮两种主食按1∶1的比例混合食用，既可以改善口感，又降低了主食对糖尿病的影响。

种　类	介　绍
玉　米	玉米中的粗纤维、不饱和脂肪酸，尤其是亚油酸含量很高，可以预防心脑血管疾病和“三高”的发生
薏　米	薏米有促进新陈代谢和减少胃肠负担的作用，还常用于制成降糖保健品，适合糖尿病患者食用
燕　麦	燕麦中的水溶性纤维具有平缓饭后血糖上升的作用，有助于糖尿病患者控制血糖
荞　麦	经常食用荞麦有降低血脂和胆固醇浓度、软化血管的保健作用。荞麦中的某些成分还具有降低血糖的功效

蔬菜、菌类应该怎么吃

以绿色蔬菜为主

绿色蔬菜，如苦瓜、黄瓜、冬瓜、洋葱等蔬菜，含有丰富的膳食纤维、热量低，不易使血糖升高，还能增强饱腹感，保持大便通畅，所以糖尿病患者应该多吃新鲜蔬菜。

蔬菜所含营养物质各异，一般来说，蔬菜的颜色与营养含量有密切关系，如绿色蔬菜营养素含量较多，是每日饮食搭配的首选。另外，应掌握蔬菜种类和颜色的搭配，红色、黄色、白色蔬菜搭配食用，可起到营养素互补的作用。

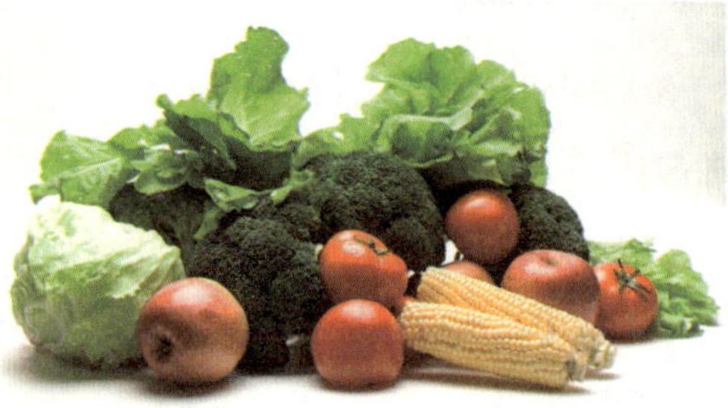

生吃蔬菜可留住更多营养

蔬菜中大都含有一种免疫物质，即干扰素诱生剂，具有抑制人体细胞癌变和抗病毒感染的作用。但是这种干扰素诱生剂不耐高温，只有生食蔬菜才能使其发挥作用。生食蔬菜可以最大限度地留住营养，鲜菜中所含的维生素C、叶酸及抗病毒的生物活性物质，在加热中易被破坏。适宜生吃的蔬菜有萝卜、生菜等胡萝卜素含量低而维生素C含量高的品种。

糖尿病患者、老年人宜多吃菌类食物

食用菌类所含的营养成分与生物活性物质等具有明显的降血糖等疗效。如常见的蘑菇、香菇、平菇、金针菇、黑木耳、银耳、竹荪等。

菌类蛋白质中的氨基酸成分同肉、奶、蛋的蛋白质成分相似，可以保证人体正常生长发育所必需的氨基酸。菌类中含有多种维生素和矿物质，可参与体内糖代谢，并能调节血脂，降低血液黏稠度，还含有微量元素铬，是维持正常葡萄糖耐量不可缺少的微量元素，也是与胰岛素配合的因子之一，可促进机体糖代谢的正常进行。

小贴士

怎样烹制蔬菜和食用菌类才能减少营养流失

新鲜蔬菜和菌类应该先洗后切，切后马上烹制。炒菜时可以加少许醋，有利于保存维生素。烹制时要大火快炒，不要久炒，否则会使维生素C及维生素B_1流失。此外，蒸、汆、拌等方法比较适合烹制蔬菜，应该避免油炸等烹饪方法。烧好的菜肴最好马上吃。

蘑菇中的碳水化合物含量少，适合糖尿病患者和胆固醇偏高者食用。

肉类应该怎么吃

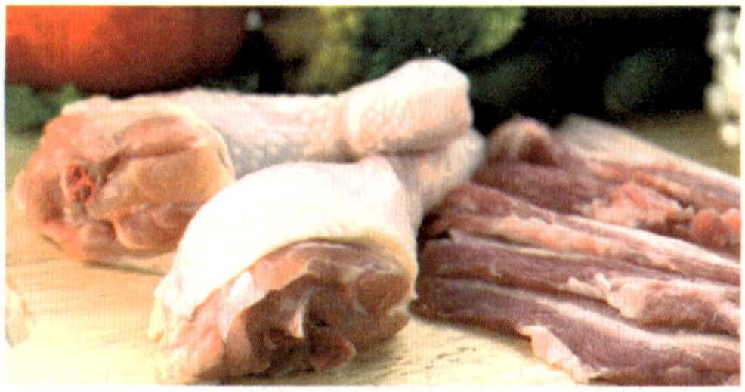

肉类是膳食中动物蛋白质、脂肪、B族维生素等多种营养素的来源之一，每天食用适量的肉类是糖尿病患者所必需的。

忌食过多的动物脂肪

糖尿病并非只有体内的糖代谢紊乱，脂类代谢同样受到影响，肥肉及禽畜类的肉皮中含大量动物脂肪，过多食用会加重脂代谢负担，所以糖尿病患者应该尽量少吃或不吃肥肉。

如何烹制肉类更健康

烹制肉类时，尽量使用植物油。烹饪方法上以蒸或煮为主，并且尽量去掉肥肉及鸡、鸭等的外皮。炖煮的过程中，要撇去汤表面的浮油，这些做法都有助于去掉油脂。

科学的食用方法是，肉类最好和膳食纤维丰富的蔬菜一起吃，或者和豆制品、海带等海藻类食物一起吃也是不错的选择，且经常变换肉的食用种类。

水产品应该怎么吃

水产品的优势

没有肝、肾功能障碍，未患痛风的糖尿病患者是非常适合食用水产品的。与其他种类的食物相比，水产的优势在于含有丰富的蛋白质，脂肪和胆固醇含量较低，经常食用可以避免肥胖，预防糖尿病和心脑血管疾病。但水产品也不宜食用过多，每天吃一顿或每周吃两三次海鲜，每次吃45～60克就可以了。

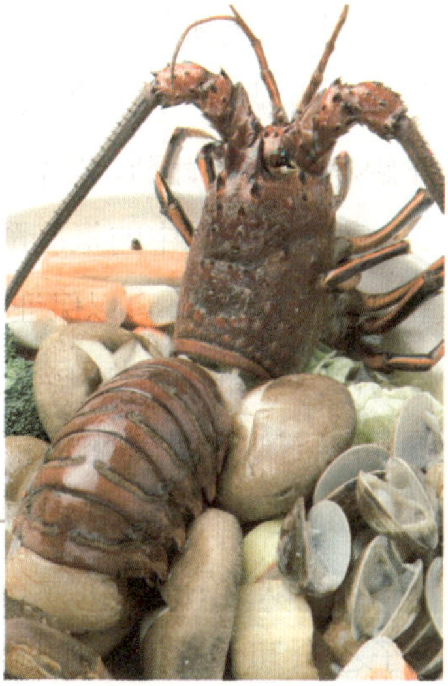

如何烹制水产才能更营养

鱼类和其他水产更适合煮、蒸、炒、熘等烹饪方法。此类方法可以减少可溶性营养素的损失，因此适合糖尿病患者。

乳类、蛋类、豆制品应该怎么吃

蛋类食物是优质动物蛋白质的来源，而豆类食物及其制品含有丰富的植物蛋白质，两者都对糖尿病患者的健康非常有益。

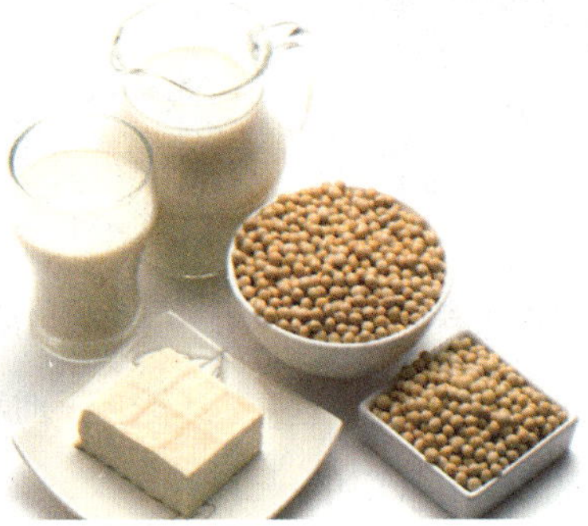

糖尿病患者应吃多少蛋类

糖尿病患者除了糖类代谢紊乱之外，其体内蛋白质合成受阻，常常出现负氮平衡（消耗大于合成），使得免疫力下降，容易诱发多种疾病。此外，蛋类的维生素、矿物质、卵磷脂等营养成分的含量也很丰富。一般来说，病情稳定的糖尿病患者每日每千克体重应摄入蛋白质1克，病情控制不好或消瘦者可酌情增加。

糖尿病患者应吃多少豆制品

豆类及其制品含有丰富的植物蛋白质，且其血糖生成指数均较低，能改善血糖生成反应。

食用含纤维的豆类食品可以延缓糖的吸收、降低餐后血糖、明显降低血清胆固醇、降血脂、改善大肠功能、通便、增加饱腹感。糖尿病患者的膳食纤维摄入量以每日30克左右为宜，而对于病情较重的糖尿病患者，应减少食用量。

多吃乳制品能减少患糖尿病的危险

乳类及其制品的蛋白质、钙的含量都很高，不仅有利于骨骼健康，而且还有可能会降低体重超重者患2型糖尿病的危险。研究发现，乳制品摄入量高的人，患胰岛素耐受综合征的可能性要远远低于那些乳制品摄入不多或从不摄入乳制品的同龄人。而且摄入乳制品，特别是低脂乳制品，还可降低男性患2型糖尿病的概率。

小贴士

糖尿病患者合理补充蛋白质对健康十分重要

糖尿病患者在控制总能量摄入和减少糖分外，应多吃些低脂肪、高蛋白、高纤维的食物。一般来说，糖尿病患者每日每千克体重应摄入蛋白质1克。病情控制不好或消瘦者，可增至1.2～1.5克。也就是说，对于一位体重70千克的患者，他需要每天摄取70克蛋白质。如果他体形消瘦或病情控制不好，蛋白质的摄取就要达到每天84～105克。

糖尿病患者是不是可以食用水果

糖尿病患者能吃水果

很多人都认为糖尿病患者不能吃水果，因此完全戒避水果，这是不正确的。因为水果中含的糖分有葡萄糖、果糖和蔗糖，其中果糖在代谢时不需要胰岛素参加，此外水果中还含有大量的维生素、纤维素和矿物质，这些营养对糖尿病患者是有益的。所以，只要掌握了科学的方法，在血糖已得到有效控制的情况下，糖尿病患者并不是绝对不能食用水果的。

水果怎么吃，吃多少

水果是糖尿病食谱的一部分，糖尿病患者要根据自己的情况来决定。严格地讲，每天每个患者适宜吃多少水果都应该由营养师进行计算。一般来讲，血糖、尿糖增高时不宜食用水果；在病情稳定，血糖基本受控时，每天可以吃150克左右含糖量低的新鲜水果。在吃水果的过程中，应监测病情及尿糖、血糖变化。对于一些血糖高、病情不稳定的患者只能选用含糖量在5%以下的蔬菜、水果，如草莓、西红柿、黄瓜等。

什么时间吃水果及食用前后的监测

吃水果的时间最好选在两餐之间、饥饿时或体力活动后，作为对能量和营养素的补充。通常可选在上午9点半或下午3点半左右，也可在晚饭后1小时或睡前1小时吃。不提倡餐前或饭后立即吃水果，避免一次性摄入过多的碳水化合物，致使餐后血糖过高，加重胰腺负担。每个人的情况不同，每种水果对血糖的作用也不一样。

小贴士

家中有血糖仪的患者，在吃水果前及吃水果后2小时测一下血糖或尿糖，对了解能否吃这种水果、吃得是否过量，有很大帮助。

糖尿病患者如何科学地食用水果

虽然糖尿病患者可以适当食用水果，但对于含糖高的品种，如香蕉等最好不吃。应选择维生素及纤维素含量丰富而糖含量较低的水果，如橘子、菠萝、梨、苹果、橙子、葡萄等。一些瓜果，如西瓜、甜瓜、白兰瓜、哈密瓜等水果，即使并不甜，但食用量大也会导致血糖升高，要限量食用。

不管是哪种水果，都不要一次吃太多。一般水果一次食用不应超过50克，瓜果不应超过150克，较大的水果应该分次食用，并相应减少主食的食用量。

蔬菜水果含糖量对照表

类别	含糖量	食物
低含糖量蔬菜水果（推荐食用）	1%	南瓜、紫菜、生菜
	2%	菠菜、芹菜、小白菜、小青菜、西红柿、冬瓜、黄瓜
	3%	大白菜、青菜心、韭黄、豌豆苗、小红萝卜、茄子
	4%	绿豆芽、油菜、韭菜、春笋、茭白、花菜、空心菜、西瓜、臭豆腐、扁豆荚
	5%	小葱、青蒜、辣椒、丝瓜、韭菜花
	6%	白萝卜、冬笋、黄豆芽、桃、枇杷
	7%	香菜、毛豆、黄萝卜
	8%	红萝卜、葱头、樱桃、柠檬、李子
	9%~10%	榨菜、蒜苗、杏、葡萄、梨、菠萝
类别	含糖量	食物
中等含糖量蔬菜水果（慎重食用）	11%	柿子、沙果
	12%	橘子、豌豆、橄榄
	14%	荔枝、山药
	15%	苹果
	16%	土豆
	17%	石榴
类别	含糖量	食物
高含糖量蔬菜水果（禁止食用）	20%	香蕉
	22%	鲜山楂、海棠、鲜枣
	85%	粉条

学会使用食物交换份

饮食控制是治疗糖尿病的一个重要手段，在控制饮食方面，频繁用到食品交换份，可以使糖尿病患者的饮食更加多元化。

小贴士

什么是食物交换份

食物交换份是目前国际上通用的糖尿病饮食控制方法，既能保持营养代谢平衡，又能使食物多样化的营养治疗原则。食品交换份将食物按照来源、性质分成几大类，同类食物在一定重量内所含的蛋白质、脂肪、碳水化合物和能量相似，不同类的食物所提供的能量也大致相等。

食物交换份的应用

食物交换份是将食物分成不同类型，每类食物均确定1个交换单位，每1个交换单位所含热量大致相仿，约377千焦（90千卡），同类的食物可以任意互换。

具体每份食物的量如下（重量均指生重，且提供的只是大致参考值，各具体食物每份的重量可能会有所不同）。

不同类别食物所含热量表

类　别	每份重量	能　量
谷薯类	25克	90千卡（377千焦）
蔬菜类	500克	
水果类	200克（约1个中等大小苹果的量）	
大豆类	25克	
奶制品	160克	
肉　类	50克	
蛋　类	60克（1个中等大小鸡蛋量）	
油脂类	10克（约1汤匙）	

等值谷薯类食物交换表

重量(克)	食 物
25克	大米、小米、糯米、薏米、高粱米、玉米、面粉、米粉、玉米面、混合面、燕麦片、莜麦面、荞麦面、苦荞麦、各种挂面、龙须面、通心粉、绿豆、红豆、芸豆、干豌豆、干粉条、干莲子、油条、油饼、苏打饼干
35克	烧饼、烙饼、馒头、咸面包、窝头、生面条、魔芋、生面条
100克	马铃薯
150克	湿粉皮
200克	鲜玉米(1个中等大小,带棒芯)

注：每交换份谷薯类食物提供蛋白质2克，碳水化合物20克，热量90千卡（377千焦）

等值蔬菜类食物交换表

重量(克)	食 物
500克	大白菜、卷心菜、菠菜、油菜、韭菜、茴香、茼蒿、芹菜、苤蓝、莴笋、油菜薹、西葫芦、西红柿、冬瓜、苦瓜、黄瓜、茄子、丝瓜、芥蓝、瓠儿菜、雍菜、苋菜、龙须菜、绿豆芽、鲜蘑、水浸海带
70克	毛豆、鲜豌豆
100克	慈姑、百合、芋头
150克	山药、荸荠、藕、凉薯
200克	胡萝卜
250克	鲜豇豆、扁豆、洋葱、蒜苗
350克	倭瓜、南瓜、菜花
400克	白萝卜、青椒、茭白、冬笋

注：每交换份蔬菜类食物提供蛋白质2克，碳水化合物20克，热量90千卡（377千焦）

等值水果类食物交换表

重量（克）	食　食物
150克	柿子、香蕉、鲜荔枝（带皮）
200克	梨、桃、苹果（带皮）、橘子、橙子、柚子（带皮）、猕猴桃（带皮）、李子、杏（带皮）、葡萄（带皮）、草莓
500克	西瓜

注：每交换份水果类食物提供蛋白质1克，碳水化合物21克，热量90千卡（377千焦）

等值油脂类食物交换表

重量（克）	食　物
10克	花生油、香油（1汤匙）、玉米油、菜籽油（1汤匙）、豆油、红花油（1汤匙）、猪油、牛油、羊油、黄油
25克	核桃、杏仁、花生米、葵花子
40克	西瓜子

注：每交换份油脂类食物提供脂肪10克，热量90千卡（377千焦）

等值大豆类食物交换表

重量（克）	食　物
20克	腐　竹
25克	大豆（黄豆）、大豆粉烧饼、烙饼、馒头
50克	豆腐皮、豆腐干
100克	北豆腐
150克	南豆腐（嫩豆腐）、豆浆（黄豆重量1份加水重量8份，磨浆）

注：每交换份大豆类食物提供蛋白质9克，脂肪4克，碳水化合物4克，热量90千卡（377千焦）

Part 2 谷薯类

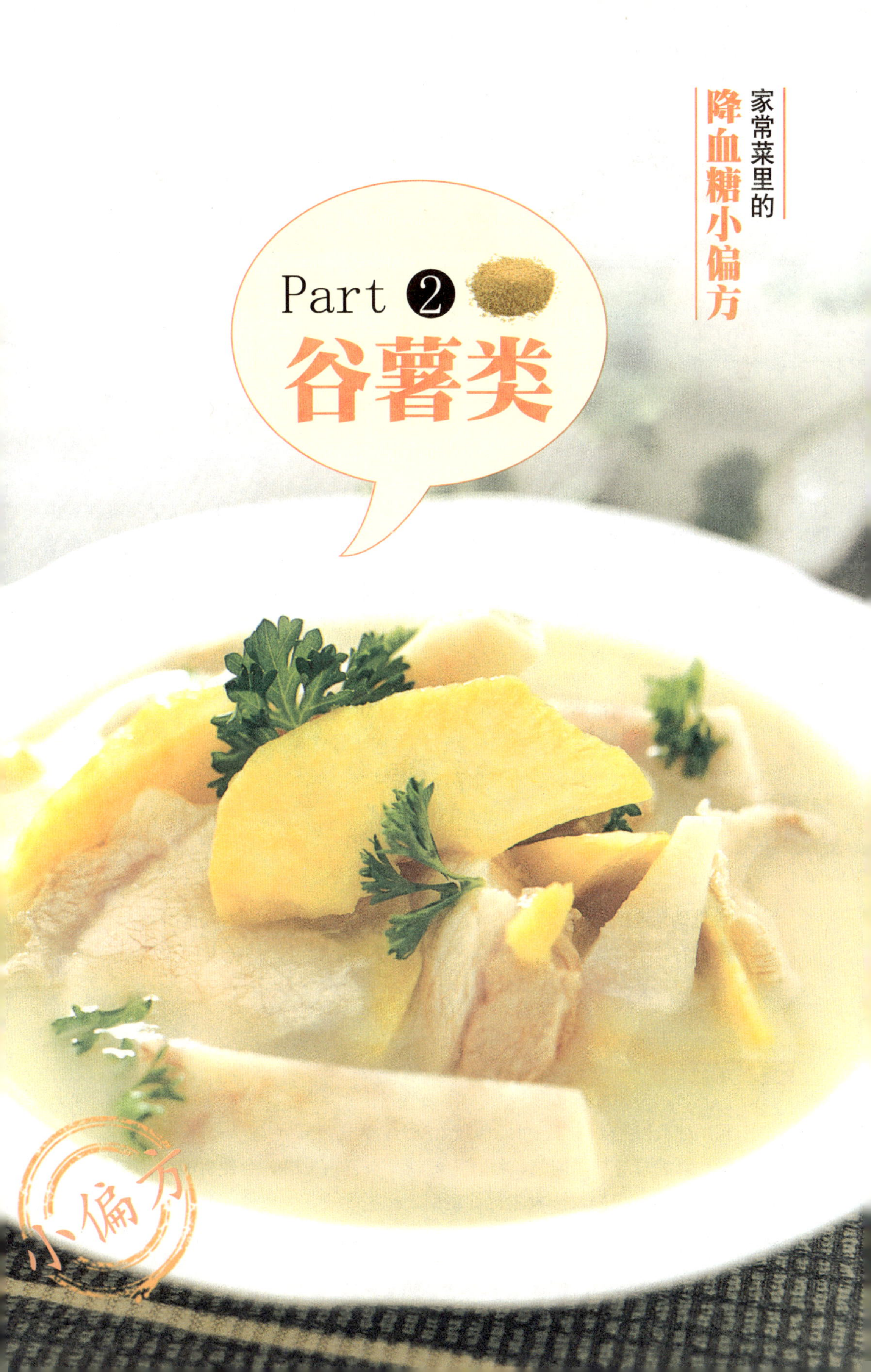

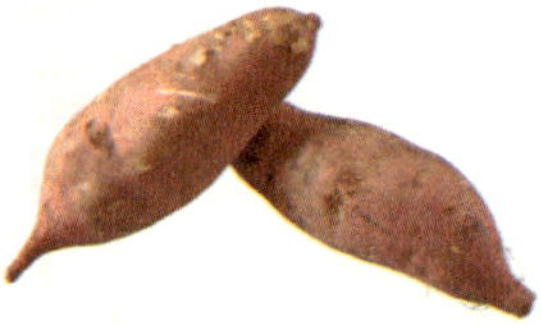

红薯 hongshu

红薯富含蛋白质、淀粉、果胶、纤维素、氨基酸、维生素及多种矿物质，有“长寿食品”之誉。

别名	中医食性	不适用者	适用者
山芋、地瓜、甘薯等	性平，味甘	脾胃虚寒、胃酸多者	一般人群均可

营养分析

鲜红薯含蛋白质、脂肪、糖、淀粉、膳食纤维，以及胡萝卜素、维生素C、维生素A、B族维生素、维生素E、钾、铁、铜、硒、钙、磷等多种维生素及矿物质，还含有十余种微量元素和亚油酸等。

营养优势

红薯营养价值很高，其所含的膳食纤维，可促进肠道蠕动和防止便秘。红薯中的硒元素，可以辅助调节血糖，延缓餐后血糖升高。此外，红薯还具有抗癌、保护心脏、排毒抗衰、降脂减肥、防治夜盲症等功效。

营养吃法

红薯一定要蒸熟、煮透后再食用。否则，红薯中淀粉的细胞膜不经高温破坏，难以消化；红薯含有一种氧化酶，不经高温破坏，吃后会产生腹胀、胃灼热、打嗝、泛酸、排气等不适感。

选购储存

1. **选购：**选择外表干净、光滑、形状好、坚硬、发亮、无损伤的红薯。
2. **储存：**不宜放在塑料袋中，应保持干燥，放在温暖（10℃～14℃）、通风良好处即可。

搭配宜忌

宜：地瓜和生姜同食，可以增强免疫力，预防感冒。

忌：红薯忌与柿子同吃，红薯中的糖分在胃内发酵，会使胃酸分泌增多，和柿子中的鞣质、果胶反应发生沉淀凝聚，产生硬块，大量食用甚至可造成肠胃出血或胃溃疡；红薯与螃蟹同食，容易在体内形成结石。

降糖食疗偏方1

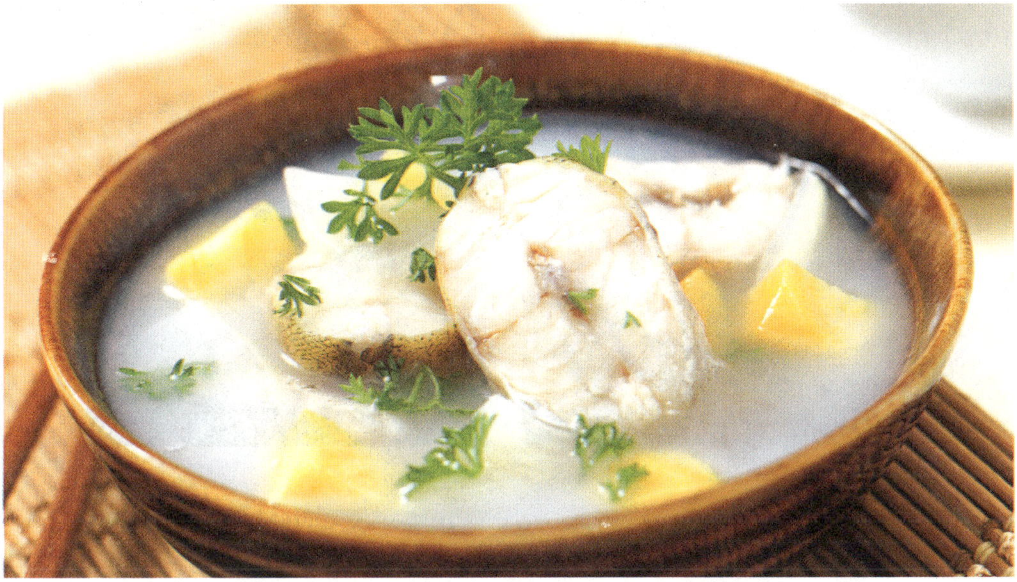

鳕鱼薯块洋葱汤

原料 净鳕鱼肉、红薯（地瓜）各200克，洋葱100克。

调料 精盐1小匙，味精1/2小匙，胡椒粉少许，猪骨高汤1500克，黄油2大匙。

制作步骤

❶ 鳕鱼肉洗净、切块；洋葱去皮、洗净，切成小块；红薯去皮、洗净，切成滚刀块。

❷ 锅中加入黄油烧热，先下入洋葱炒软，再添入高汤烧沸，然后加入鱼肉块、红薯块、精盐、味精、胡椒粉，转小火煮至熟烂，即可出锅。

降糖食疗偏方2

红薯姜汤

原料 红薯300克。

调料 姜100克，精盐5克。

功效

❶ 将红薯去皮、洗净，切大块。

❷ 姜去皮、洗净，切块，备用。

❸ 锅置火上，放入足量清水烧开，放入红薯、姜块，用大火煮开后，转小火煮约30分钟。

❹ 最后加入精盐拌匀即可。

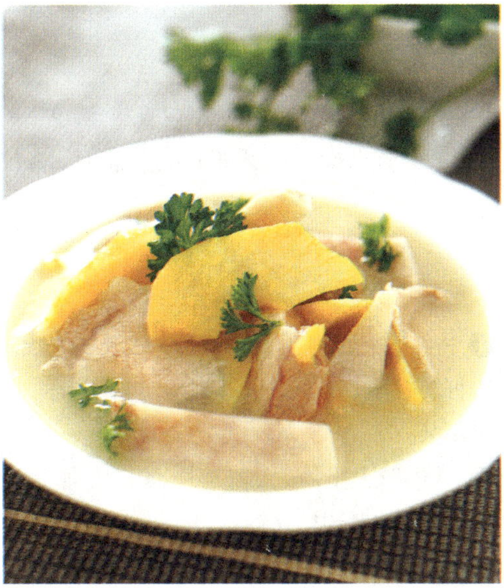

降糖食疗偏方 3

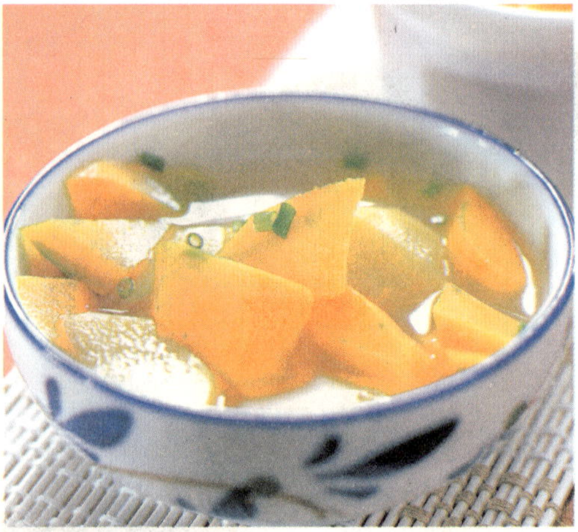

红薯南瓜汤

原料 红薯400克，南瓜250克。

调料 姜2块，精盐适量。

制作步骤

❶ 将红薯去皮、洗净，切成块，放入清水中浸泡30分钟；南瓜去籽、洗净，切成块，备用。

❷ 煲内放入姜块、红薯块，再倒入5杯清水煮滚，煲10分钟，然后放入南瓜块再煲10分钟，加入适量精盐煲至溶化即可。

降糖食疗偏方 4

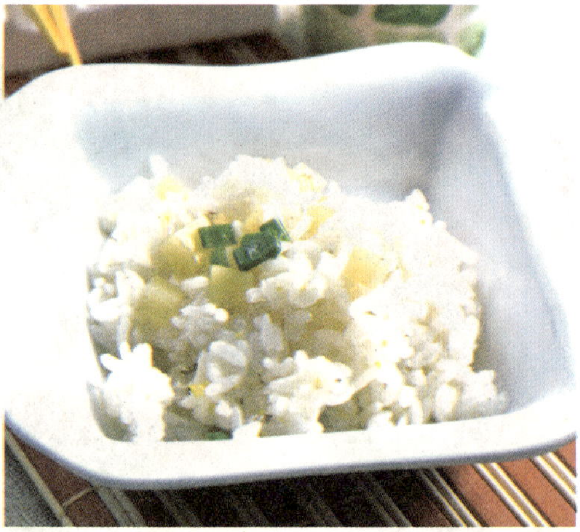

红薯米饭

原料 大米500克，红薯300克。

调料 无。

制作步骤

❶ 将红薯洗净、去皮，切成2厘米见方的块。

❷ 大米淘洗干净，备用。

❸ 将红薯块和大米一起放入高压锅内，加入适量清水，置火上焖煮至米饭熟香即成。

降糖食疗偏方 5

木瓜炖红薯

原料 红薯300克，木瓜100克，银耳、杏仁各50克。

调料 无。

制作步骤

❶ 将红薯去皮、洗净，切成滚刀块；木瓜去皮、去籽，洗净，切成块；银耳泡发，择洗干净，撕成小朵。

❷ 砂锅置火上，放入红薯块、银耳，加入适量清水，炖煮约10分钟。

❸ 然后放入木瓜块、杏仁续煮10分钟，即可出锅盛入碗中，晾凉食用。

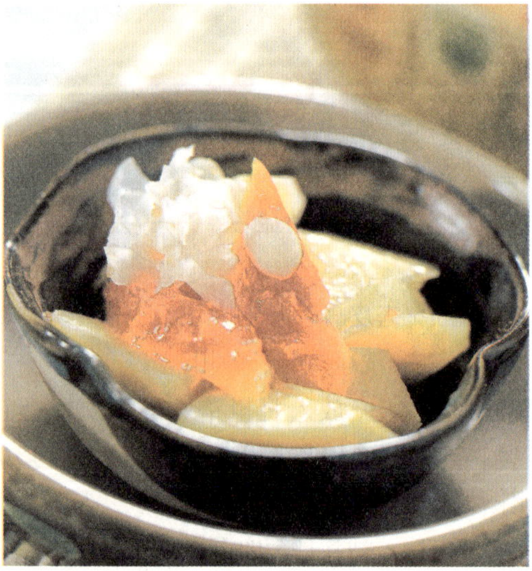

降糖食疗偏方6

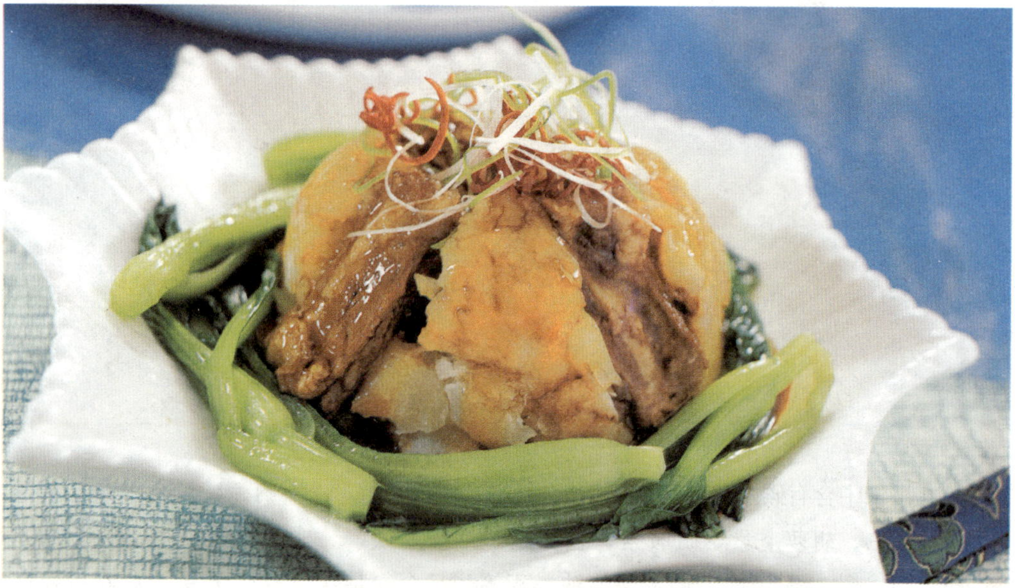

红薯蒸排骨

原料 猪排骨500克，红薯200克，小油菜适量。

调料 鸡精、胡椒粉各少许，蒸肉粉1包，香油1/2小匙，酱油1大匙。

制作步骤

❶ 红薯去皮、洗净，切成小块；小油菜洗净，入锅焯熟，捞出沥水；排骨洗净，剁成小块。

❷ 将排骨块、红薯块放入大碗中，加入鸡精、胡椒粉、蒸肉粉、酱油、香油拌匀。

❸ 蒸锅置火上，加入清水，放入排骨，用大火蒸30分钟，取出，扣入盘中，用小油菜围边即可。

降糖食疗偏方7

红薯香粥

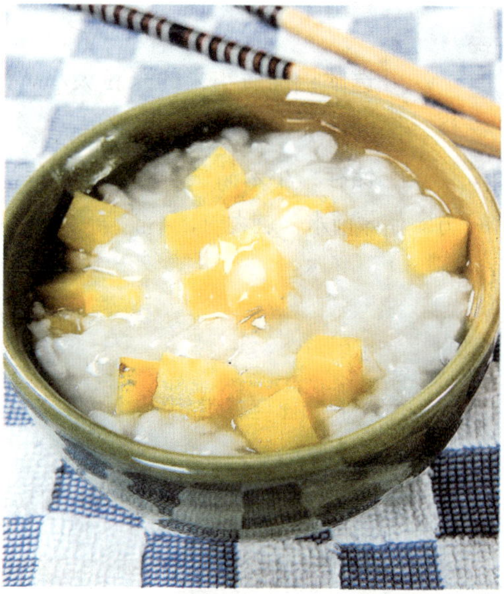

原料 大米300克，红薯400克。

调料 精盐、猪油各适量。

制作步骤

❶ 将大米淘洗干净。

❷ 红薯洗净、去皮，切块，备用。

❸ 铝锅上火，加入适量清水，先放入大米、红薯块，用旺火烧沸，再转中火煮至黏稠，然后用小火煮10分钟至熟，再加入猪油、精盐调匀即可。

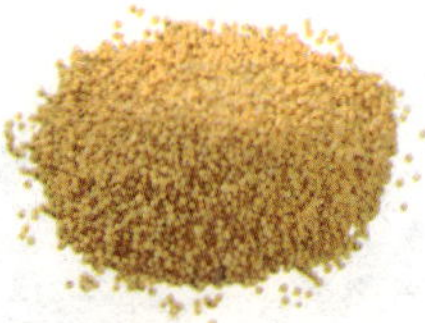

小米 xiaomi

小米中国古称稷或粟，俗称“粟有五彩”，有白、红、黄、黑、橙、紫各种颜色的小米，也有糯性小米。

别名	中医食性	不适用者	适用者
谷子、稞子、粟米	性凉，味甘、咸	气滞者、素体虚寒、小便清长者	一般人群均可

营养分析

小米中含有碳水化合物、脂肪、蛋白质、纤维素、维生素E、胡萝卜素、硫胺素、核黄素、烟酸、镁、钙、铁、锌、铜、锰、钾、磷、钠、硒等，且含氨基酸、乙酰胆碱、类雌激素物质等多种营养素。

营养优势

小米属于粗粮，纤维含量较高，有助于缓解便秘。小米具有防治消化不良、滋阴养血的功效，对糖尿病患者有益。小米也能解除口臭、预防女性阴道炎，治疗脚气病、失眠、头疼、精神倦怠、头皮屑增多等症状。

营养吃法

1. 建议食用量：每餐50克。

2. 小米一般在早餐食用较好。

3. 小米煮熟后若食用不完，可放置冰箱内保存，如再次食用时，要加热后再吃。

选购储存

① **选购**：优质小米的米粒大小、颜色均匀，呈乳白色、黄色或金黄色，有光泽，很少有碎米，无虫，无杂质。

② **储存**：小米储藏前应去除糠杂，通常将小米放在阴凉、干燥、通风较好的地方。储藏前水分过大时，不能曝晒，可阴干。

搭配宜忌

宜：小米宜与鸡蛋相配，可促进蛋白质吸收；小米宜与黄豆相配，有利于营养素吸收。

忌：小米不宜与杏仁相配，否则易造成腹胀，呕吐。

降糖食疗偏方1

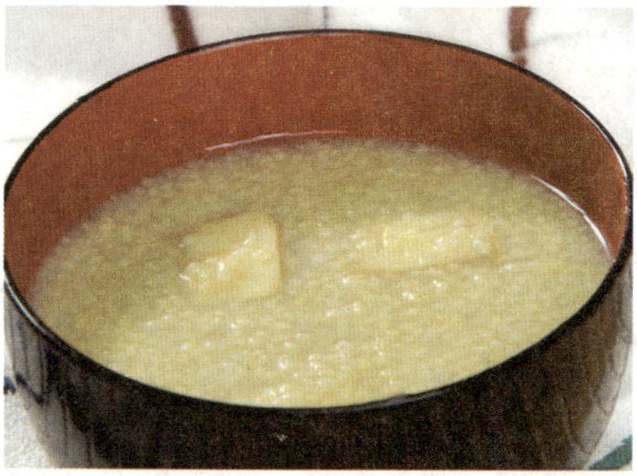

小米黄豆粥

原料 小米180克，黄豆750克。

调料 生姜汁、精盐各适量。

制作步骤

❶ 黄豆泡好，加水磨成豆浆，用纱布过滤去渣，待用。

❷ 小米淘洗后，用水泡过，磨成糊状，也用纱布过滤去渣。

❸ 在锅中放水，烧沸后加入豆浆，再沸时撇去浮沫，边下小米糊边用勺向一个方向搅匀，开锅后撇沫，加入生姜汁及精盐调味，继续煮5分钟即成。

降糖食疗偏方2

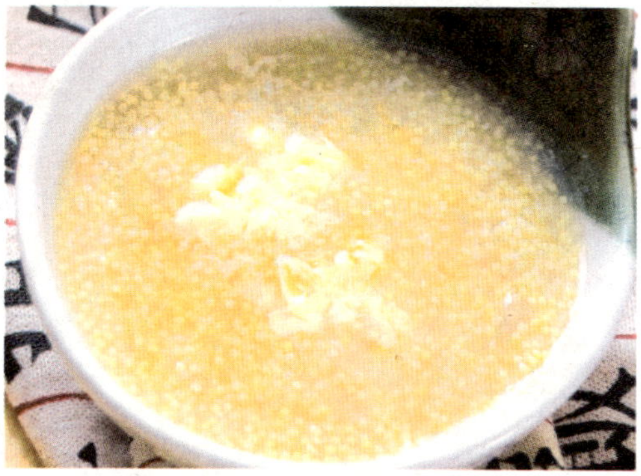

小米鸡蛋粥

原料 小米150克，鸡蛋2个。

调料 精盐少许。

制作步骤

❶ 将鸡蛋磕入碗中，搅打均匀；小米淘洗干净，用清水浸泡。

❷ 坐锅点火，加入适量清水，先下入小米大火烧沸，再撇去浮沫，转小火熬煮至米粥将成。

❸ 然后倒入鸡蛋液略煮片刻，再撒上精盐调匀，即可出锅装碗。

降糖食疗偏方3

牛肉什锦粥

原料 小米300克，玉米粒50克，牛肉末200克，胡萝卜100克，香菇8朵。

调料 精盐、酱油、香油、香葱各适量，姜3克。

制作步骤

❶ 牛肉末加入精盐、酱油腌一下。

❷ 小米洗净，加入水煮成粥，加入玉米粒再煮约10分钟。

❸ 胡萝卜、香菇切成细粒；香葱、姜切成末。

❹ 锅放入少许香油，加入牛肉末、胡萝卜、香菇炒一下，加入酱油、精盐炒香。

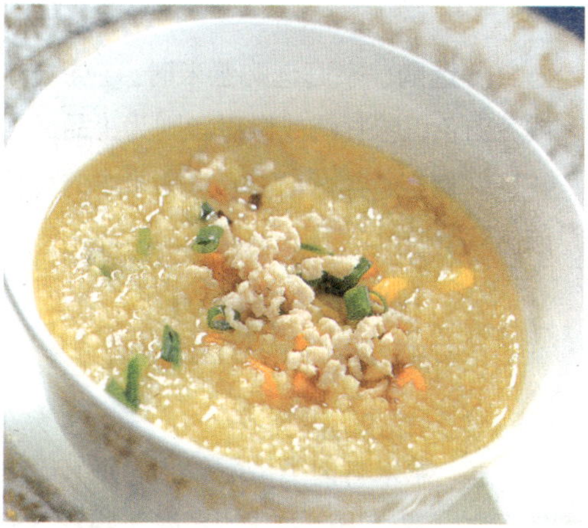

❺ 将粥放入炒好的牛肉末中，再煮5分钟即可。

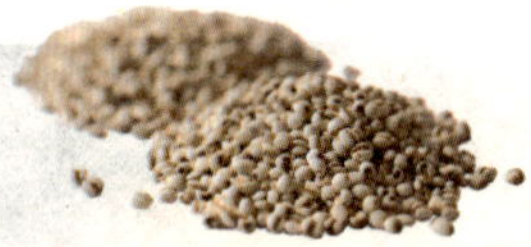

薏米 yimi

薏米是我国古老的药食皆佳的粮种之一。由于薏米的营养价值很高，被誉为“世界禾本科植物之王”、“生命健康之禾”。

别名	中医食性	不适用者	适用者
水玉米、薏苡仁、薏仁米、回回米	性微寒，味甘、淡	妇女怀孕早期、汗少、便秘者	一般人群均可

营养分析

薏米中含有碳水化合物、脂肪、蛋白质、纤维素、多种维生素（如维生素E、硫胺素、核黄素、烟酸），以及镁、钙、铁、锌、铜、锰、钾、磷、钠、硒等多种矿物质。

营养优势

薏米是体弱患者的补益食品，对于慢性肠胃炎、消化不良等症状均有疗效。其含有丰富的硒元素，可用于胃癌、子宫颈癌的辅助治疗。此外，薏米是美容食品，对于糖尿病有一定的食疗作用。

营养吃法

淘洗薏米的时候要注意，先用冷水轻轻淘洗，不要用力揉搓，再用冷水浸泡一会儿。泡米用的水要与薏米同煮，这样可以避免薏米中所含的营养物质在浸泡中受到损失。宜煮粥食。

选购储存

①**选购：**家庭选购薏米时，应挑选形状呈椭圆，质硬有光泽，颗粒饱满，白色或黄白色，味甘淡或微甜者则为上品。

②**储存：**储藏前要筛选薏米中的粉粒、碎屑，薏米夏季受潮极易生虫和发霉，故应储藏于通风、干燥处。

搭配宜忌

宜：薏米与肉类搭配较为合适；薏米与杏仁同食，有润泽肌肤、美白补湿、行气活血、调经止痛的作用；薏米搭配冬瓜，能清暑利湿；薏米与绿豆同食，具有清热解渴、补肺气、健脾胃、祛风湿、消水肿之功效。

降糖食疗偏方 1

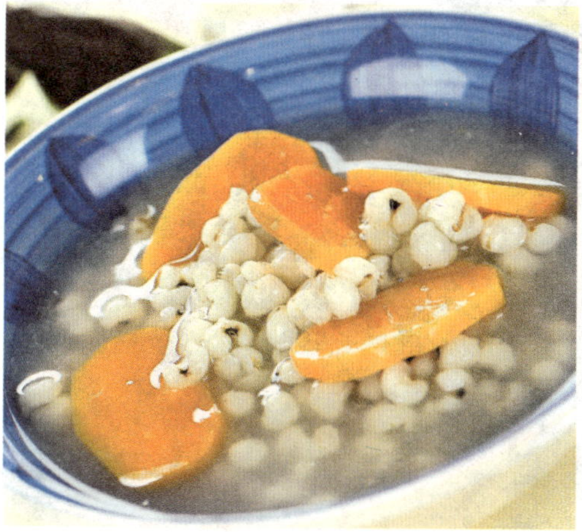

薏米南瓜粥

原料 薏米100克，南瓜300克。

调料 无。

制作步骤

❶ 将薏米洗净，放入清水中浸泡1小时；南瓜洗净，去皮、去瓤，切成小片。

❷ 坐锅点火，加入适量清水烧开，先下入薏米煮约1小时。

❸ 再放入南瓜片续煮15分钟，待南瓜软烂后即可装碗上桌。

降糖食疗偏方 2

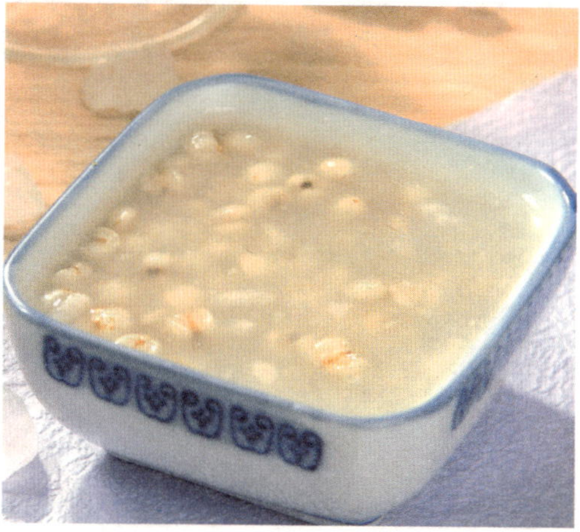

薏米粥

原料 薏米50克，大米100克。

调料 无。

制作步骤

❶ 大米用水淘洗干净，除去泥沙杂质，备用。

❷ 将薏米洗净，同大米同置于铝锅内，加水适量。

❸ 将铝锅置大火上烧沸，再用小火煨熬，待薏米熟烂后即可。

降糖食疗偏方 3

薏米党参粥

原料 薏米30克，党参15克，大米200克。

调料 精盐少许。

制作步骤

❶ 把薏米洗净，去杂质；党参洗净，切片；大米淘洗干净。

❷ 将大米、薏米、党参片一同放入锅内，加水1000毫升，加精盐少许，置大火烧沸，再用小火煮45分钟即成。

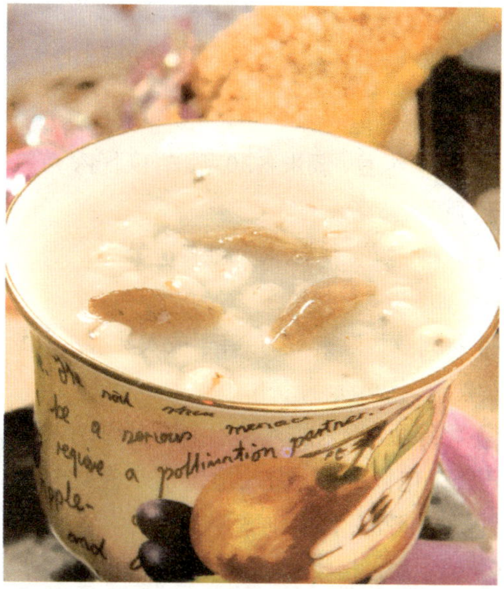

降糖食疗偏方 4

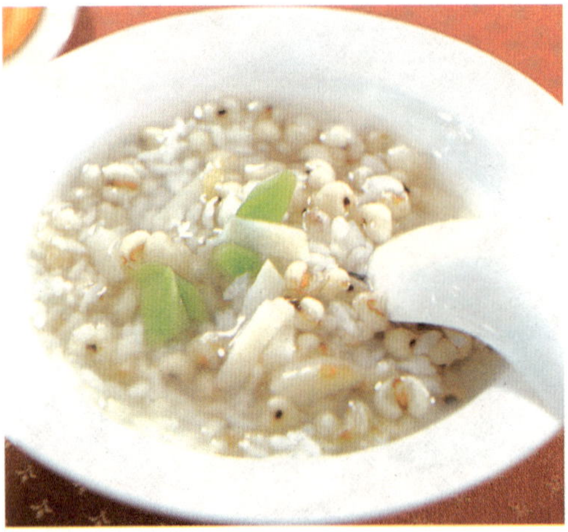

山药薏米姜汁粥

原料 薏米150克，山药20克。

调料 姜片、芥蓝、精盐、高汤精、香油各适量。

制作步骤

❶ 将薏米洗净、山药切成块，放入电压力锅中，加适量清水，放入姜片，调至煮粥档即可自动完成。

❷ 芥蓝焯水后取出，加精盐、高汤精、香油拌匀即成配菜。

降糖食疗偏方 5

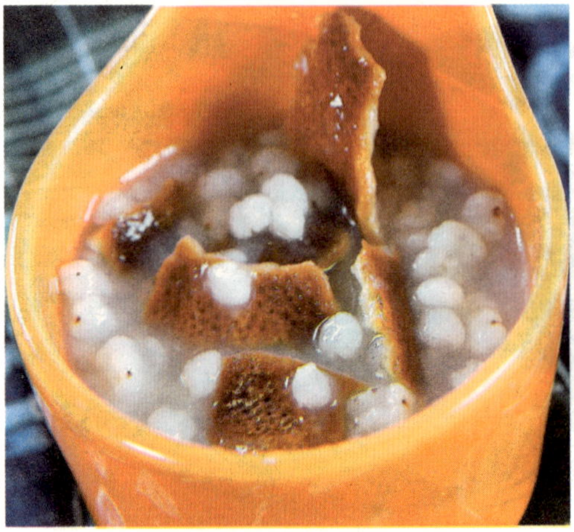

杏陈薏米粥

原料 薏米150克，杏仁15克，陈皮6克。

调料 精盐少许。

制作步骤

❶ 将陈皮洗净，放入沸水锅中，煎汤去渣。

❷ 薏米淘洗干净，备用。

❸ 将杏仁、薏米倒入陈皮汁中，先用大火烧沸，再转小火熬煮成粥，调味后即可出锅装碗。

降糖食疗偏方 6

三色薏米炒饭

原料 绿豆、薏米各30克，胡萝卜丁、芦笋丁、豌豆各5克。

调料 葱花、精盐、植物油各适量。

制作步骤

❶ 将胡萝卜丁、豌豆、芦笋丁放入沸水锅中焯烫熟透，捞出沥干，备用。

❷ 将绿豆、薏米放入清水中浸泡约1小时，再下入电饭锅中，加入适量清水煮约50分钟，取出晾凉，待用。

❸ 锅中加入植物油烧热，先下入葱花爆香，

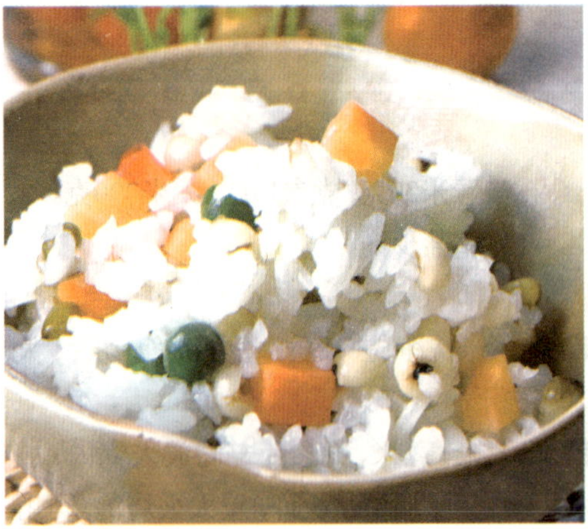

再放入绿豆、薏米饭炒至松散，然后加入胡萝卜丁、芦笋丁、豌豆、精盐炒匀至入味，即可出锅装碗。

降糖食疗偏方7

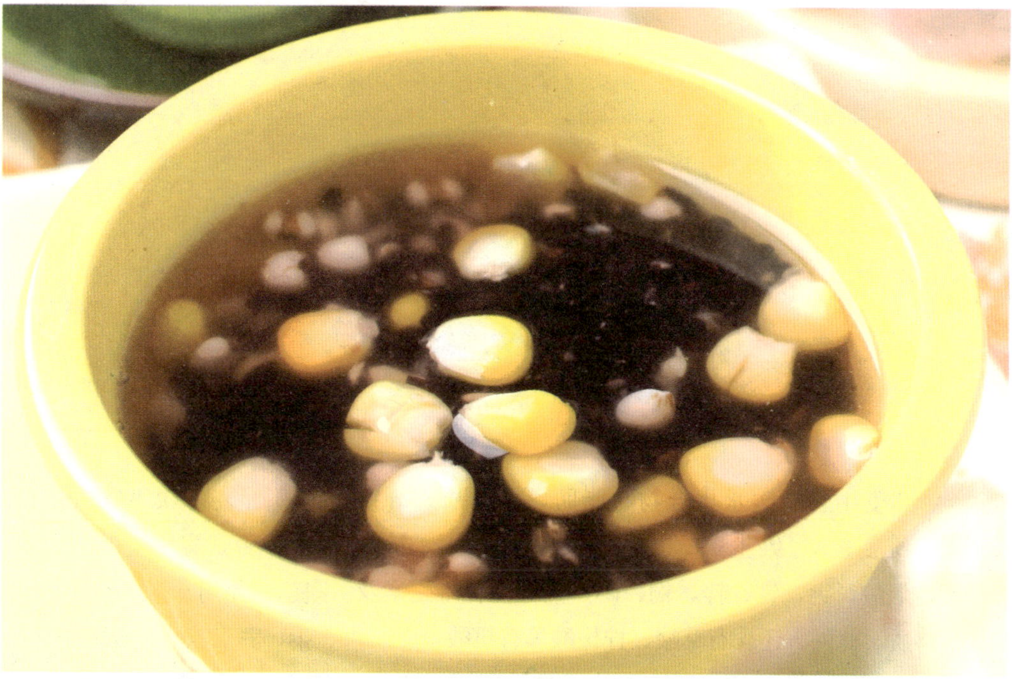

三米粥

原料 薏米100克，高粱米、糯米各50克。

调料 依个人口味添加。

制作步骤

❶ 将薏米、高粱米、糯米分别淘洗净，放入清水中浸泡约1小时。

❷ 将泡好的薏米、高粱米、糯米一起放入粥锅内，加适量清水，大火烧沸后改小火煮约30分钟，即可食用。

降糖食疗偏方8

冬瓜薏米瘦肉汤

原料 瘦肉500克，冬瓜750克，薏米60克。

调料 蚝豉30克，陈皮1小块，精盐适量。

制作步骤

❶ 瘦肉洗净，切块，飞水。

❷ 冬瓜洗净，连皮切大块。

❸ 蚝豉、薏米分别浸泡1小时，洗净。

❹ 陈皮浸软，洗净。

❺ 将适量清水放入煲内，煮沸后加入以上材料，大火煲滚后改用小火煲2小时，加盐调味即可。

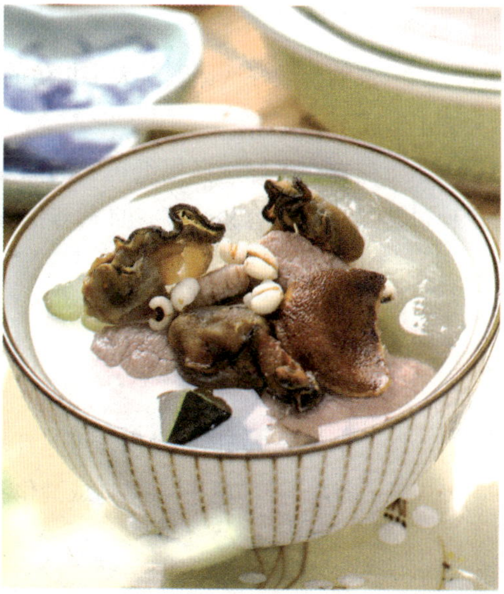

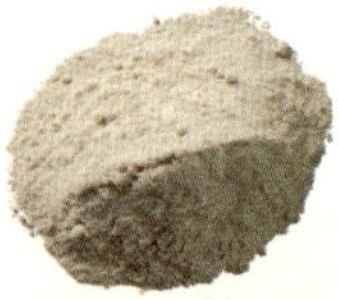

荞麦 qiaomai

荞麦的花呈圆锥状，白色，花梗细长；果实为干果，呈不规整三角形，表面光滑，颜色为深褐色，可磨成面粉食用。

别名	中医食性	不适用者	适用者
荞子、甜荞、花荞、乌麦	性凉、味甘	肿瘤病人、腹泻和消化功能不佳者	一般人群均可

营养分析

荞麦中含有碳水化合物、脂肪、蛋白质、纤维素，维生素A、维生素E、胡萝卜素、硫胺素、核黄素、烟酸、钙、铁、锌、铜、磷、硒等多种维生素及矿物质。此外，还含有草酸、柠檬酸等有机酸。

营养吃法

荞麦每次不宜食用过多，否则容易造成消化不良。食用时可制成荞麦粥、荞麦点心、荞麦茶。

营养优势

食用荞麦能够降低胆固醇，调节血脂，还可以保护血管，防止血栓形成。此外，荞麦还具有解毒抗菌，提高人体新陈代谢的速度、减肥、预防便秘的功效。更重要的是，荞麦是医学界公认的糖尿病患者的理想食品。

选购储存

1. **选购：**最好选择颗粒大小相仿的燕麦片，这样溶解程度都会相同，不会在口感上造成不适。
2. **储存：**最好选择锡纸包装的燕麦。不要选择透明塑料袋包装的燕麦片，这种包装的燕麦片容易受潮，且营养价值也会有部分遗失。

搭配宜忌

宜：荞麦与牛奶搭配食用，可起到氨基酸互补的作用。

忌：荞麦与黄鱼配搭，易造成消化不良；荞麦与猪肉一起食用，易造成脱发。

降糖食疗偏方 1

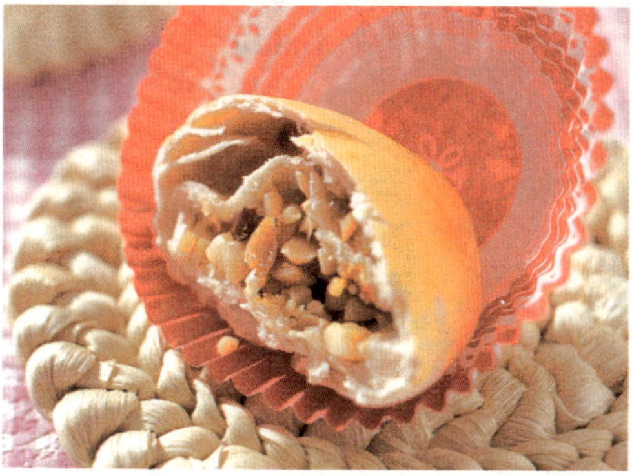

无糖荞麦面饼

原料 荞麦面300克。

调料 黄油、花生各30克，枸杞子15克，木糖醇10克，精盐1小匙，鸡蛋液适量。

制作步骤

❶ 荞麦面、黄油加适量水，和成面团，搓成长条，下剂。

❷ 将花生擀碎，加入枸杞子、木糖醇、少许精盐，拌匀至成馅料。

❸ 剂子擀皮，包入馅料，用手按成圆饼，四周刷上鸡蛋液即成生坯。

❹ 将生坯放入180℃烤箱中烤熟即成。

降糖食疗偏方 2

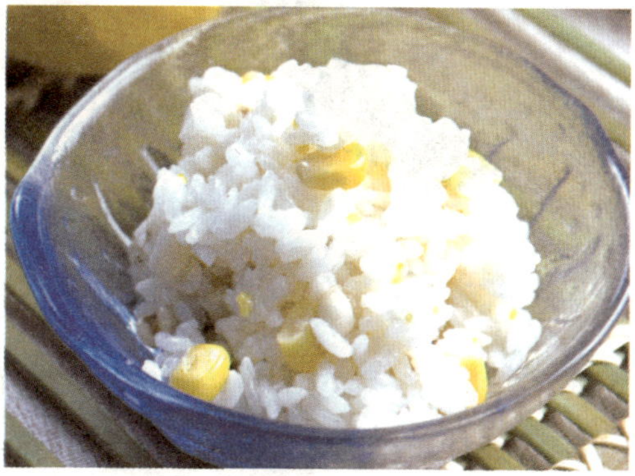

荞麦粟米饭

原料 荞麦、玉米、高粱米各150克，小米100克。

调料 无。

制作步骤

❶ 将小米、玉米、荞麦、高粱米分别淘洗干净，放入清水中浸泡，备用。

❷ 锅置火上，加入适量清水，先下入玉米煮至熟软，再放入小米、荞麦、高粱米搅匀，然后加入少许清水，用大火煮沸，再转小火焖至熟香即可。

降糖食疗偏方 3

毛豆荞麦粥

原料 糙米100克，毛豆、荞麦各50克。

调料 精盐少许。

制作步骤

❶ 将糙米、荞麦分别用清水淘洗净，浸泡2小时。

❷ 毛豆去荚，洗净，用沸水焯熟。

❸ 将泡好的糙米、荞麦一起下入粥锅，加适量清水，先用大火煮沸后，改用小火煮至烂熟。

❹ 粥将熟时放入煮熟的毛豆仁，加精盐调味即可。

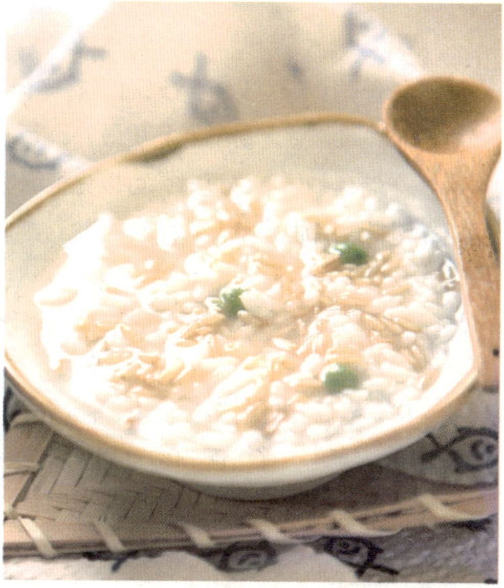

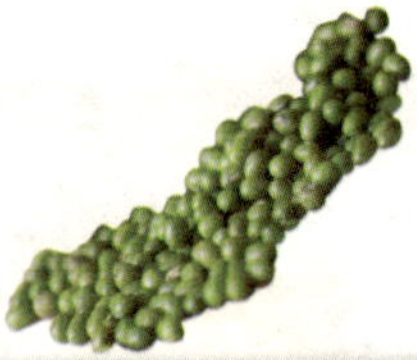

绿豆 ludou

绿豆种皮的颜色主要有青绿、黄绿、墨绿三大类，种皮分有光泽（明绿）和无光泽（暗绿）两种。

别名	中医食性	不适用者	适用者
交豆、青小豆、植豆	性寒、味甘	脾胃虚弱的人	一般人群均可

营养分析

绿豆中含有碳水化合物、蛋白质、膳食纤维、脂肪，以及胡萝卜素、维生素B_1、维生素B_2、烟酸，磷、镁、钙、铁、硒、钠、锌、锰、铜等多种维生素及矿物质。

营养优势

可用绿豆汤来补充营养，达到清热解毒、抗菌抑菌的功效，常食绿豆，对高血压、糖尿病均有辅助治疗作用，还能够增强血清脂蛋白酶的活性，以降低血脂。

营养吃法

绿豆不宜煮得过烂，以免使有机酸和维生素遭到破坏、降低清热解毒的功效。

绿豆在铁锅中煮熟后会变黑，因为绿豆中的单宁会与铁反应，生成黑色的单宁铁。

选购储存

① **选购：** 绿豆以色浓绿而富有光泽、粒大整齐、形圆、无霉烂、无虫口、无变质、无异味、煮之易酥者品质最好。

② **储存：** 储存绿豆时，可以先把绿豆放到太阳下晒一下，然后用塑料袋装起来，再在塑料袋里放几瓣大蒜。

搭配宜忌

宜：绿豆宜搭配燕麦食用，能够有效控制血糖含量。

忌：绿豆不宜搭配狗肉食用，凉热两性食物相冲，会引起腹泻等；绿豆与苹果搭配食用会引起中毒，因此应避免同食。

降糖食疗偏方 1

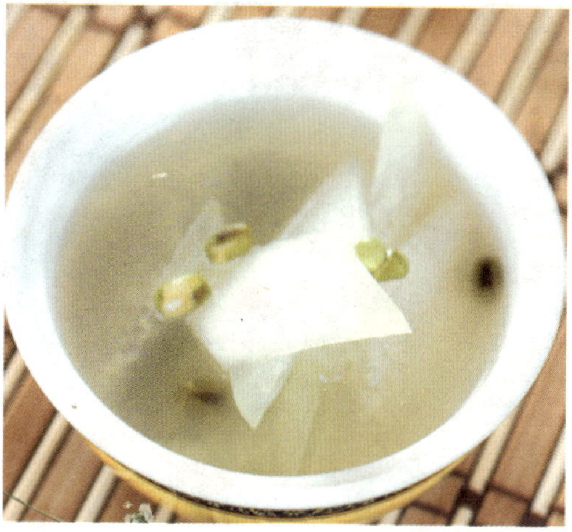

绿豆冬瓜汤

原料 冬瓜750克，绿豆250克。

调料 精盐1小匙，味精1/2小匙，清汤1000克。

制作步骤

❶ 将绿豆洗净，放入高压锅中压制15分钟。

❷ 冬瓜去皮、去瓤、洗净，切成厚片，备用。

❸ 坐锅点火，添入清汤，先放入冬瓜片、精盐、味精略煮，再加入煮好的绿豆，用中火炖煮10分钟，即可出锅装碗。

降糖食疗偏方 2

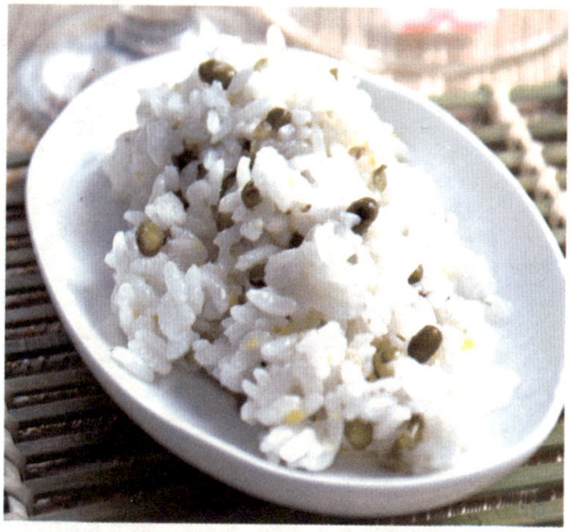

粟米绿豆饭

原料 粟米300克，绿豆150克。

调料 无。

制作步骤

❶ 将绿豆淘洗干净，碾去豆皮，破成两半；粟米淘洗干净，备用。

❷ 锅置火上，加入适量清水。

❸ 再放入绿豆瓣、粟米焖煮至水分将干，然后改用小火焖20分钟左右，至饭熟即成。

降糖食疗偏方 3

绿豆薏米炒饭

原料 绿豆、薏米各110克，小黄瓜、玉米、笋各20克。

调料 葱末、精盐、植物油各适量。

制作步骤

❶ 将绿豆、薏米分别洗净，放入清水中浸泡约1小时，再放入锅中，加入适量清水（水没过绿豆及薏米约1厘米）蒸至熟透，备用。

❷ 将小黄瓜、玉米、笋均洗净，切成丁，放入沸水中焯烫至熟，捞出沥干，待用。

❸ 锅中加入植物油烧热，先下入一半葱末爆香，再加入蒸熟的绿豆及薏米炒匀，然后加入小黄瓜丁、玉米、笋丁和精盐，最后撒上其余葱末即可。

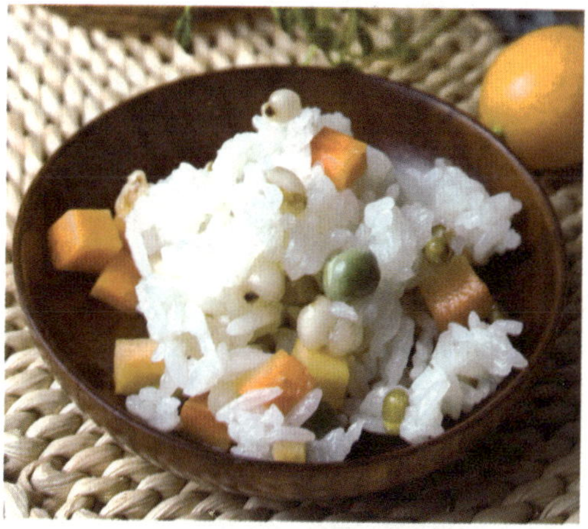

降糖食疗偏方4

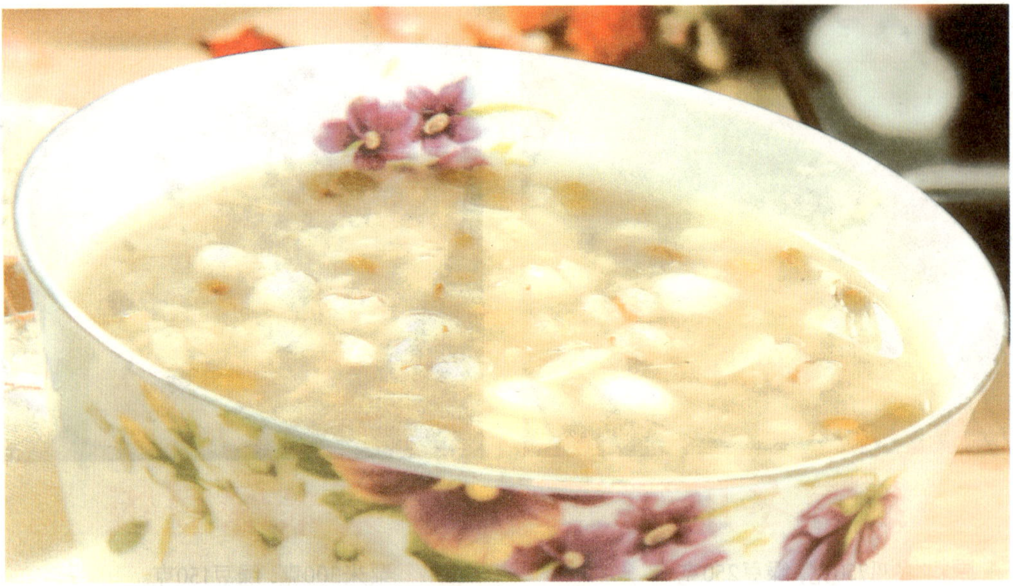

加味绿豆粥

原料 绿豆30～60克，薏米30克，杏仁10克，大米100克。

调料 鲜汤1000克。

制作步骤

❶ 将绿豆、薏米、杏仁分别淘洗干净，浸泡后，待用。

❷ 大米用水洗净，加入300克清水浸泡30分钟捞出，控水，放进锅中。

❸ 米锅中加入1000克鲜汤煮沸，撇净浮沫加盖，转小火煮约1小时至米粒软烂时，加入绿豆、薏米、杏仁同煮成稀粥，每日1～2次，温热服。

降糖食疗偏方5

绿豆南瓜羹

原料 南瓜500克，绿豆100克。

调料 精盐、味精、植物油各适量。

制作步骤

❶ 将南瓜洗净，去皮及瓤，切成2厘米见方的小丁，备用。

❷ 将绿豆洗净，放入砂锅中，先加入适量清水烧沸，再转小火炖煮1小时，待用。

❸ 另起锅，加油烧热，先下入南瓜丁略炒，再倒入到煮绿豆的砂锅中，然后加入精盐继续煮30分钟，再用味精调味，即可出锅装碗。

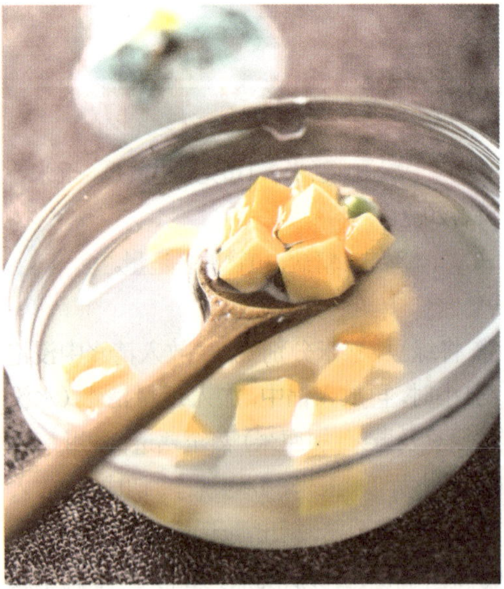

降糖食疗偏方 6

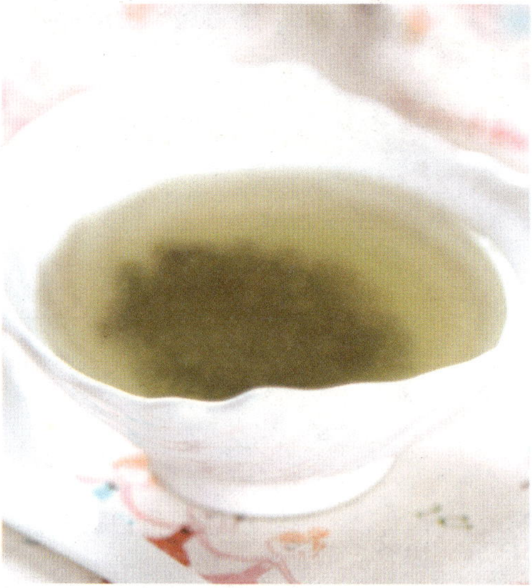

绿豆汤

原料 绿豆适量。

调料 无。

制作步骤

❶ 绿豆用清水洗净。

❷ 将洗净的绿豆放入锅中，加清水煮至熟烂即可。

降糖食疗偏方 7

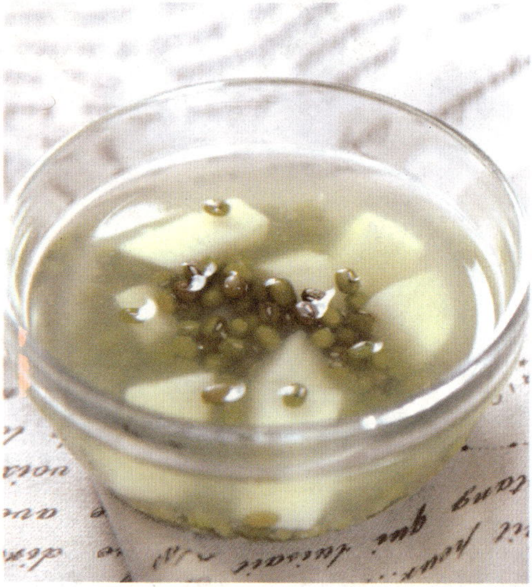

山药绿豆羹

原料 山药、绿豆各50克。

调料 精盐少许。

制作步骤

❶ 绿豆洗净后浸泡约10分钟。

❷ 山药去皮，洗净，切丁。

❸ 将绿豆、山药丁共入锅中，加精盐少许，加水，煮至绿豆熟烂即可。

降糖食疗偏方 8

油菜绿豆粥

原料 大米100克，油菜150克，绿豆50克。

调料 精盐少许。

制作步骤

❶ 将大米淘洗干净；油菜洗净，切成小段；绿豆洗净，备用。

❷ 锅置火上，加入适量清水，先放入绿豆煮约30分钟，再加入大米、油菜，用大火烧沸，然后转小火煮至米烂粥成，再加入精盐调味，即可出锅装碗。

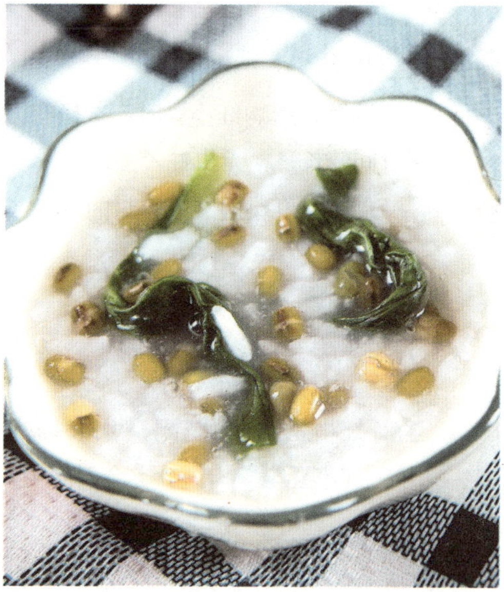

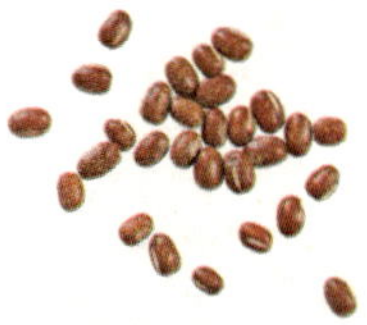

红小豆 hongxiaodou

红小豆为双子叶植物豆科红小豆或赤豆的种子。红小豆属一年生直立草本，全国各地普遍栽培。

别名	中医食性	不适用者	适用者
赤小豆、红饭豆、赤豆	性平，味甘、酸	尿频的人	一般人群均可

营养分析

红小豆中含有蛋白质、脂肪、碳水化合物，以及钙、磷、铁，糖类，维生素A_1、维生素B_1、维生素B_2、硫胺素、核黄素、烟酸、植物甾醇、三萜皂甙等多种营养成分。

营养吃法

红小豆中蛋白质的赖氨酸含量较高，宜与谷类食品混合成豆饭或豆粥食用，一般做成豆沙或做糕点原料。

营养优势

红小豆具有润肠通便、健脾利胃、预防结石、健美减肥、调节血糖、解毒抗癌的作用。常食红小豆对肾脏疾病、营养不良、炎症等多种原因引起的水肿都有很好的效果。

选购储存

1 **选购**：选购红小豆时应选择有光泽，形态饱满（色泽暗淡无光、干瘪的可能放置时间较长），无虫蛀者为佳。

2 **储存**：红小豆装进密封的盒子或袋子中，放置阴凉干燥处。

搭配宜忌

宜：红小豆与糯米搭配，可改善脾虚腹泻和水肿。

忌：红小豆与羊肉同食，会引起中毒。

降糖食疗偏方 1

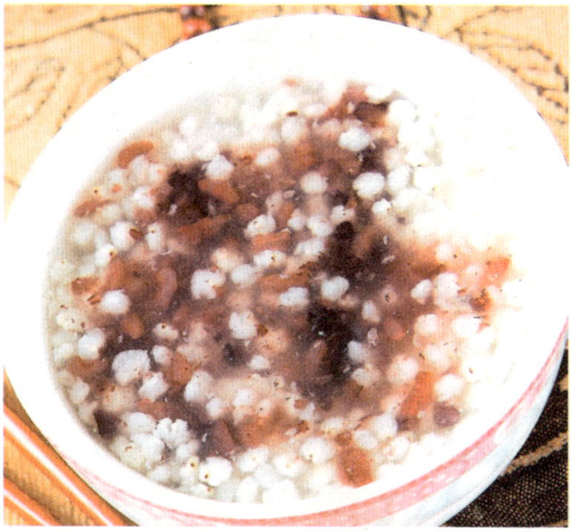

高粱豆粥

原料 高粱米300克，红小豆100克。

调料 无。

制作步骤

❶ 将高粱米淘洗干净，备用。

❷ 红小豆洗净，放入沸水锅中煮至半熟，备用。

❸ 锅置火上，加入适量清水，先放入高粱米、红小豆烧沸，再转小火慢煮至粥汁黏稠，即可装碗上桌。

降糖食疗偏方 2

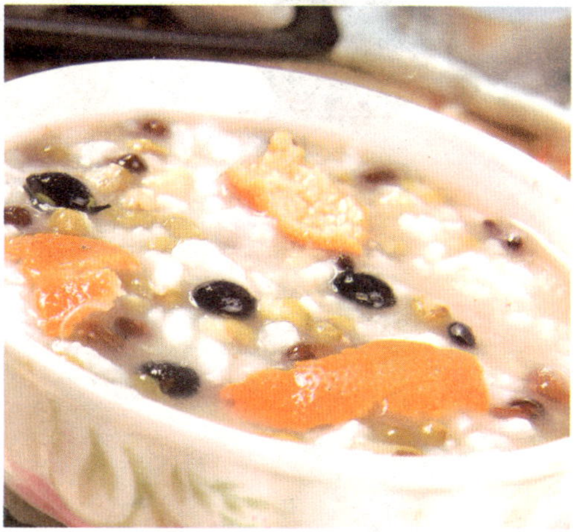

五色杂粮粥

原料 大米100克，玉米、黑米、小米、绿豆、红小豆各25克。

调料 无。

制作步骤

❶ 将大米、玉米、黑米、小米、绿豆、红小豆均淘洗净，放入清水中浸泡2小时。

❷ 将泡好的原料一同放入锅中，加适量清水，先用大火煮沸，然后改用小火煮至粥熟即可食用。

降糖食疗偏方 3

赤豆炖鲤鱼

原料 鲜鲤鱼1条（约650克），红小豆150克。

调料 葱段、姜片各25克，精盐、味精、料酒、米醋、熟猪油各适量，鸡汤1000克。

制作步骤

❶ 红小豆洗净，用开水浸泡数小时；鲤鱼宰杀，洗涤整理干净，在两侧剞上十字花刀，放入沸水锅中焯烫片刻即捞出，用清水洗净，擦干水分。

❷ 锅置火上，加入熟猪油烧热，先下入葱段、姜片炸香，烹入料酒，添入鸡汤烧沸。

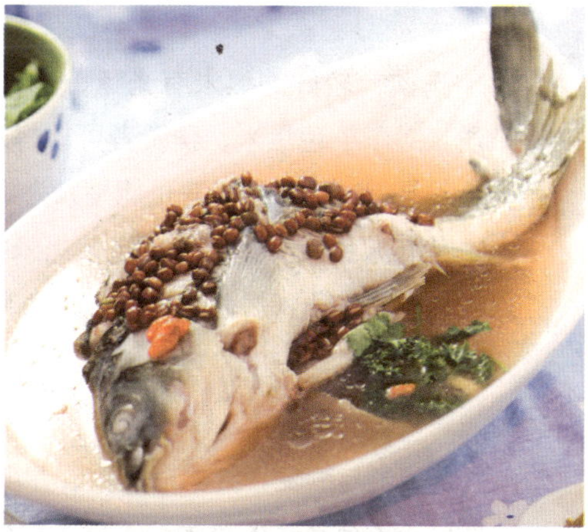

❸ 再放入红小豆炖至软烂，然后放入鲤鱼，加入精盐、味精续炖至鱼熟入味，最后淋入米醋略炖，即可盛出食用。

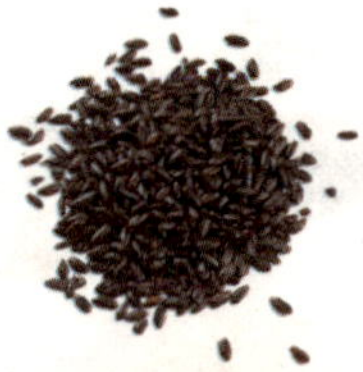

黑米 heimi

黑米和紫米都是稻米中的珍贵品种，属于糯米类。黑米分籼米型和大米型两类。

别名	中医食性	不适用者	适用者
乌米、黑大米	性平、味甘	消化能力弱者	一般人群均可

营养分析

黑米含有碳水化合物、脂肪、蛋白质、纤维素，维生素E、维生素C、胡萝卜素、硫胺素、核黄素、烟酸、锌、铜、锰等多种维生素及矿物质。此外，黑米还含有黄酮类化合物、强心苷等营养成分。

营养优势

黑米有益气补血、暖胃健脾、抗氧化、治疗贫血、抗应激反应及免疫调节、加强血管的韧性、改善心肌营养、降低血压、抑制癌细胞生长的功效。黑米的含糖指数低，因此，适宜糖尿病人日常食用。

营养吃法

淘洗黑米时轻轻淘洗即可，切勿用力搓揉，否则黑米表皮中的色素溶于水中，导致营养成分流失。

黑米不易煮烂，故黑米应先浸泡一夜再煮。

选购储存

①**选购**：较好的黑米有光泽，米粒大小均匀，很少有碎米、裂纹，无虫，不含杂质。对于染色黑米，消费者可以将米粒外面皮层全部刮掉，观察米粒是否呈白色，若不是呈白色，则极有可能是人为染色的黑米。

②**储存**：将大蒜去皮，放进装黑米的袋子里，可起到灭菌、驱蛾、杀灭粉螨的作用。另外，八角（掰碎）也可以起到类似的作用。

搭配宜忌

宜：黑米与燕麦、红豆搭配，营养丰富。

忌：未煮至熟烂的黑米，不仅大多数营养素不能溶出，而且多食后会引起消化不良、急性胃炎等症，因此，勿食未煮熟的黑米。

降糖食疗偏方1

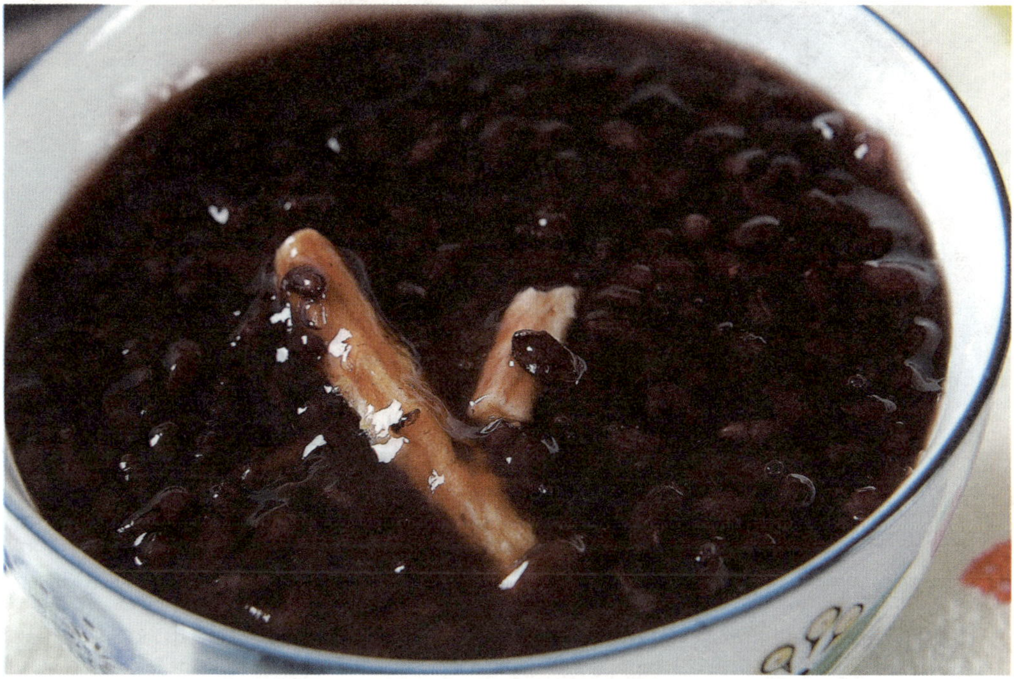

党参黑米粥

原料 黑米150克，党参30克。

调料 无。

制作步骤

❶ 将党参洗净，切成3厘米长的段。

❷ 黑米淘洗干净，备用。

❸ 锅置火上，加入适量清水，先放入黑米、党参用大火烧沸，再转小火煮约40分钟，至黑米熟烂，即可出锅装碗。

降糖食疗偏方2

黑米小米粥

原料 黑米300克，小米200克。

调料 无。

制作步骤

❶ 将黑米、小米分别淘洗干净，放入清水中浸泡4小时。

❷ 坐锅点火，加入适量清水，放入黑米、小米，用大火煮开，再改用小火煮约40分钟至成粥即可。

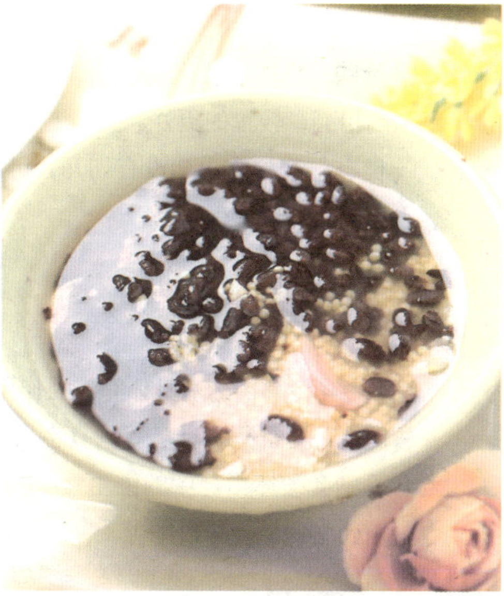

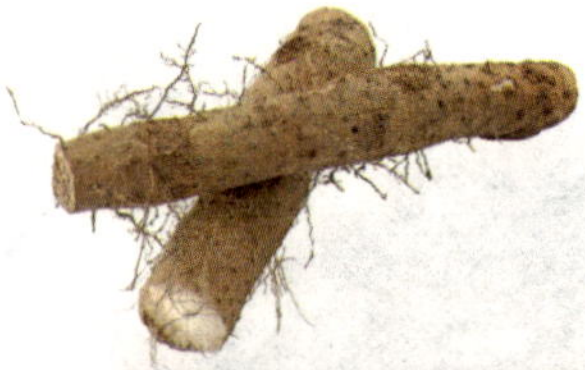

山药 shanyao

现国内有四个地方的山药已申请了国家地理标志保护产品，分别是长山山药、铁棍山药、陈集山药、佛手山药。

别名	中医食性	不适用者	适用者
薯蓣、薯药、大薯	性凉，味甘	大便燥结者	一般人群均可

营养分析

山药中富含大量蛋白质、B族维生素、维生素C、维生素E、淀粉及钙、磷、铁、胆汁碱、尿囊素、皂甙、糖蛋白、鞣质、山药碱、胆碱、薯蓣皂等，山药的新鲜块茎中含有黏液质、消化酵素等。

营养优势

山药能够供给人体大量的黏液蛋白，能预防心血管系统的脂肪沉积，保持血管的弹性。山药对于身体虚弱、食欲缺乏、消化不良、糖尿病等亏虚型患者均有较好的食疗保健作用。

营养吃法

山药皮中所含的皂角素或黏液里含的植物碱会使少数人引起过敏反应而发痒，处理山药时应避免直接接触。

山药宜去皮食用，以免产生麻、刺等异常口感。

选购储存

1 **选购**：挑选表皮无伤痕、薯块完整、颜色均匀、不干枯、无根须的为佳。大小相同的山药，较重的更好。

2 **储存**：若整支山药没有切开，可放在阴凉通风处。如果切开了，盖上湿布保湿，也可放入冷藏室保鲜。

搭配宜忌

宜：冬季多食山药对身体有补益作用。

忌：山药与香蕉、柿子等同食会引起腹痛、胃胀、呕吐等；食猪肝后，不宜食山药，否则会破坏山药中的维生素C，降低山药的营养价值；山药不可与碱性食物同食；山药生食，会导致中毒。

降糖食疗偏方1

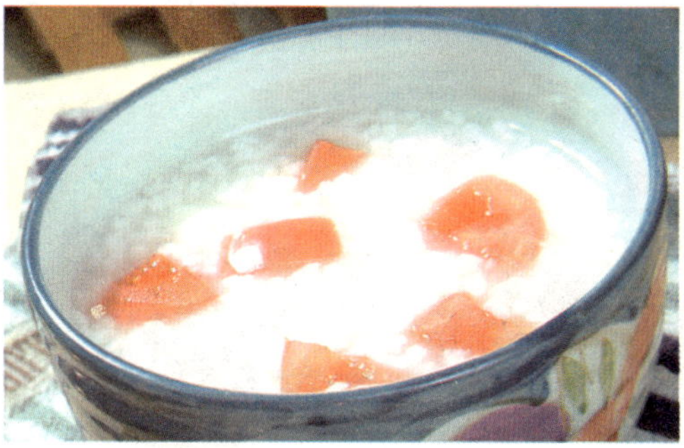

番茄山药粥

原料 山药20克，山楂10克，番茄、大米各100克。

调料 精盐、味精各少许。

制作步骤

❶ 把山药去皮，洗净，切片；番茄洗净，切牙状；山楂洗净，去核，切片；大米淘洗干净，待用。

❷ 把大米、山药、山楂同放锅内，加水800毫升，加精盐少许。

❸ 把锅置大火烧沸，再用小火煮30分钟，加入番茄，再煮10分钟即成，出锅加味精调味。

降糖食疗偏方2

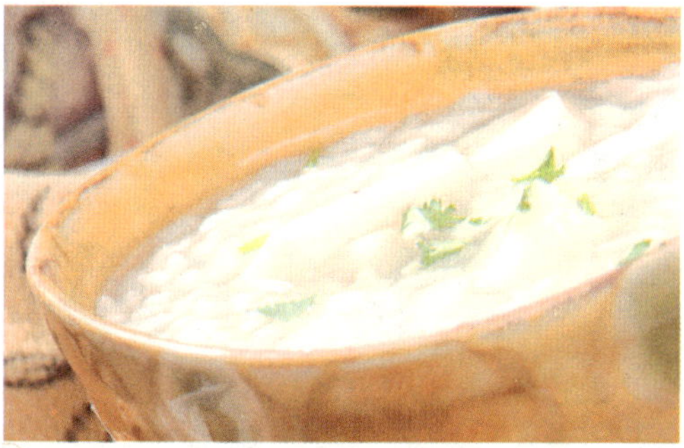

山药萝卜粥

原料 山药12克，白萝卜、大米各100克。

调料 精盐、味精各少许。

制作步骤

❶ 白萝卜切成3厘米见方的块；山药去皮切成片。

❷ 将白萝卜块、山药片及大米一同放入砂锅内。

❸ 砂锅中加入清水1000毫升，置大火上烧沸，再用小火继续煮45分钟，加入精盐、味精调味即成。

降糖食疗偏方3

山药炖牛肉

原料 山药500克，牛腱子肉400克，枸杞子15克。

调料 姜片10克，精盐1小匙，植物油1大匙。

制作步骤

❶ 将牛腱子肉洗净，切成块，放入沸水锅中略焯，捞出冲净。

❷ 山药去皮、洗净，切成滚刀块。

❸ 锅置火上，加入植物油烧热，先下入姜片炒香，再放入牛肉块，添入适量清水，用大火烧沸，然后转小火炖约1小时。

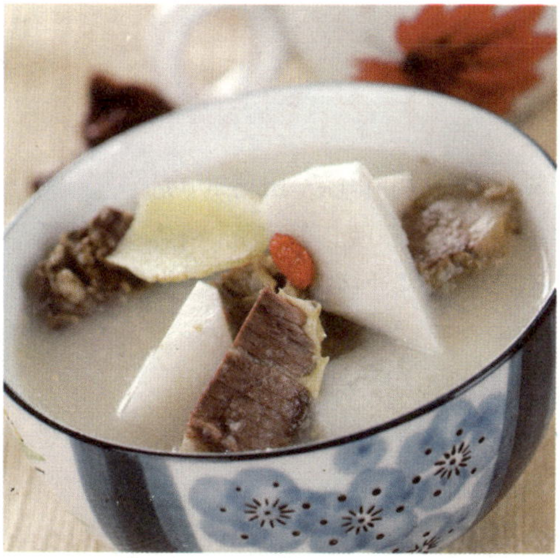

❹ 最后放入山药块、枸杞子继续煮20分钟，加入精盐调味即可出锅装碗。

降糖食疗偏方4

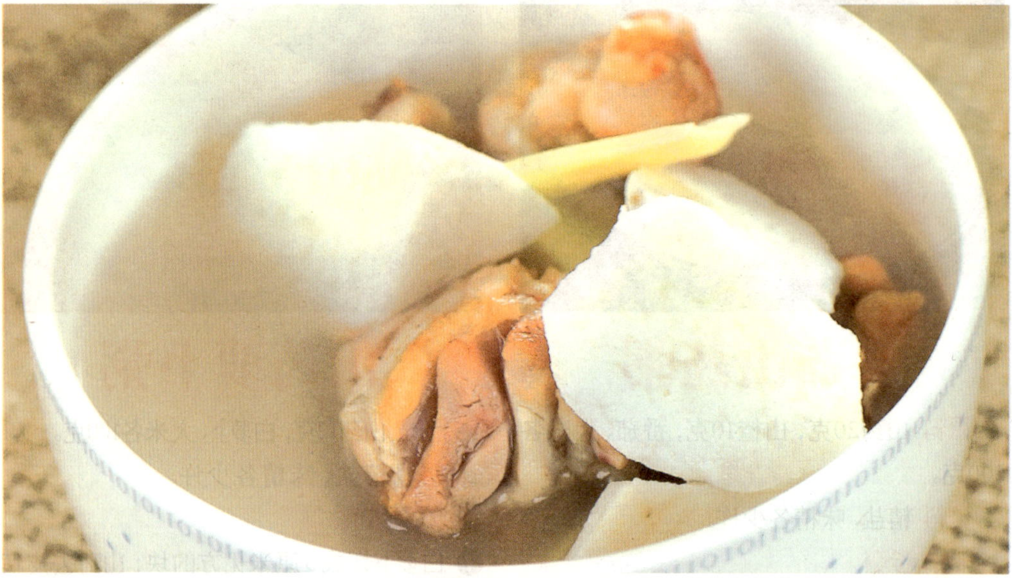

山药煲兔肉

原料 山药400克，净兔肉300克。

调料 姜片10克，精盐1小匙，料酒1大匙。

制作步骤

❶ 将兔肉洗净，剁成大块，再放入沸水中焯去血水，捞出沥干。

❷ 山药去皮、洗净，切成3厘米大小的滚刀块，再放入清水中浸泡。

❸ 锅中加入适量清水，先放入兔肉、料酒、姜片用大火烧开，再转小火煲约2小时。

❹ 然后下入山药续煮1小时，再用精盐调味，即可出锅装碗。

降糖食疗偏方5

山药豆腐汤

原料 豆腐400克，山药200克。

调料 葱花10克，蒜蓉5克，精盐、味精、香油各1/2小匙，酱油4小匙，植物油5小匙。

制作步骤

❶ 将山药去皮、洗净，切成小片。

❷ 豆腐洗净，切成片，放入沸水锅中焯烫一下，捞出沥水。

❸ 锅置火上，加入植物油烧至五成热，先下入蒜蓉爆香，再放入山药片翻炒均匀。

❹ 然后加入适量清水烧沸，放入豆腐片，调入精盐、酱油、味精煮至入味，撒入葱花，淋上香油，出锅装碗即成。

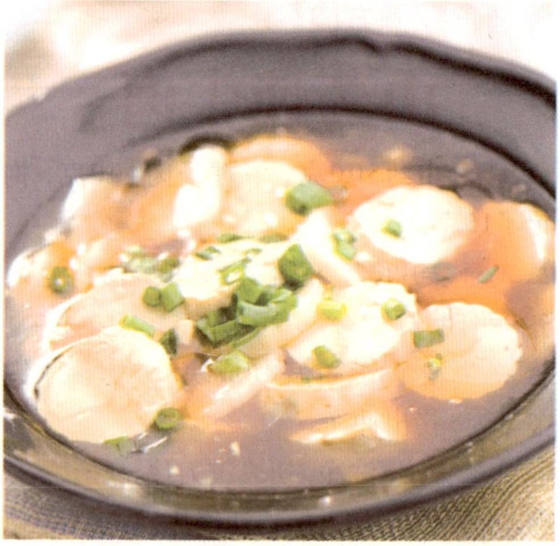

降糖食疗偏方 6

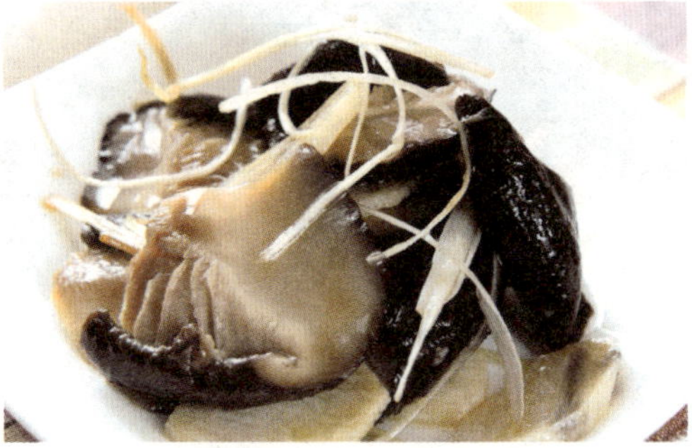

香菇山药片

原料 山药300克，鲜香菇150克。

调料 葱丝、姜丝各5克，精盐、香油各1/2小匙，味精少许，酱油1大匙，米醋1小匙，植物油2大匙。

制作步骤

❶ 将山药洗净，削去外皮，切成椭圆形片，放入沸水中略烫，捞出沥干。

❷ 水发香菇洗净，切片，备用。

❸ 锅中加油烧至六成热，先下入葱丝、姜丝炒香，再加入酱油、米醋、精盐，然后放入香菇炒至断生，再加入山药片翻炒至熟，最后加入味精，淋入香油，翻炒均匀即可。

降糖食疗偏方 7

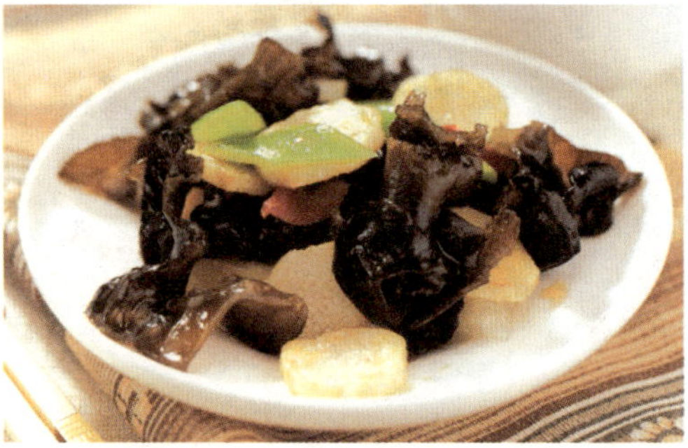

淮山药木耳片

原料 水发木耳100克，淮山药60克，青、红椒片各少许。

调料 蒜片10克，精盐、鸡精、胡椒粉各1/2小匙，蚝油、淀粉、高汤、植物油各适量。

制作步骤

❶ 将山药去皮，洗净，切成片，蘸上一层干淀粉，放入热油中炸至金黄色，捞出沥油。

❷ 另置锅中加油烧至三成热，下入蒜片炒香，再放入青椒、红椒片略炒一下，然后放入木耳，加入高汤、蚝油、精盐、鸡精、胡椒粉调味，再放入炸好的山药片翻炒均匀，即可出锅装盘。

降糖食疗偏方 8

山药炒胡萝卜

原料 山药300克，鲜香菇、胡萝卜各100克，红枣5枚。

调料 葱段10克，精盐1小匙，酱油1/2大匙，胡椒粉1/2小匙，植物油2大匙。

制作步骤

❶ 胡萝卜去皮、洗净，切成薄片；香菇去蒂、洗净，片成薄片；红枣洗净、泡软；山药去皮、洗净，切成薄片，再放入清水盆中，加入少许精盐浸泡。

❷ 锅中加油烧热，先下入葱段炒香，再放入

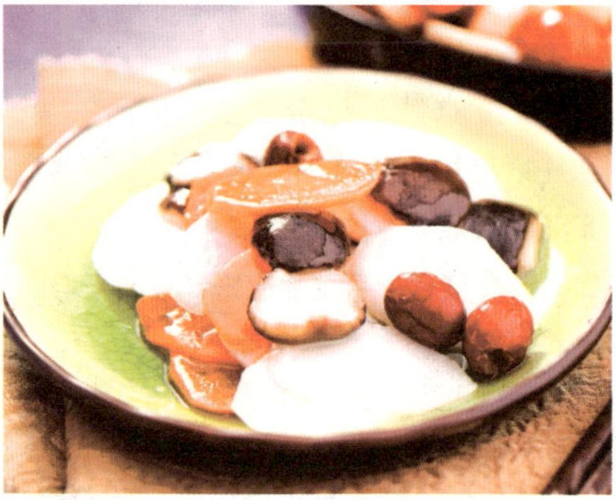

山药片、香菇片、胡萝卜片炒匀，然后加入红枣、酱油和适量清水炒至山药、红枣熟软，再放入精盐、胡椒粉炒匀至入味，即可出锅装盘。

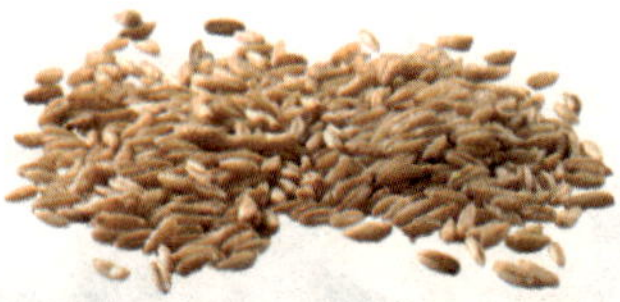

燕麦 yanmai

燕麦片就是我国的莜麦，是一种低糖、高营养、高能食品，是较受现代人欢迎的食物之一。

别名	中医食性	不适用者	适用者
莜麦、玉麦、油麦	性温、味甘	肠胃及心脑血管不好的老年人	一般人群均可

营养分析

燕麦含有碳水化合物、脂肪、蛋白质、纤维素，维生素E、烟酸、核黄素等多种维生素，以及镁、钙、铁、锌、钾、磷、钠、硒等矿物质。此外，燕麦中含有极其丰富的亚油酸。

营养优势

燕麦可以有效地降低血液中的胆固醇含量，经常食用燕麦对糖尿病患者有非常好的降糖、减肥的功效，燕麦还具有预防心脑血管病、通便、预防骨质疏松、促进伤口愈合、防止贫血的功效，是补钙、延年益寿的佳品。

营养吃法

燕麦比较常见的食用方法是与牛奶、饮料等搭配食用，也可加入到汤、粥中，还可以制作成蛋糕、果冻、啤酒和饮料。燕麦麸可以单独食用。

选购储存

❶ **选购：**尽量不要选择甜味很浓、口感细腻黏度不足、香气浓郁的燕麦片。市场上所售的“燕片”并不等同于“燕麦片”，因此，选购时应看清产品的配料表。

❷ **储存：**燕麦片应密封放在干燥的地方，不然容易发霉，也可以放在冰箱里。

搭配宜忌

宜：燕麦片与牛奶搭配，营养美味；燕麦片与蜂蜜搭配，润肠通便、美容养颜，长期服用对身体很有好处。

忌：燕麦一次食用过多，会造成胃痉挛、滑肠、催产，因此，孕妇更应忌食。

降糖食疗偏方 1

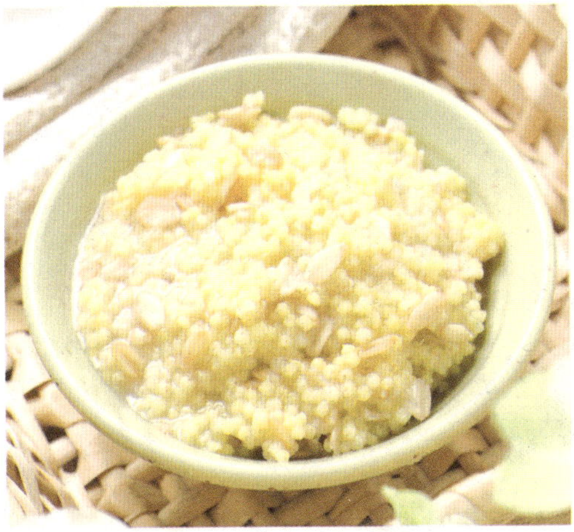

燕麦小米粥

原料 燕麦200克，小米100克。

调料 无。

制作步骤

❶ 将燕麦、小米分别淘洗干净，放入清水中浸泡5小时。

❷ 坐锅点火，加入适量清水，放入燕麦、小米用大火煮沸。

❸ 再改用小火煮约30分钟至粥熟即可出锅装碗。

降糖食疗偏方 2

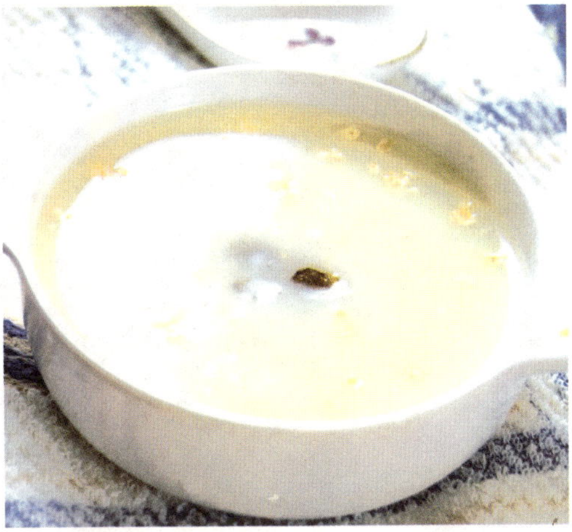

健康燕麦粥

原料 燕麦片100克，鲜牛奶（也可用豆浆）一杯。

调料 无。

制作步骤

❶ 锅中加入适量清水，先下入燕麦片煮沸，再转小火煮约40分钟，然后盛入碗中，晾凉后放入冰箱冷藏待用。

❷ 食用时加入鲜牛奶即可。

降糖食疗偏方 3

燕麦南瓜粥

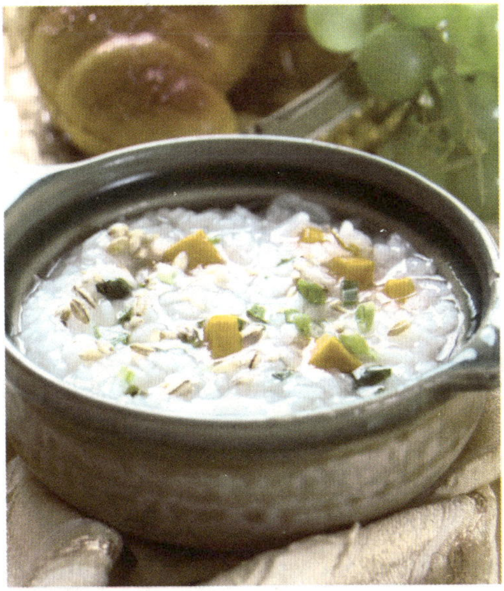

原料 燕麦片30克，大米50克，小南瓜1个。

调料 葱花、精盐各适量。

制作步骤

❶ 将南瓜洗净，去皮及瓤，切成小块；大米淘洗干净，用清水浸泡，备用。

❷ 锅置火上，加入适量清水，先下入大米用大火煮沸，再转小火煮约20分钟。

❸ 然后放入南瓜块续煮10分钟，再加入燕麦片煮10分钟。

❹ 最后关火，放入精盐、葱花调匀即可。

降糖食疗偏方4

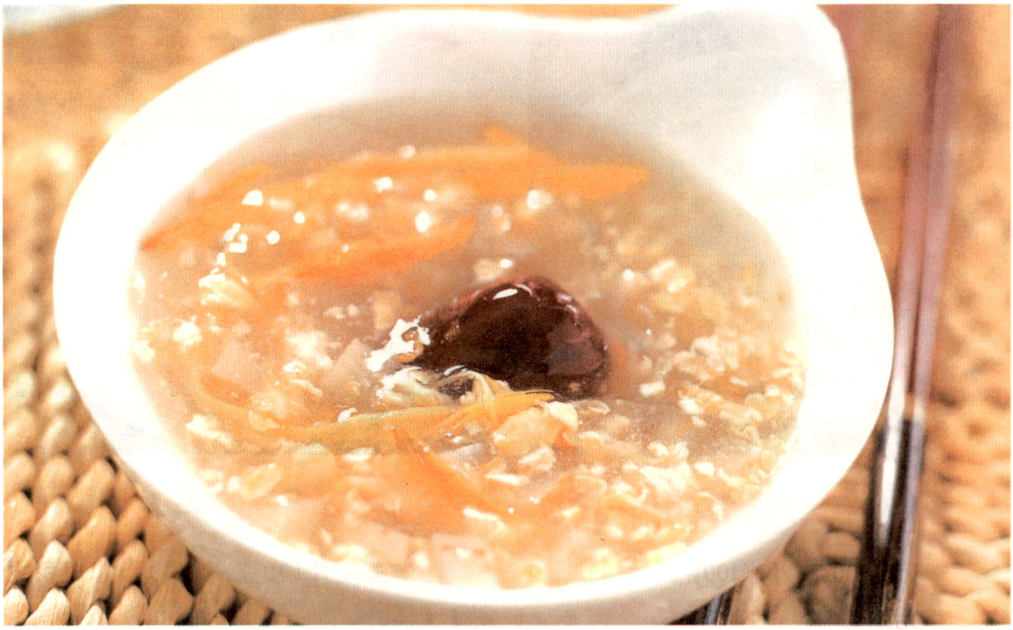

麦藕羹

原料 莲藕200克，燕麦100克。

调料 精盐少许。

制作步骤

❶ 燕麦淘洗干净，放入清水中浸泡5小时，待用。

❷ 莲藕洗净，切成小丁。

❸ 锅中加入适量清水，先下入燕麦片，大火煮开后加入莲藕丁，小火煮至燕麦软烂。

❹ 精盐调味，即可食用。

降糖食疗偏方5

蘑菇麦粥

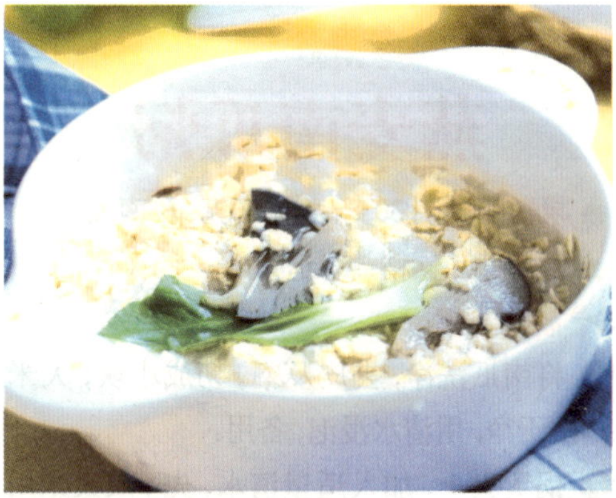

原料 燕麦片100克，鲜蘑150克，油菜心50克。

调料 葱花5克，姜片3克，精盐、味精、胡椒粉各少许，植物油1大匙，鸡汤50毫升。

制作步骤

❶ 将鲜蘑去蒂、洗净，撕成小条；油菜心洗净，备用。

❷ 坐锅点火，加油烧热，先下入葱花、姜片煸炒出香味，再加入鲜蘑煸炒片刻，然后倒入鸡汤烧约2分钟，再加入适量开水，用精盐调好口味。

❸ 待汤开后撒入燕麦片，煮约2～3分钟，然后放入油菜心略煮，待粥再沸时，撒入味精、胡椒粉，即可出锅装碗。

降糖食疗偏方6

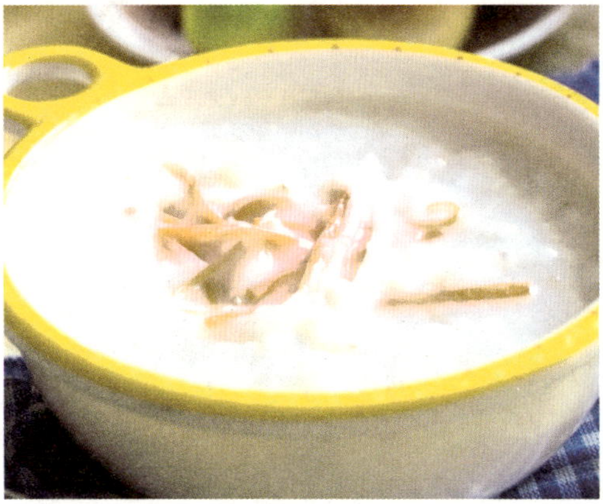

苹果麦片粥

原料 苹果1个，燕麦片50克，胡萝卜25克，牛奶适量。

调料 无。

制作步骤

❶ 苹果削去外皮，切成细丝。

❷ 胡萝卜去根，削去外皮，用清水洗净，沥净水分，切成细丝。

❸ 将燕麦片和胡萝卜丝放入净锅中，加入牛奶及适量清水，先用大火煮沸。再放入苹果丝搅匀，转小火煮至熟烂，出锅装碗即成。

降糖食疗偏方7

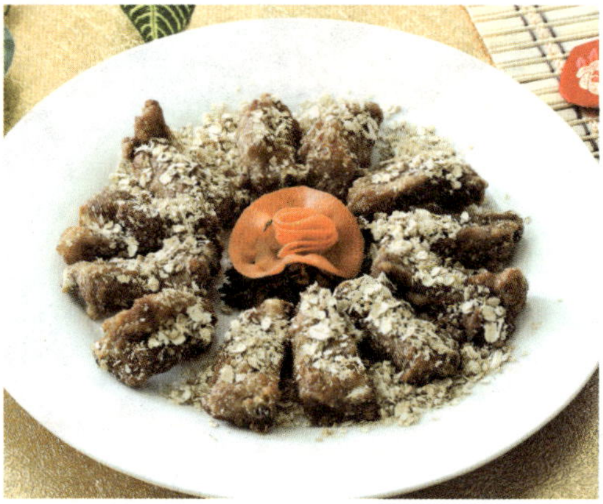

麦香排骨

原料 净猪排650克，燕麦100克。

调料 精盐、蒜汁、淀粉、植物油各适量。

制作步骤

❶ 将猪排剁成小段，放入沸水锅中焯烫一下，捞出沥干，加入精盐、蒜汁腌渍5小时，取出后拍匀淀粉，备用。

❷ 坐锅点火，加入适量油烧至七成热，放入排骨炸呈金黄色，捞出沥油，装入盘中，撒上燕麦，即可上桌食用。

降糖食疗偏方8

茄汁牛肉麦片

原料 燕麦50克，番茄2个，牛肉100克。

调料 精盐少许。

制作步骤

❶ 将番茄去蒂、洗净，在表面轻轻划上十字刀纹，再用沸水焯烫一下，捞入冷水中浸泡，去除外皮，切成小丁，然后下入清水锅中煮成番茄汁，备用。

❷ 将牛肉去除筋膜，洗净后切碎，与燕麦一同放入番茄汁中煮30分钟，待煮至肉末熟烂时，再加入精盐调好口味，即可盛出食用。

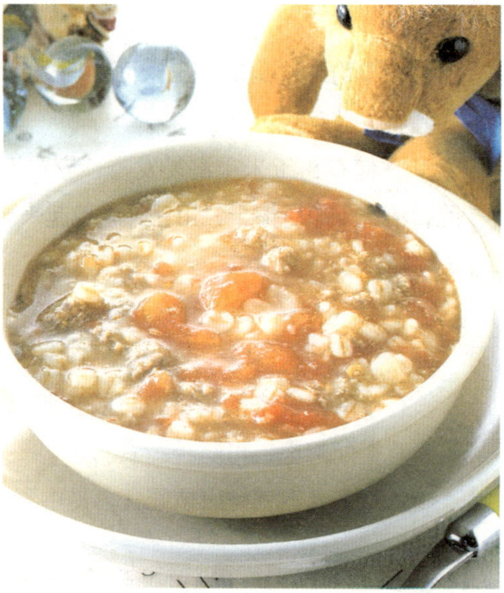

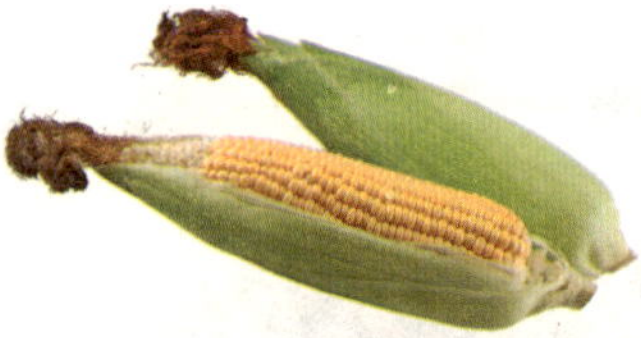

玉米 yumi

玉米是禾本科植物玉蜀黍的种子。原产于中美洲墨西哥和秘鲁，16世纪传入我国，至今有400余年的栽培历史。

别名	中医食性	不适用者	适用者
棒子、玉蜀黍、苞米	性平、味甘	腹胀、尿失禁患者	一般人群均可

营养分析

玉米中除含有碳水化合物、脂肪、蛋白质、纤维素等基本营养物质外，还含有七大抗氧化物质，即钙、谷胱甘肽、维生素、镁、硒、维生素E和脂肪酸，以及胡萝卜素、黄体素、玉米黄质、异麦芽低聚糖等营养物质。

营养吃法

1. 将鲜玉米清蒸，最能保存玉米原有营养。

2. 用玉米制出的碎米叫玉米楂，可用于煮粥、焖饭。尚未成熟的极嫩的玉米称为“玉米笋”，可用于制作菜肴。

营养优势

玉米纤维素含量很高，可以预防便秘。丰富的维生素E，能促进新陈代新、延长衰老、减轻动脉硬化。玉米须有一定的降血糖作用，经常食用对糖尿病患者十分有益。此外，食用玉米有一定的明目、抗癌作用。

选购储存

①**选购：**选购散装玉米面的时候，用手握成团，久而不散的玉米粉含有水分较高，不宜储存。

②**储存：**玉米受潮易发霉，应置于阴凉干燥处。保存玉米需要将外皮和毛须去除，清洗干净后擦干，用保鲜膜包起来放入冰箱冷藏即可。

搭配宜忌

宜：玉米宜搭配鸡蛋，可防止胆固醇过高；玉米宜搭配松子，可防癌、抗癌；玉米宜搭配鸽肉，可防神经衰弱。

忌：玉米不宜与田螺同食，易中毒。糖尿病患者不宜食用爆玉米花。

降糖食疗偏方 1

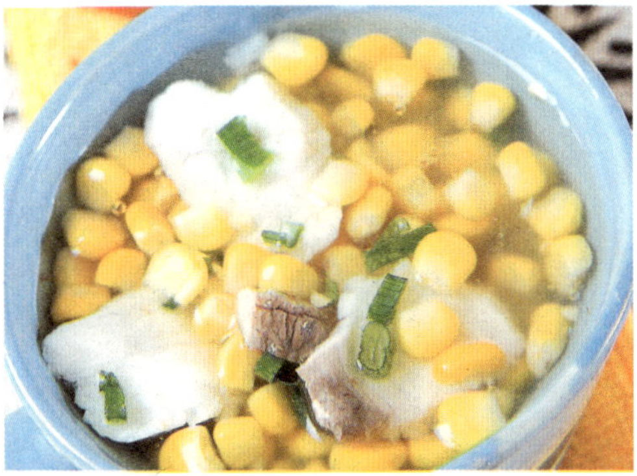

玉米鱼粥

原料 玉米粒150克，活鲫鱼1条（约250克）。

调料 葱白25克，姜末5克，精盐、料酒、味精各少许，香醋、香油各适量。

制作步骤

❶ 将玉米粒淘洗干净，浸泡涨发。

❷ 鲫鱼宰杀，处理洗净，备用。

❸ 锅置火上，加入适量清水，先放入鲫鱼片、料酒、葱白、姜末、香醋、精盐煮沸，再转小火将鱼肉煮烂，然后用汤筛过滤，去渣留汁，再放入玉米粒煮至粥成，最后撒入味精，淋入香油，即可出锅装碗。

降糖食疗偏方 2

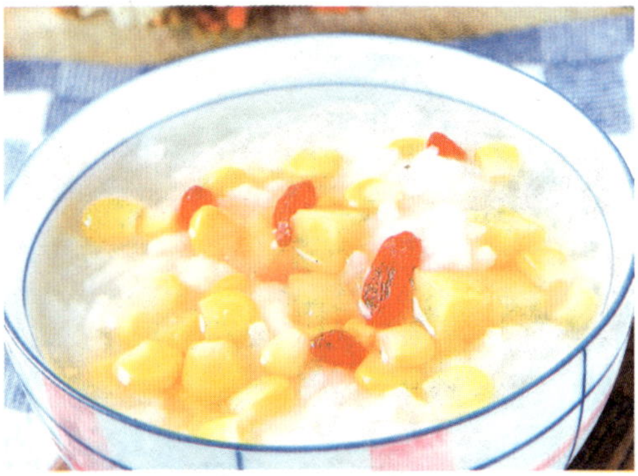

玉米薯粥

原料 玉米粒500克，红薯250克。

调料 无。

制作步骤

❶ 将红薯去皮，洗净、切丁；玉米粒淘洗干净，备用。

❷ 锅置火上，加入适量清水，先放入玉米粒旺火煮开，再加入红薯丁煮沸，然后转小火煮至薯熟米烂、粥汁黏稠，即可出锅装碗。

降糖食疗偏方 3

嫩玉米汤

原料 嫩玉米600克，豆苗100克。

调料 精盐2小匙，清汤适量。

制作步骤

❶ 将嫩玉米剥去外皮，择净玉米须，用清水洗净，搓下嫩玉米粒。

❷ 锅置火上，加入清水烧沸，放入玉米粒煮约2分钟，捞出沥水，放入碗中，加入清汤，上笼蒸6分钟左右，取出；豆苗洗净，用开水烫一下，捞出沥水。

❸ 净锅置火上，加入清汤、精盐烧沸，再倒入

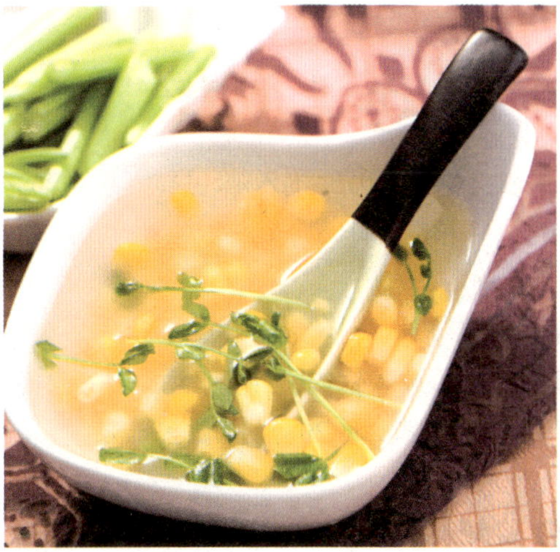

嫩玉米粒和豆苗，快速氽烫一下，离火出锅，盛入汤碗中，上桌即可。

降糖食疗偏方 4

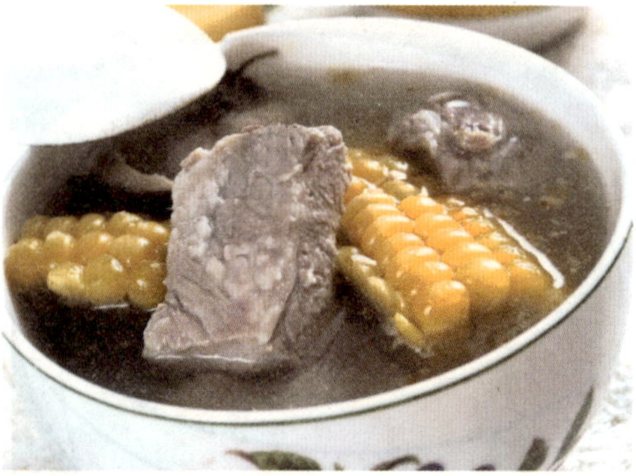

玉米香菇排骨汤

原料 玉米2棒，香菇5朵，排骨500克。

调料 葱段、姜块、精盐、料酒各适量。

制作步骤

❶ 将排骨洗净，用沸水焯去血水，捞出冲净，沥干水分；玉米洗净，切成块；香菇泡软，去蒂，洗净，备用。

❷ 锅中加入适量清水烧开，先放入排骨、玉米、香菇、葱段、姜块、料酒，大火烧开后撇去浮沫，再转小火慢炖1小时，然后加入精盐调匀，即可出锅装碗。

降糖食疗偏方 5

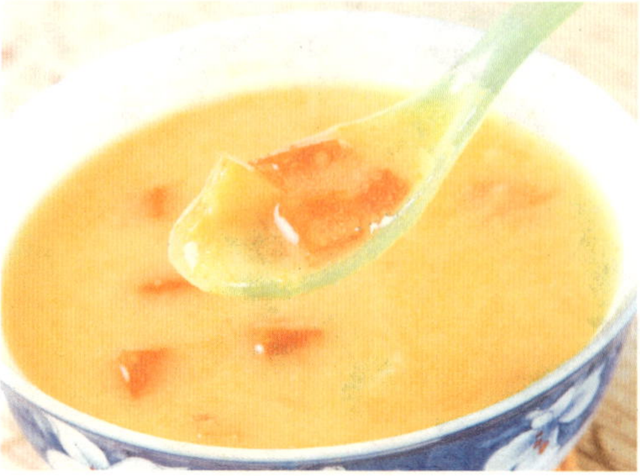

薯瓜粉粥

原料 玉米粒200克，玉米面500克，红薯、南瓜各400克。

调料 食用碱少许。

制作步骤

❶ 将玉米粒淘洗干净；红薯、南瓜分别洗净，切成鸡蛋大小的块。

❷ 锅中加入适量清水烧开，先放入玉米粒和少许食用碱煮约5分钟。

❸ 再加入红薯块、南瓜块续煮至将熟，然后均匀地撒上玉米面，用勺子不断地搅动，转小火煮至粥熟即可。

降糖食疗偏方 6

玉米须粥

原料 大米150克，玉米须50克。

调料 精盐少许。

制作步骤

❶ 大米、玉米须分别洗净。

❷ 玉米须放入锅内，加清水适量，大火煮沸后转小火煮15～20分钟，滤去玉米须，留汁备用。

❸ 将大米加入到玉米须汁内，大火煮沸后转小火，煮至大米软烂，加精盐调味后即可食用。

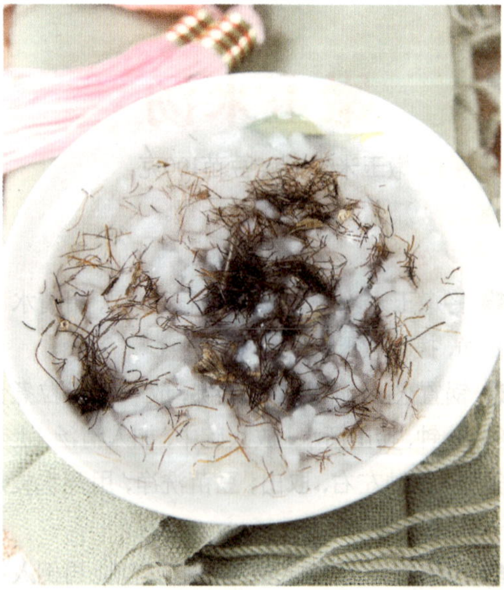

Part ③ 蔬菜类

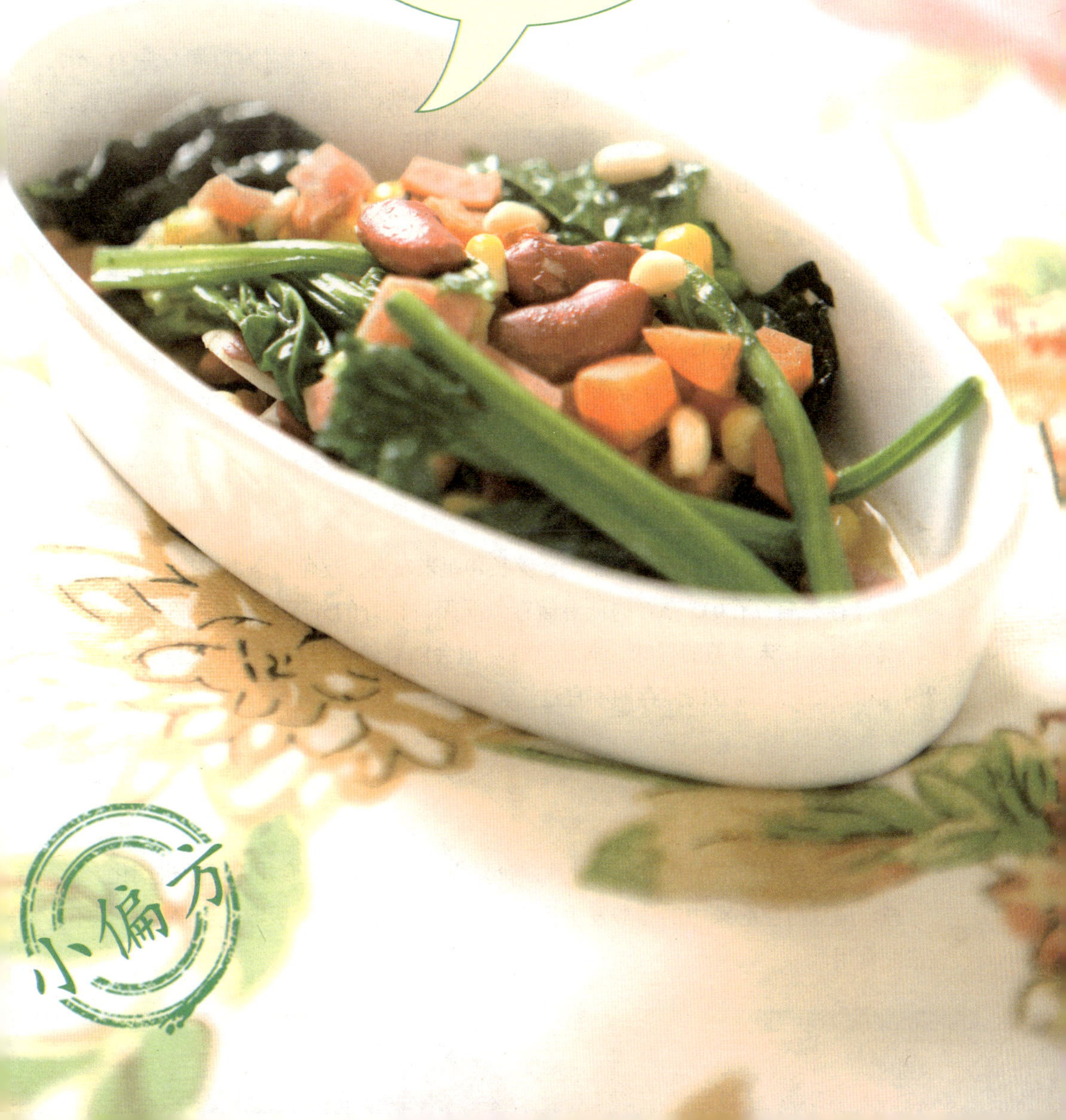

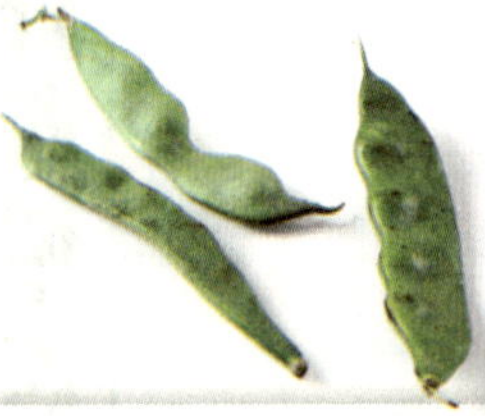

扁豆 biandou

扁豆，一年生草本植物，其种子呈白色或紫黑色。嫩荚是普通蔬菜，种子可入药。

别名	中医食性	不适用者	适用者
南扁豆、鹊豆、眉豆、藤豆、茶豆	性微温、味甘	患寒热病、冷气病者	一般人群均可

营养分析

扁豆中含有碳水化合物、脂肪、蛋白质、纤维素，以及维生素E、硫胺素、核黄素、烟酸、镁、钙、铁、锌、铜、锰、钾、磷、钠、硒等多种维生素和矿物质，尤其是扁豆中B族维生素含量特别丰富。

营养优势

扁豆中所含的淀粉酶成分，常食能降低体内血糖，维持体内血糖正常水平。扁豆中的血细胞凝集素，有抑制肿瘤生长的作用，故有抗癌防癌的效果。扁豆还有抗病毒、增强抵抗力、增强细胞免疫力的作用。

营养吃法

因为白扁豆中有一种凝血物质及溶血性皂素，如生食或炒不熟吃，在食后3～4小时部分人可引起头痛、头昏、恶心、呕吐等中毒反应，因此，做菜前先对扁豆进行加热使之易熟，这样较安全。

选购储存

❶**选购：**质量好的扁豆个体肥大，荚长10厘米左右，皮色鲜嫩，无虫，无伤。

❷**储存：**扁豆在0℃～5℃的低温储存，能保持很好的外观，一星期左右取出烹调，就会有豆仁未煮熟的异味，而且这种味道会随着储存日数增加而变浓，影响烹调的风味。因此，扁豆的储存期不宜过长，购买后要尽快食用。

搭配宜忌

宜：扁豆与山药搭配食用，可补脾益肾；扁豆与香菇一起食用，可促进消化。

忌：扁豆与空心菜中的草酸发生反应，可生成不易被人体吸收的物质，所以不宜搭配食用。

降糖食疗偏方1

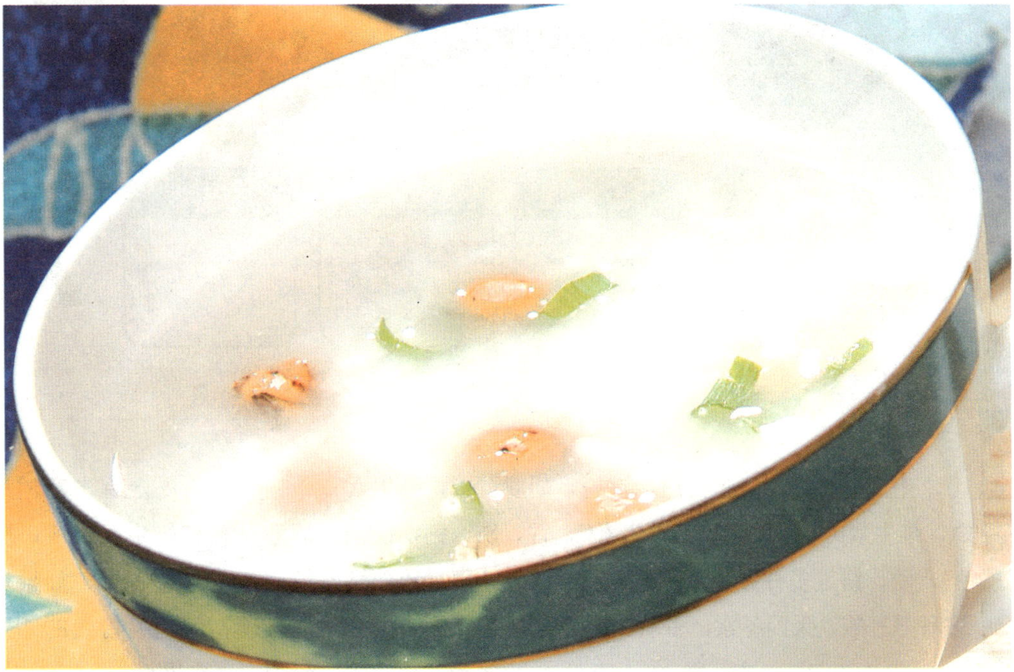

白扁豆粥

原料 白扁豆30克，大米150克。

调料 无。

制作步骤

❶ 将大米淘洗干净，待用。

❷ 将白扁豆除去泥沙杂质，洗净放入炖锅内，适量加水炖至五成熟时，加入大米，再续煮30分钟即可出锅。

降糖食疗偏方2

白扁豆山药粥

原料 大米100克，白扁豆、山药各30克。

调料 精盐少许。

制作步骤

❶ 将白扁豆洗净；山药去皮、洗净，切成薄片；大米淘洗干净，放入清水中浸泡，备用。

❷ 坐锅点火，加入适量清水，先下入白扁豆、大米，先用大火烧沸，再转小火熬煮至五分熟，然后加入山药片续煮至熟烂，加精盐调味后即可装碗上桌。

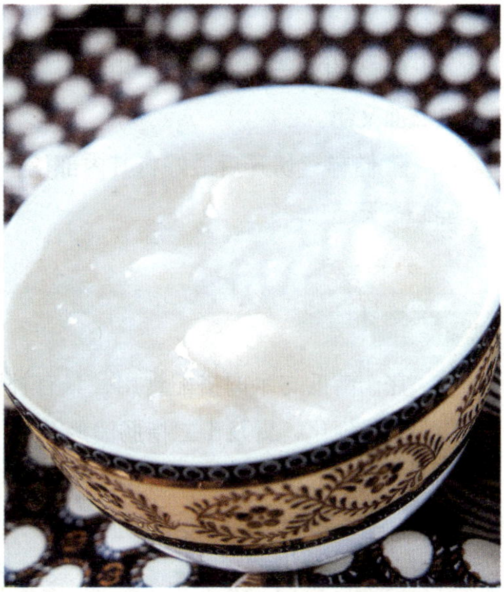

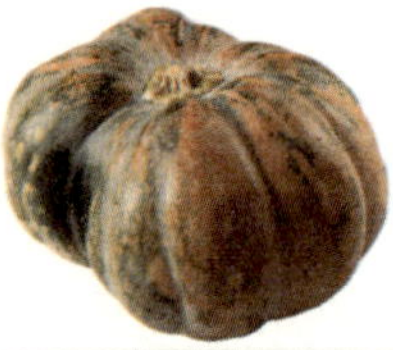

南瓜 nangua

老南瓜可作饲料或杂粮，所以有很多地方又称为饭瓜。在西方南瓜常用来做成南瓜派，即南瓜甜饼。南瓜瓜子可以做零食。

别　名	中医食性	不适用者	适用者
番瓜、倭瓜、金瓜	性温、味甘	患有脚气、黄疸、气滞湿阻病者	一般人群均可

营养分析

南瓜含有纤维、蛋白质、淀粉、胡萝卜素、维生素A、维生素B_1、维生素B_2、维生素C、钾、磷、钙、铁、锌、硒、铬等多种维生素和矿物质。此外，南瓜还含有多种氨基酸、天门冬素、多缩戊糖、腺嘌呤等。

营养优势

南瓜含有丰富的果胶，果胶进入肠道后能抑制葡萄糖的吸收。其次，南瓜的甜味主要来自果糖，不会被人体利用，因此不会使人血糖升高，并有促进胰岛素分泌的作用，他还能与人体内多余的胆固醇结合。

营养吃法

南瓜的皮含有丰富的胡萝卜素和维生素，所以最好连皮一起食用，如果皮较硬，就用刀将硬的部分削去再食用。

南瓜宜煮食，不宜炒食，更不宜与番茄、辣椒等富含维生素C的食物同炒。

选购储存

①**选购：**选购南瓜时，用指甲掐瓜皮而不留指痕，即已成熟；表面有白霜的南瓜又面又甜。

②**储存：**切开后最好将其内部挖空，然后用保鲜膜贴上，放入冰箱冷藏，可保鲜3～5天。

搭配宜忌

宜：南瓜与牛肉搭配食用，具有补脾益气、解毒止痛的疗效，可用于防治糖尿病、动脉硬化、胃及十二指肠溃疡等症。

忌：南瓜和油菜、辣椒等含维生素C丰富的食品搭配吃，会破坏维生素C；南瓜与虾、鲤鱼同食，会引起中毒症状。

降糖食疗偏方1

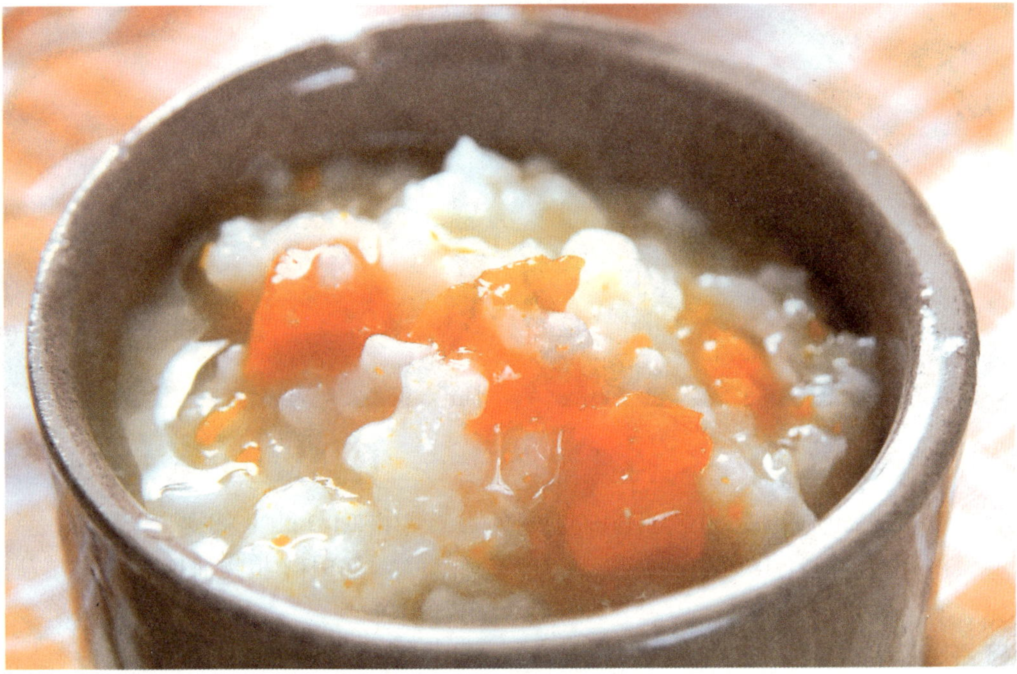

南瓜粥

原料 南瓜250克，大米100克。

调料 精盐少许。

制作步骤

❶ 将南瓜洗净，带皮切成小块。

❷ 大米淘洗干净，备用。

❸ 将大米、南瓜一起入锅，加适量清水，用大火煮沸，再改用小火煮熟，然后加入少许精盐，搅匀即成。

降糖食疗偏方2

南瓜兔肉汤

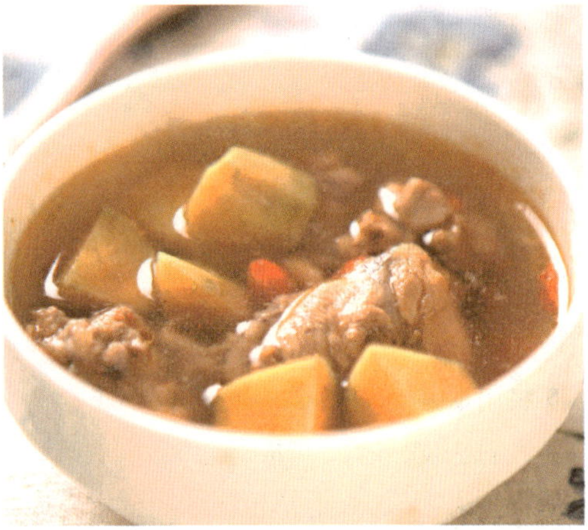

原料 净兔半只，南瓜30克，枸杞子20克。

调料 精盐1小匙，花椒、葱、姜各适量。

制作步骤

❶ 将净兔用清水洗净，剁成大块，用沸水焯一下，去血水。

❷ 南瓜去皮，洗净，切成滚刀块。枸杞子用温水泡发。

❸ 花椒、姜、葱用沸水冲泡，制成调味汁，晾凉。

❹ 将兔肉块、南瓜块、枸杞子放入炖盅内，加入适量热水，没过原料，再加入调味汁，盖好盅盖，放入蒸锅大火蒸2小时，出锅后加精盐调味，即可食用。

降糖食疗偏方 3

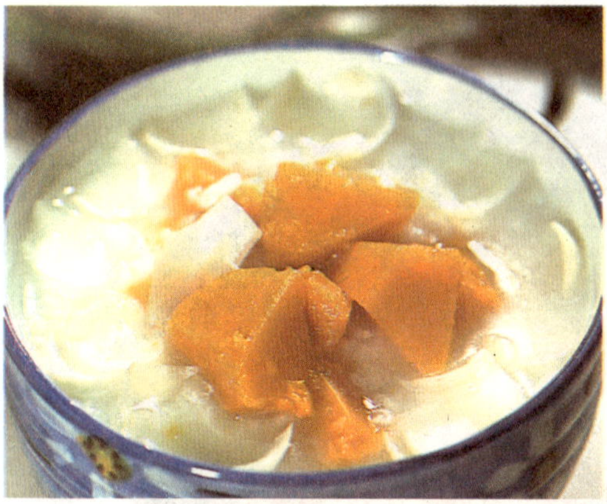

南瓜百合粥

原料 大米250克，南瓜200克，百合150克。

调料 精盐、味精各1/3小匙。

制作步骤

❶ 将南瓜去皮、去瓤、洗净，切成小块。

❷ 百合去皮、洗净，切成小瓣，再下入沸水中焯透，捞出沥干，备用。

❸ 将大米淘洗干净，浸泡30分钟，捞出沥干，下入清水锅中烧沸，再放入南瓜块，转小火煮约30分钟，然后加入精盐、味精、百合煮至汤汁黏稠，即可出锅装碗。

降糖食疗偏方 4

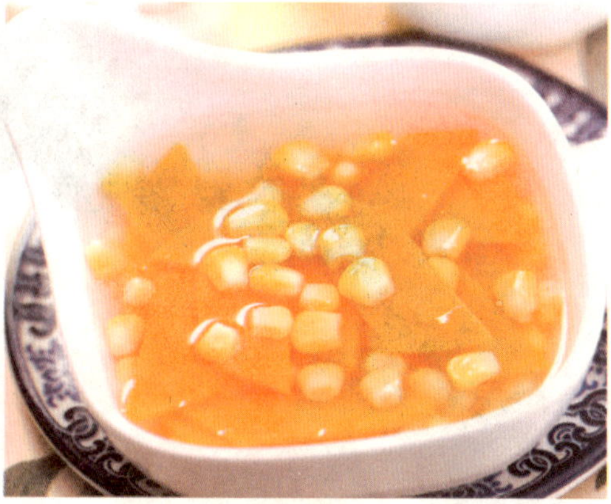

南瓜玉米汤

原料 南瓜1/2个，玉米1支。

调料 牛奶5杯，植物油1/2小匙，精盐1小匙。

制作步骤

❶ 把南瓜、玉米洗净，南瓜切成薄片，玉米留玉米粒。

❷ 南瓜片和玉米粒一同放入锅中，添1杯水，加精盐及植物油，在小火上煮25～30分钟。

❸ 把煮好的南瓜和玉米用热牛奶稀释，最后调味即成。

降糖食疗偏方 5

南瓜蒜蓉汤

原料 南瓜250克。

调料 大蒜6瓣，精盐2小匙，味精1小匙，水淀粉1大匙，植物油适量。

制作步骤

❶ 将南瓜去皮、去瓤，洗净，切成小块。

❷ 大蒜去皮，洗净，捣成蒜蓉。

❸ 锅置火上，加入适量植物油烧至六成热，下入南瓜粒、蒜蓉略炒一下。

❹ 再加入适量清水煲至南瓜熟透，然后加入精盐、味精调好口味，用水淀粉勾薄芡即可。

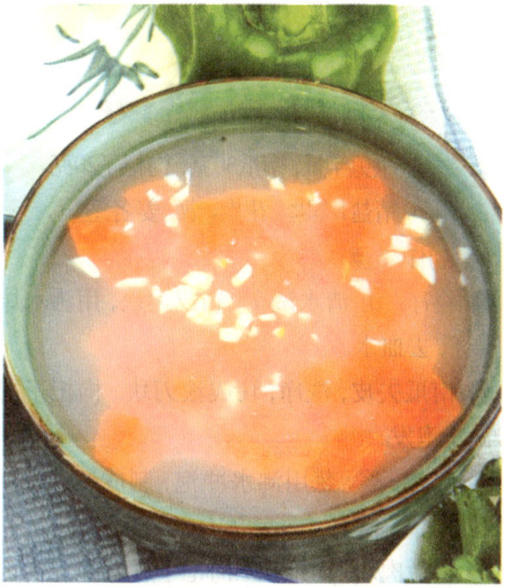

降糖食疗偏方6

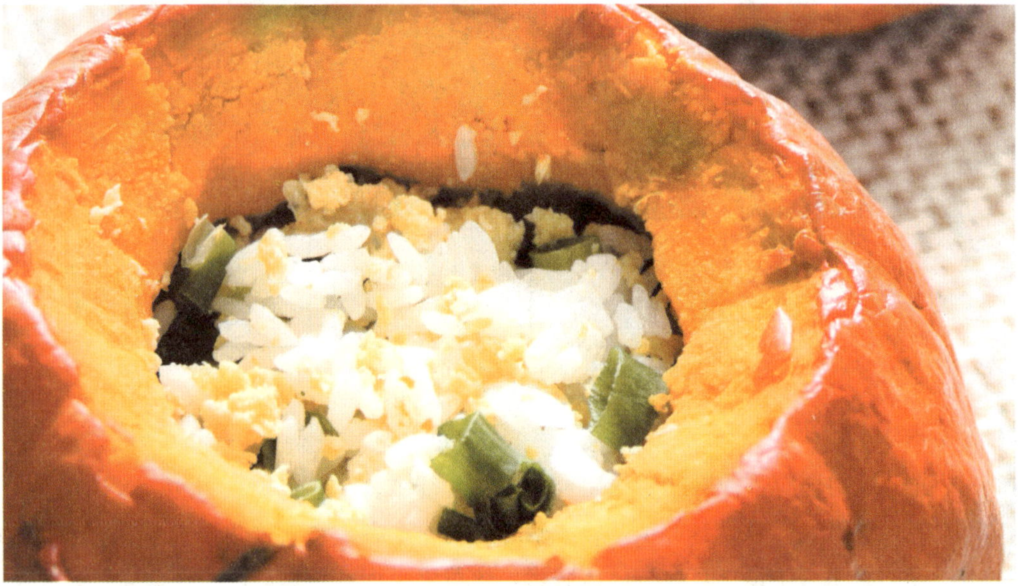

南瓜炒饭

原料 大米饭250克，南瓜1个，鸡蛋2个。

调料 葱花、精盐、植物油各适量。

制作步骤

❶ 将南瓜洗净，放入蒸锅中，隔水蒸约10分钟至半软，再切开南瓜顶部，挖去瓜瓤，然后挖出部分瓜肉，切成小粒备用。

❷ 将鸡蛋磕入碗中，加入少许葱花，搅成蛋液，待用。

❸ 坐锅点火，加油烧热，先倒入蛋液炒至凝固，再放入南瓜粒、大米饭同炒，然后加入精盐炒匀，再放入葱花略炒，即可出锅装入南瓜盅内。

降糖食疗偏方7

南瓜炒咸蛋

原料 南瓜300克，咸鸭蛋2个。

调料 葱花、姜片、精盐、鸡精、料酒、香油、植物油各适量。

制作步骤

❶ 将南瓜洗净，去皮及瓤，切成排骨片。

❷ 咸鸭蛋煮熟、去壳，切丁，备用。

❸ 坐锅点火，加适量底油烧热，先下入葱花、姜片、咸鸭蛋丁煸炒一下，再加入料酒，放入南瓜片、精盐、鸡精翻炒均匀，待南瓜熟透时淋入香油，即可出锅装盘。

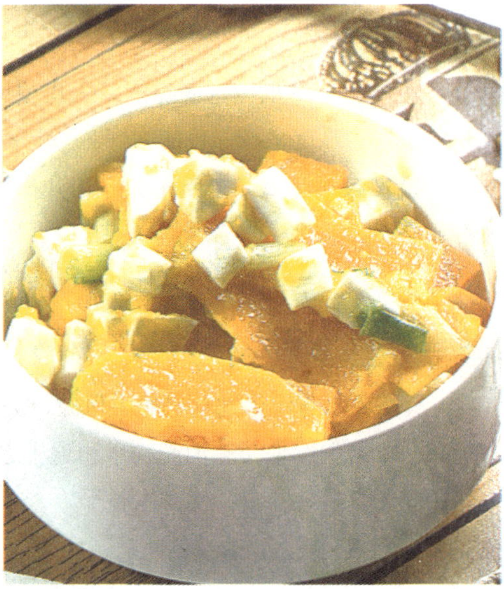

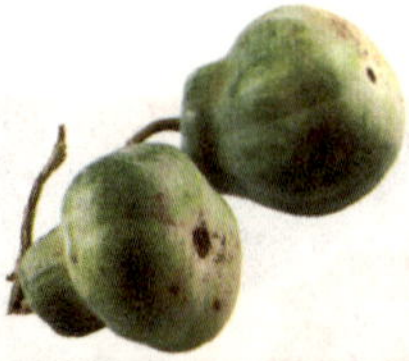

冬瓜 donggua

冬瓜主要产于夏季，因为瓜熟之际，表面上有一层白粉状的东西，就好像是冬天所结的白霜，因此，被形象地称为冬瓜。

别名	中医食性	不适用者	适用者
枕瓜、白瓜、水芝	性凉，味甘、淡	脾胃虚寒、肾脏虚寒、阳虚肢冷者	一般人群均可

营养分析

鲜冬瓜中含有蛋白质、碳水化合物、膳食纤维，以及钾、钠、钙、铁、锌、铜、磷、硒等矿物质，冬瓜所含的维生素中以抗坏血酸、硫胺素、核黄素及烟酸含量较高，冬瓜还含有除色氨酸外的8种人体必需氨基酸。

营养吃法

冬瓜性凉，不宜生食，连皮一起煮汤，营养更丰富。

冬瓜不宜与醋同食，醋会降低冬瓜的营养价值，因此，在烹饪冬瓜时，不宜加醋。

营养优势

吃冬瓜能养胃生津、消暑利尿，是治疗慢性肾炎性水肿、营养不良性水肿、孕妇水肿的佳品。冬瓜中的营养成分对防治高血压、防止动脉粥样硬化、减肥、改善血糖水平有良好的效果，此外，冬瓜还具有美容功效。

选购储存

①**购买**：冬瓜应选老点的，表皮覆层白色粉末，身周正、坚挺、无瘢痕，瓜身越重越好，瓜皮呈深绿色的为好。

②**储存**：冬瓜如果吃不完，切开后用一块保鲜膜贴上，放入冰箱中贮藏，可保存3～5天。

搭配宜忌

宜：冬瓜与海带同食是养生保健、美容消脂的佳品。

忌：鲫鱼性平，有消肿利水和通乳之功效，冬瓜是一种比较理想的解热利尿食物，因此，两者同食会使身体脱水。

降糖食疗偏方 1

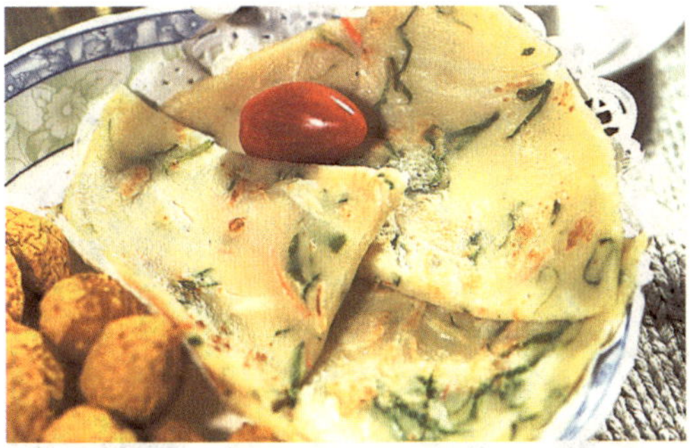

冬瓜饼

原料 冬瓜300克，低筋面粉500克，鸡蛋3个，生菜50克，胡萝卜100克。

调料 精盐、味精各1/3小匙，香油1小匙，植物油适量。

制作步骤

❶ 在面粉中加入鸡蛋液、清水、精盐、味精、香油搅匀，过罗成粉浆。

❷ 将冬瓜洗净、去皮、切丝；胡萝卜、生菜均洗净、切丝。一起放入粉浆中搅拌均匀。

❸ 坐锅点火，刷上植物油，用手勺作量具，每1/2手勺粉浆烙一张冬瓜饼，用小火将两面煎呈金黄色即可。

降糖食疗偏方 2

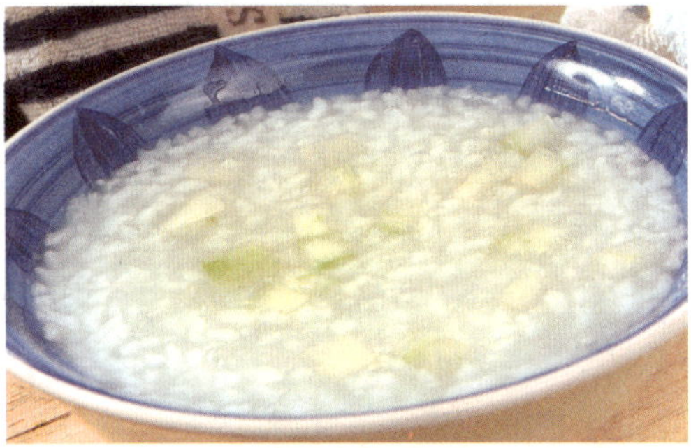

冬瓜粥

原料 新鲜连皮冬瓜500克，大米100克。

调料 香油1/2小匙，味精1/3小匙，精盐1小匙。

制作步骤

❶ 将冬瓜洗净，切成小块，备用。

❷ 将大米用清水反复淘洗干净，除去泥沙杂质，备用。

❸ 冬瓜块同大米共入锅中，加水适量，煮粥，调入味精、精盐、香油即成。

降糖食疗偏方 3

荸荠冬瓜汤

原料 荸荠12个，黄豆80克，冬瓜750克，白果40克，猪瘦肉160克。

调料 精盐适量。

制作步骤

❶ 将荸荠去皮、洗净；黄豆挑去杂质，洗净；冬瓜去皮、洗净，切成片。

❷ 白果去壳，用沸水浸泡片刻，去外衣和心；猪瘦肉洗净，切成片，用沸水焯烫，捞出沥干。

❸ 锅中加入适量清水烧开，下入荸荠、黄豆、冬瓜片、白果、猪瘦肉片煮沸，再转小火煲约2小时，然后加入精盐调味，即可出锅装碗。

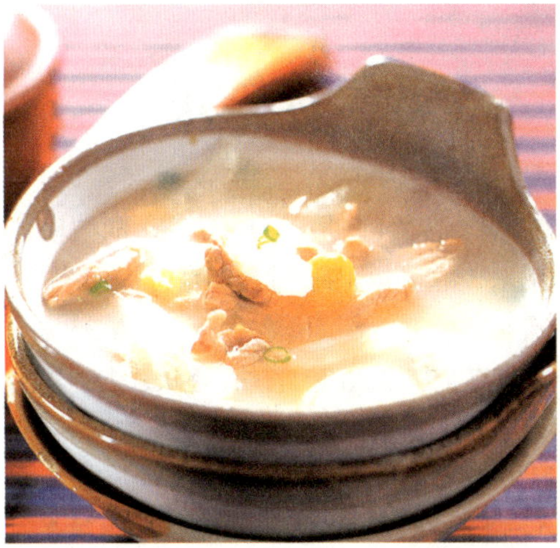

降糖食疗偏方 4

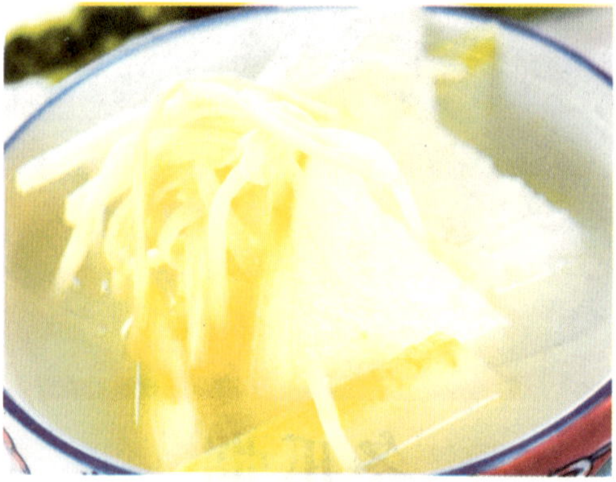

冬瓜笋丝汤

原料 冬瓜300克，笋干100克。

调料 姜片10克，精盐、味精各1/2小匙，鲜汤650克，植物油1大匙。

制作步骤

❶ 将冬瓜洗净，去皮及瓤，切成厚片。

❷ 笋干用温水泡透，切成细丝，再放入沸水中焯熟，捞出沥水。

❸ 锅中加油烧至四成热，先下入姜片炒出香味，再放入冬瓜片、笋丝略炒一下。

❹ 然后添入鲜汤烧开，再转小火续煮10分钟，最后用精盐、味精调味即可。

降糖食疗偏方 5

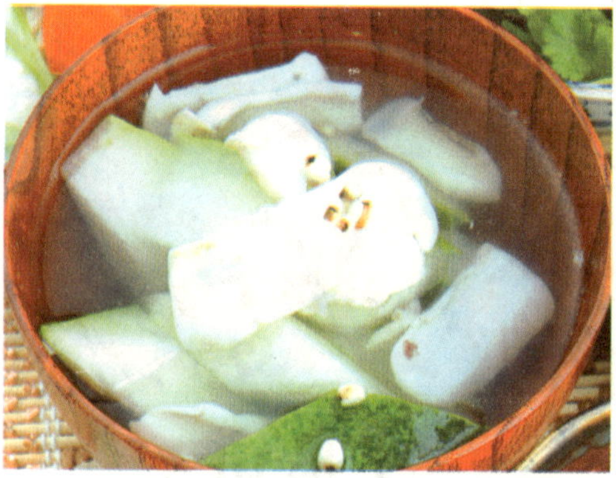

冬瓜薏米墨鱼汤

原料 墨鱼200克，冬瓜250克，薏米20克。

调料 精盐适量。

制作步骤

❶ 将冬瓜连皮洗净，切成块。

❷ 薏米淘洗干净，用清水浸泡半小时。

❸ 墨鱼去骨，洗净，切成条，备用。

❹ 锅置火上，加入适量清水，放入冬瓜块、墨鱼条、薏米，用大火煮沸，再转小火续煮1小时，然后放入精盐调味即成。

降糖食疗偏方 6

清汤冬瓜

原料 冬瓜500克。

调料 料酒1大匙，精盐、鸡精、胡椒粉各适量，鸡清汤1000克，淀粉25克，香菜少许。

制作步骤

❶ 将冬瓜切成适口的长块，逐块片去绵软的瓜肉，留下硬脆的瓜肉，再切成细丝，如木梳形状，放入盘内，撒上一层淀粉，均匀粘上，入沸水锅中汆烫，至八成熟时捞出，入凉水中浸凉，沥水，盛入大汤碗内。

❷ 锅中放入鸡清汤烧开，取出少量鲜汤倒入

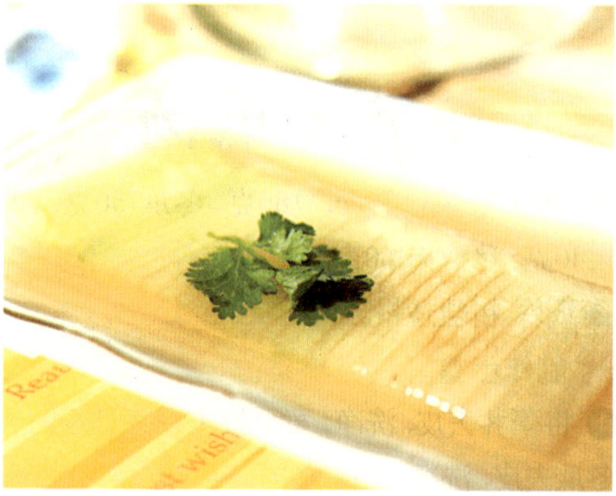

冬瓜的碗内，泡一下。

❸ 在锅中加汤、精盐、料酒、鸡精、胡椒粉拌匀，调好口味，再烧开后，全部倒入盛冬瓜丝的碗中，撒上香菜叶即可食用。

降糖食疗偏方 7

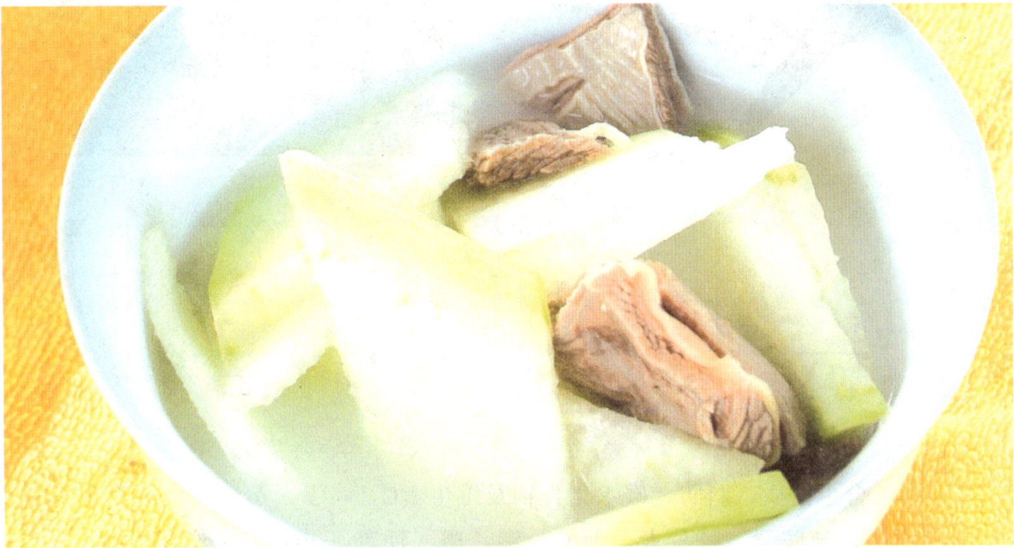

羊肉冬瓜汤

原料 羊腩、冬瓜各1000克。

调料 葱段、姜片、花椒、八角、桂皮、料酒、精盐、味精、胡椒粉各少许，植物油适量。

制作步骤

❶ 将冬瓜洗净、切块。

❷ 羊腩洗净，切成2厘米见方的块，下入沸水中焯烫一下，捞出沥干，备用。

❸ 坐锅点火，加油烧热，先下入葱段、姜片、花椒、八角、桂皮炒香，再放入羊腩煸炒5分钟，然后添入适量清水，加入料酒，烧开后倒入高压锅中压制10分钟，再倒入锅中，加入胡椒粉、精盐、味精、冬瓜块，续炖20分钟，即可出锅装碗。

降糖食疗偏方 8

海米烧冬瓜

原料 冬瓜600克，海米15克。

调料 葱段、姜片、香菜叶、鲜汤、植物油、水淀粉各适量，精盐、味精各少许。

制作步骤

❶ 将冬瓜去皮、去瓤，洗净，切成长方形小块，洗净，沥干。

❷ 海米用温水泡软。

❸ 坐锅点火，加油烧热，先下入葱段、姜片、海米、冬瓜块煸炒至稍软。

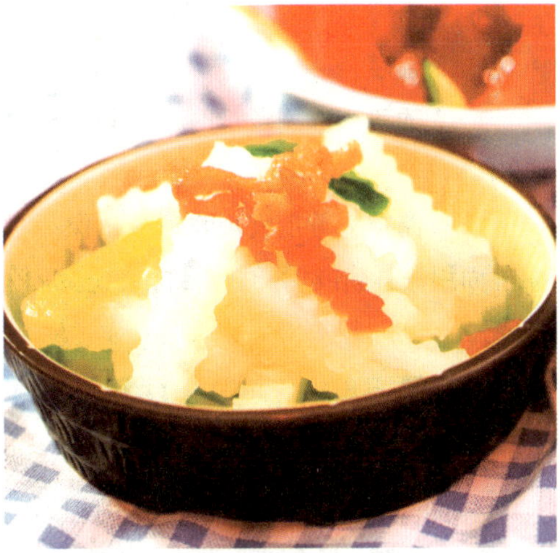

❹ 再添入鲜汤，加入精盐、味精炒至入味，然后用水淀粉勾芡，盛入盘中，撒上香菜叶，即可上桌食用。

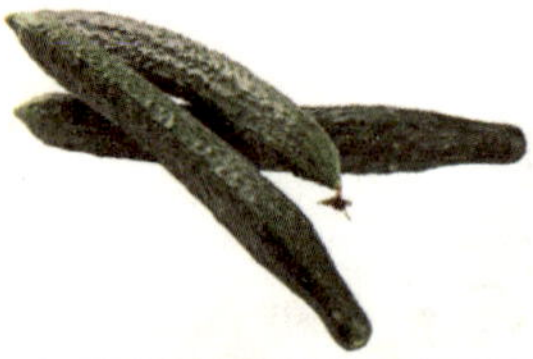

黄瓜 huanggua

黄瓜广泛分布于中国各地，并且为主要的温室产品之一。鲜黄瓜顶花带刺，瓜肉脆甜多汁，具有清香口味。

别名	中医食性	不适用者	适用者
青瓜、胡瓜、王瓜	性凉，味甘，有小毒	肝病、心血管病、肠胃病患者	一般人群均可

营养分析

黄瓜含蛋白质、脂肪、碳水化合物及维生素C、胡萝卜素、硫胺素、核黄素、烟酸、钙、磷、铁等维生素和矿物质，以及葡萄糖、半乳糖、甘露糖、果糖、咖啡酸、多种游离氨基酸和挥发油、葫芦素、黄瓜酶等。

营养吃法

黄瓜的皮所含营养素丰富，建议在生活中黄瓜最好要生吃，这样不会使维生素损失。

营养优势

黄瓜的含糖量仅为1.6%，其含有丙醇二酸能抑制体内糖类物质转变为脂肪，故身体肥胖及并发高血压、高血脂的糖尿病患者可用黄瓜代替水果经常食用。此外，食用黄瓜还具有抗肿瘤、延缓衰老、安神减肥等功效。

选购储存

❶ **购买**：选购黄瓜时，带刺、挂白霜的为新摘的鲜瓜。条直、粗细均匀的黄瓜肉质好。

❷ **储存**：黄瓜宜现吃现洗，保存时不要清洗，将黄瓜用报纸包好，然后在报纸外面用保鲜膜或保鲜袋密封，放进冰箱，可保鲜一周左右。

搭配宜忌

宜：黄瓜与莲子搭配，适宜于患糖尿病、高血压、高血脂等病的人群食用。

忌：黄瓜与花生搭配，易引起腹泻；黄瓜与辣椒、芹菜、菜花等搭配，虽对人体没有危害，但会抑制人体对维生素C的吸收。

降糖食疗偏方1

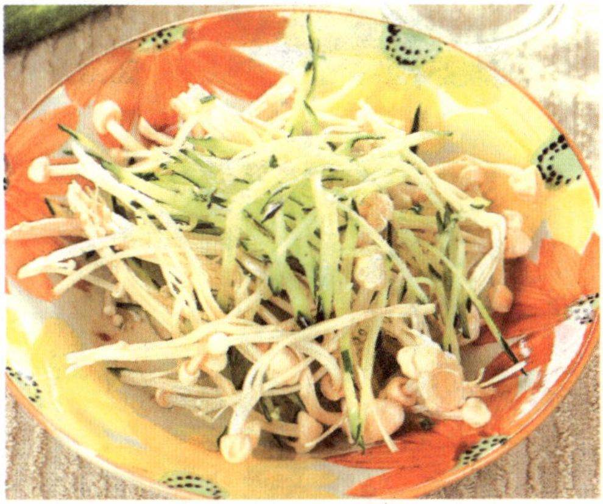

金针菇拌黄瓜

原料 黄瓜300克，金针菇200克。

调料 蒜末10克，精盐、味精、花椒油各1/2小匙。

制作步骤

❶ 黄瓜去蒂，洗净，切成细丝。

❷ 金针菇去根，洗净，放入沸水锅中焯烫1分钟，捞出快速冲凉，沥干水分。

❸ 将金针菇和黄瓜丝放入大碗中，加入精盐、味精、花椒油、蒜末调拌至均匀入味，即可装盘上桌。

降糖食疗偏方2

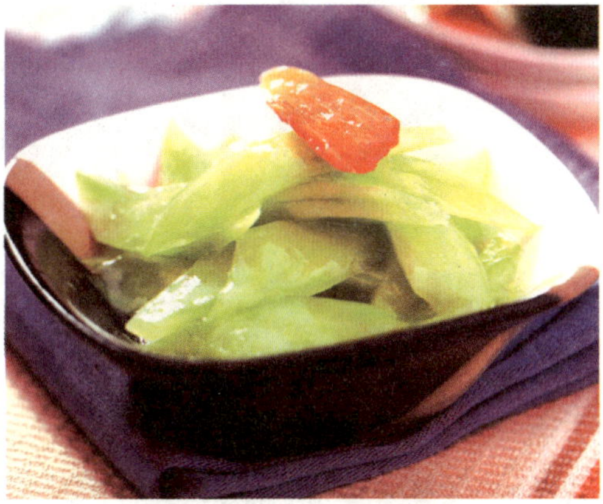

清炒黄瓜片

原料 黄瓜300克。

调料 蒜片10克，精盐1小匙，味精1/2小匙，植物油1大匙。

制作步骤

❶ 将黄瓜洗净、去皮，从中间顺长剖成两半，再去除籽瓤，片成0.5厘米厚的长片。

❷ 炒锅置火上，加入植物油烧热，先下入蒜片炒出香味，再放入黄瓜片翻炒均匀，然后加入精盐炒至熟透入味，再放入味精翻炒几下，即可出锅装盘。

降糖食疗偏方3

炝黄瓜条

原料 鲜黄瓜300克。

调料 葱丝10克，精盐1小匙，香醋1大匙，味精、干花椒各少许，香油2小匙。

制作步骤

❶ 将黄瓜洗净，切成5厘米长、1厘米宽的条，放入碗中，撒上葱丝，备用。

❷ 锅中加入香油烧至四成热，先放入花椒，炸出香味后捞出不用，待油温升至八成热时，出锅浇入盛有黄瓜的碗中，焖约5分钟，再加入精盐、味精、香醋拌匀即可。

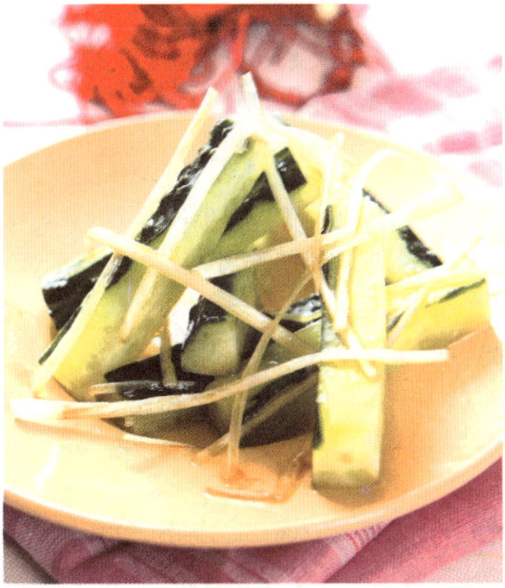

降糖食疗偏方 4

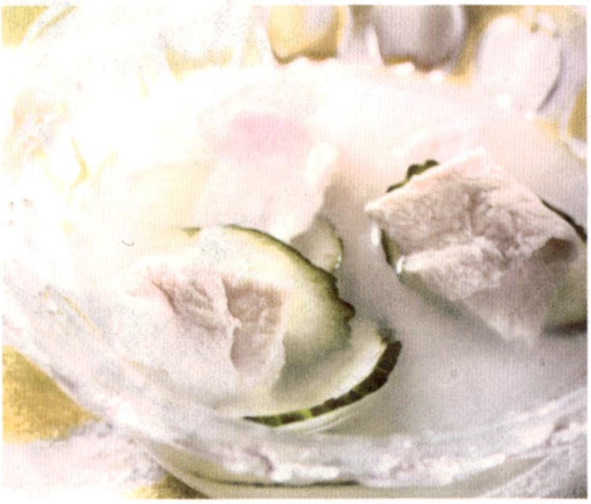

黄瓜里脊汤

原料 黄瓜、猪里脊肉各100克。

调料 精盐1/2小匙，酱油、味精各少许，料酒1小匙，清汤500克。

制作步骤

❶ 将黄瓜洗净，切成柳叶片。

❷ 猪里脊肉洗净，切成长条片，备用。

❸ 锅中加入清汤，先放入酱油、精盐、料酒烧沸，再撇去浮沫，下入猪肉片、黄瓜片略煮，然后加入味精煮匀，即可出锅装碗。

降糖食疗偏方 5

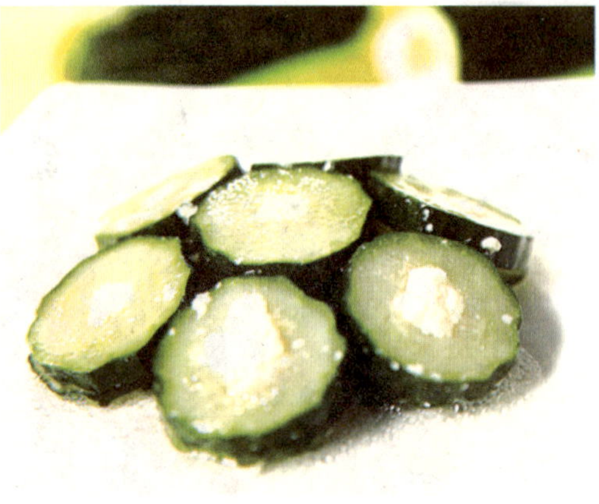

豆腐酿黄瓜

原料 黄瓜500克，豆腐7块。

调料 水淀粉2小匙，精盐、味精、胡椒粉各少许，猪化油60克。

制作步骤

❶ 选长短一致的黄瓜，修去两端，从两端的孔掏出瓜瓤，加水，漂透，控干水分。

❷ 另将豆腐在碗内加猪化油(30克)、精盐、味精、胡椒粉和匀搅成馅，灌入黄瓜心内，上笼蒸约10分钟，取出晾凉，切成片块摆入盘中。

❸ 锅内加猪化油，勾薄芡淋在黄瓜上即成。

降糖食疗偏方 6

酸辣黄瓜丝

原料 黄瓜300克，胡萝卜30克。

调料 精盐、味精各1/2小匙，米醋、香油各1小匙，酱油、辣椒油各2小匙。

制作步骤

❶ 黄瓜放入清水中洗净，去蒂、去皮，切成细丝，装入盘中。

❷ 胡萝卜清洗干净，切成圆片，放在盘沿上作点缀。

❸ 取一大碗，加入精盐、味精、米醋、酱油、香油、辣椒油调匀成味汁，淋入盘中黄瓜丝上，拌匀即可。

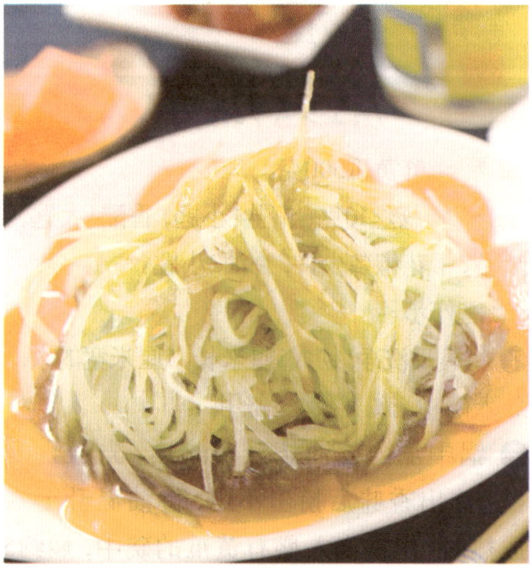

降糖食疗偏方7

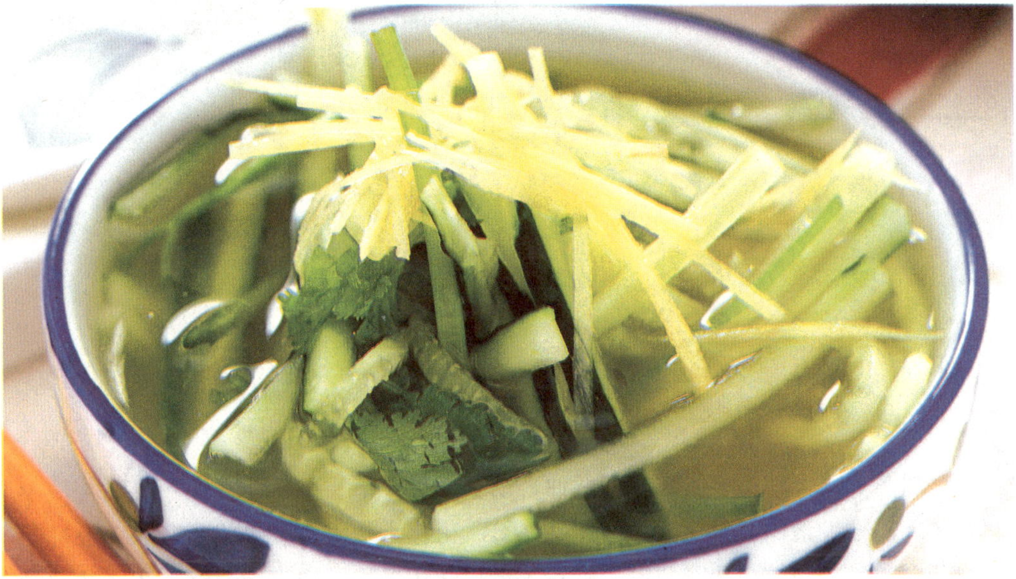

香菜黄瓜汤

原料 黄瓜300克，香菜30克。

调料 生姜20克，精盐适量，鸡精1/2小匙，胡椒粉1大匙，香油少许。

制作步骤

❶ 将黄瓜用清水洗净，切成细丝。

❷ 将香菜择洗干净，切成小段；生姜去皮，洗净，切成细丝。

❸ 锅中加入适量清水烧沸，加入姜丝、鸡精，下入黄瓜丝烧沸，再加入精盐、胡椒粉，撒上香菜段，淋入香油，即可出锅装碗。

降糖食疗偏方8

黄瓜虾仁

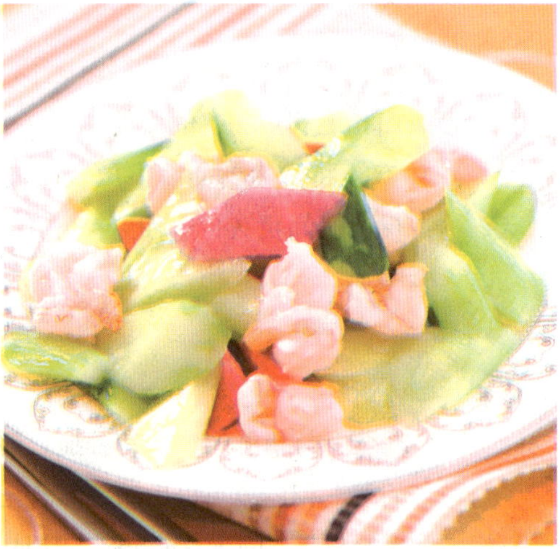

原料 黄瓜350克，虾仁150克。

调料 精盐、味精各1/2小匙，葱油2大匙，水淀粉各适量。

制作步骤

❶ 虾仁用清水洗净，待用；黄瓜去皮，切斜刀片，备用。

❷ 取干净炒锅，置于大火上，烧清水适量，待水开后，将备好的虾仁和黄瓜片分别投入沸水锅中焯水，捞出，投凉备用。

❸ 炒锅中入葱油炝锅，放入虾仁、黄瓜片、精盐、味精翻炒均匀入味，用水淀粉勾芡，出锅装盘即成。

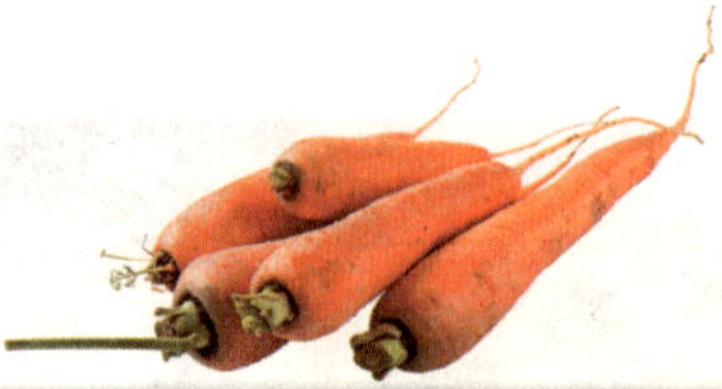

胡萝卜 huluobo

胡萝卜供食用的部分是肥嫩的肉质直根，含有多种维生素及多种矿质元素，素有“小人参”之称。

别名	中医食性	不适用者	适用者
黄萝卜、金笋	性平，味甘	脾胃虚寒者	一般人群均可

营养分析

胡萝卜富含糖类、脂肪、挥发油、胡萝卜素、维生素A、维生素B_1、维生素B_2、维生素C、花青素、钙、铁等营养成分，另含果胶、淀粉、无机盐和多种氨基酸。

营养优势

食用胡萝卜能增强人体的免疫力，有抗癌作用，并可减轻癌症患者的化疗反应。胡萝卜内含琥珀酸钾，有助于防止血管硬化，降低胆固醇，对防治高血压有一定的效果。胡萝卜还含有降糖物质，是糖尿病人的良好食品。

营养吃法

用胡萝卜做菜时，一定要多放一些油，最好同肉类一起烧，才能达到最佳的食用效果。

烹制胡萝卜和白萝卜时加少量醋，就可以保护维生素C不被破坏。

选购储存

① **购买：** 以质细味甜、脆嫩多汁、表皮光滑、形状整齐、心柱小、肉厚、不糠、无裂口和无病虫伤害的为佳。

② **储存：** 将洗净的胡萝卜放入微波炉中加热，放凉后密封保存，冷藏可保鲜5天，冷冻保鲜时间更久，这种储存方式可以有效地保留住胡萝卜中的营养成分。

搭配宜忌

宜：胡萝卜与猪肝同食，有补血、明目的功效，可治疗夜盲症。

忌：胡萝卜和白萝卜、山楂等富含维生素C的食物一起食用，会让其营养价值大打折扣；人参与萝卜同食可能会引起腹胀、腹痛，同时也不利于营养成分的吸收。

降糖食疗偏方 1

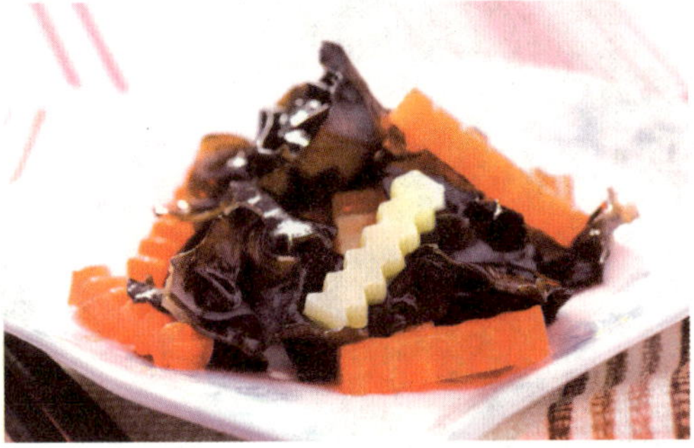

胡萝卜炒木耳

原料 胡萝卜200克，水发黑木耳150克。

调料 姜末10克，精盐、鸡精、酱油各1小匙，料酒1大匙，植物油2大匙。

制作步骤

❶ 将胡萝卜去皮、洗净，切成薄片，放入沸水锅中汆烫一下，捞出待用。

❷ 水发黑木耳去蒂、洗净，撕成小朵，放入沸水锅中焯烫一下，捞出沥干。

❸ 坐锅点火，加油烧热，先下入姜末炒出香味，再放入胡萝卜片、黑木耳翻炒片刻，然后烹入料酒，加入精盐、鸡精、酱油炒熟至入味，即可出锅装盘。

降糖食疗偏方 2

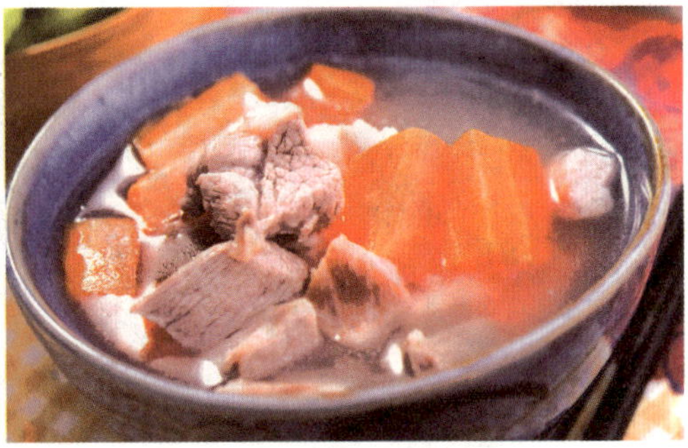

羊腩炖胡萝卜

原料 羊腩肉250克，胡萝卜150克。

调料 葱段15克，胡椒粉、精盐、味精各少许，羊骨汤750克，料酒、植物油各1大匙。

制作步骤

❶ 将羊腩肉洗净，切成小块，放入沸水中焯透，捞出沥干。

❷ 胡萝卜去皮、洗净，切成滚刀块，备用。

❸ 坐锅点火，加油烧至四成热，下入葱段炒香，再添入羊骨汤用大火烧开，然后放入羊腩块炖至八分熟，再下入胡萝卜块、料酒、精盐、味精炖至熟烂，最后撒入胡椒粉，即可出锅装碗。

降糖食疗偏方 3

咸萝卜粥

原料 大米150克，胡萝卜250克。

调料 精盐少许。

制作步骤

❶ 将胡萝卜刷洗干净，切成丁块。

❷ 大米淘洗干净，备用。

❸ 坐锅点火，加入适量清水，先放入大米、胡萝卜煮沸，再改用小火熬煮至粥熟，然后加入精盐调好口味，即可盛出食用。

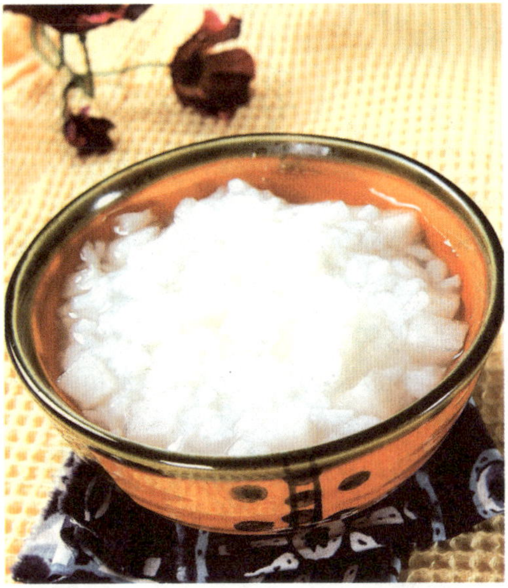

降糖食疗偏方4

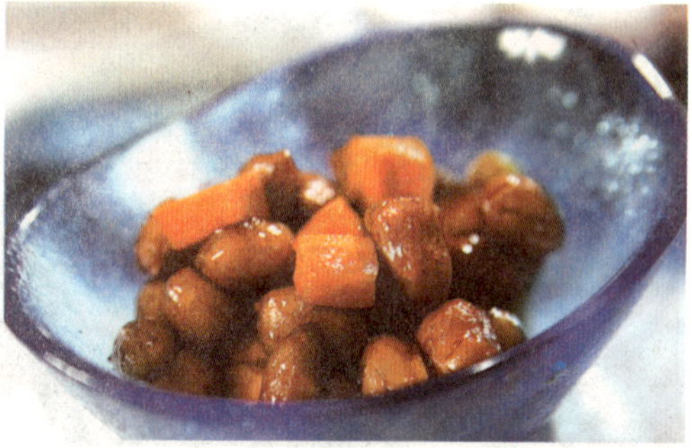

花生胡萝卜丁

原料 胡萝卜500克，花生米50克。

调料 精盐50克，五香粉5克。

制作步骤

❶ 将胡萝卜刮去皮，洗净，切成1.2厘米见方的丁，待用。

❷ 将备好的胡萝卜丁放入沸水锅中烫1分钟，捞出用凉开水投凉。

❸ 锅内放适量清水，加入精盐、五香粉、花生米，用大火烧开后转入小火，待花生米煮熟后捞出。

❹ 将煮熟的花生米和胡萝卜丁放入一个容器内，浇上调味汁密封1天即可食用。

降糖食疗偏方5

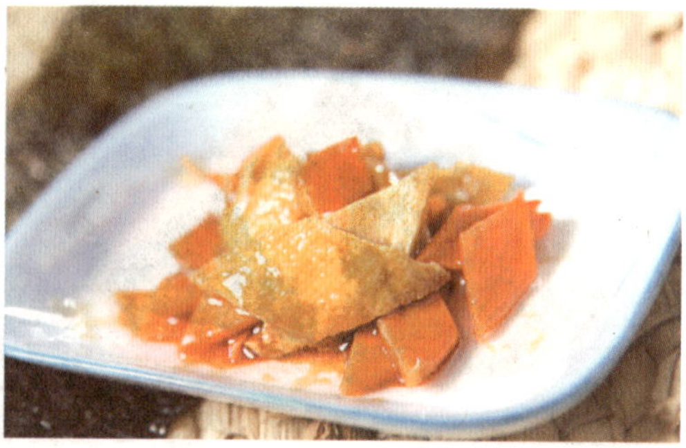

素炒胡萝卜

原料 胡萝卜300克，豆腐干100克。

调料 植物油25克，酱油1小匙，鸡精1/5小匙，精盐2/5小匙。

制作步骤

❶ 胡萝卜去头、去尾、洗净，切成薄片。

❷ 豆腐干切成片。

❸ 炒锅置大火上烧热，倒入植物油，待锅中植物油至六成热时，放入豆腐干煸炒几下，再放胡萝卜片，炒至胡萝卜片将熟，放入酱油、精盐、鸡精，炒至胡萝卜熟后，出锅装盘。

降糖食疗偏方6

蔬菜窝头

原料 面粉600克，胡萝卜150克，玉米粒50克。

调料 酵母130克，植物油50克，精盐、鸡粉、味精各5克，葱20克，姜10克。

制作步骤

❶ 把面粉放入盆中，加入酵母、水和成软软的面团，饧好备用。

❷ 胡萝卜切成短丝，用开水烫一下，捞出沥干水分；玉米粒也烫一下，捞出沥干水分；葱切碎；姜切成米粒状。

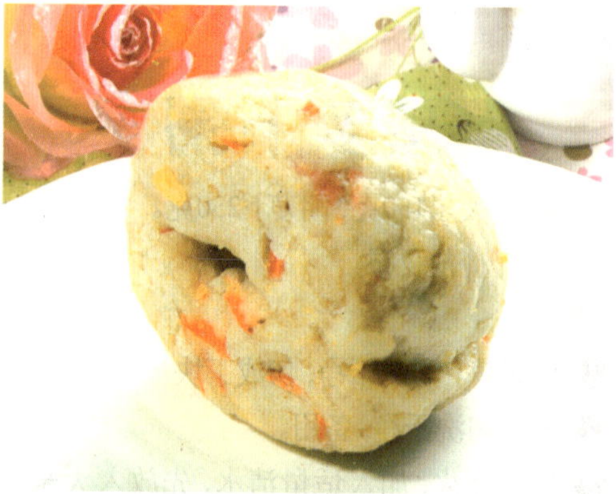

❸ 把胡萝卜丝、玉米粒、精盐、味精、鸡粉、葱碎、姜碎加入面中，和匀，搓细点的条，像切馒头一样切段，摆在屉上，入蒸箱，蒸约12分钟即可。

降糖食疗偏方7

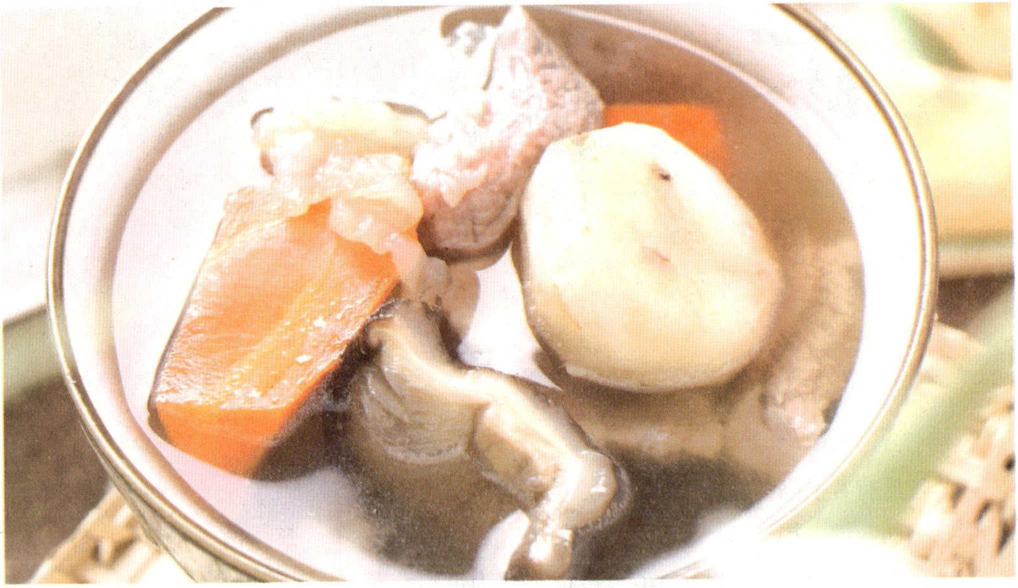

胡萝卜海蜇瘦肉汤

原料 胡萝卜、猪瘦肉各250克，海蜇头200克，香菇30克，荸荠50克。

调料 精盐适量。

制作步骤

❶ 胡萝卜去皮，洗净切块；香菇浸泡2小时，洗净；荸荠去皮，洗净。

❷ 将猪瘦肉洗净，切块；海蜇头浸泡，洗净，飞水。

❸ 将适量清水放入煲内，煮沸后加入以上材料，用大火煲滚后改用小火煲3小时，加盐调味即可。

降糖食疗偏方8

胡萝卜素什锦

原料 胡萝卜、黄瓜、南瓜各100克。

调料 植物油100克，精盐少许，淀粉50克。

制作步骤

❶ 将黄瓜、胡萝卜、南瓜洗净，去皮、去瓤、切丝，再分别放入碗中，加入精盐、淀粉拌匀，制成瓜烙生坯，备用。

❷ 坐锅点火，加油烧至八成热，倒入碗中待用。

❸ 锅中留适量底油烧热，将三种不同颜色的原料分别摊在锅中，上火定型后再将烧热的植物油倒在锅里，将原料炸熟，捞出沥干油分。

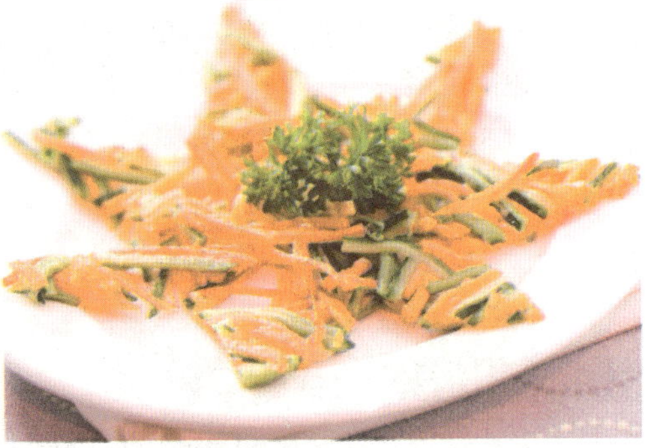

❹ 将炸好的瓜烙切成三角形，整齐地码在盘中即可。

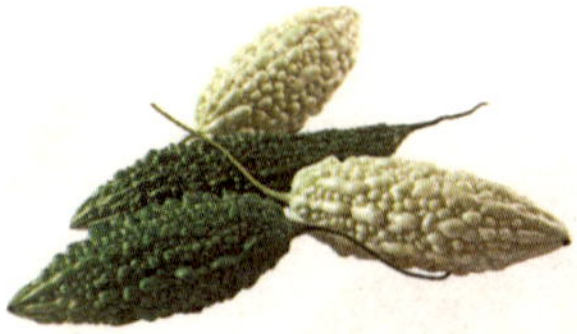

苦瓜 kugua

苦瓜虽苦，但当它与其他菜放在一起炒时不会影响其他食材自身的味道，因此雅号“君子菜”。

别名	中医食性	不适用者	适用者
凉瓜、癞瓜	性寒、味苦	脾胃虚寒者	一般人群均可

营养分析

苦瓜有着很高的营养价值，嫩瓜的可食部分含粗蛋白、脂肪、糖、粗纤维，苦瓜还含钙、磷、铁、胡萝卜素、B族维生素等，其维生素C含量很高，为瓜类蔬菜之首。此外，苦瓜含有降低血糖作用的苦瓜甙等。

营养吃法

将苦瓜去瓤洗净，切成丝，放入冷水中浸泡半小时，捞出用手挤掉苦水，再用冷水漂洗两次，基本上除去了苦味。

营养优势

苦瓜富含多种营养成分，苦瓜中所含有的苦瓜皂甙，不仅有类似胰岛素样作用，而且还有刺激胰岛素释放的功能，降糖作用非常明显，堪称“植物胰岛素”。所以糖尿病患者经常食用苦瓜，有利于控制血糖。

选购储存

①**购买**：选购苦瓜时，先要观色，其中颜色碧绿的最好，外表呈青色的太嫩，呈黄色的已老。

②**储存**：用保鲜袋装好，封好口，放入冰箱冷藏即可。但是还应尽快食用，因为苦瓜只能短期保存。

搭配宜忌

宜：苦瓜与茄子搭配是心脑血管患者的理想菜肴。

忌：苦瓜与猪排骨、牛奶搭配食用，会形成草酸钙，阻碍钙的吸收；苦瓜与沙丁鱼同食，会诱发荨麻疹。

降糖食疗偏方 1

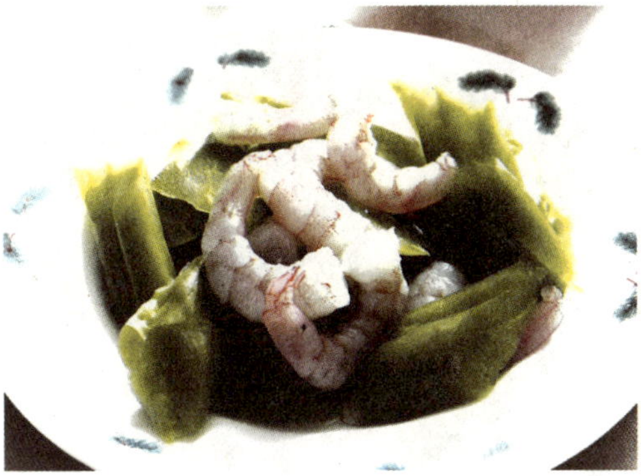

苦瓜河虾

原料 苦瓜100克，鲜河虾150克。

调料 葱1根，生姜5克，花椒5粒，精盐1小匙，味精、料酒各适量，香油1/2小匙。

制作步骤

❶ 将苦瓜洗净，去内瓤，斜片成厚片，入沸水锅内烫熟，捞出控水，加入精盐、味精、香油腌渍入味，摆入盘内成空心圆形，备用。

❷ 将鲜河虾去杂质，剪去虾枪、虾腿，洗净，放入用葱、姜、花椒、料酒、精盐、味精调制的卤汁中，用小火烧至河虾变色时，捞出晾凉，装入盘内的空心圈内即成。

降糖食疗偏方 2

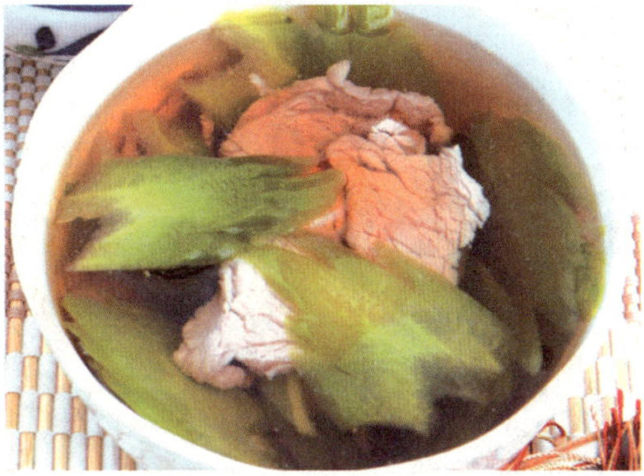

牛肉苦瓜汤

原料 苦瓜400克，牛肉300克。

调料 精盐、淀粉、生抽、香油各少许。

制作步骤

❶ 牛肉洗净，擦干表面水分，横纹切成薄片，放入大碗中，加入生抽、香油、淀粉及适量清水，拌匀。

❷ 苦瓜去瓤、洗净，切成薄片，下入沸水锅中焯烫一下，以去除部分苦味，捞出备用。

❸ 锅内加适量清水烧沸，放入苦瓜煮10分钟，再加入牛肉煮熟，用精盐调味即可。

降糖食疗偏方 3

清炝苦瓜

原料 苦瓜500克。

调料 花椒10粒，红干辣椒末3克，香油、植物油、精盐、醋、味精各适量。

制作步骤

❶ 把苦瓜洗净，挖净瓜瓤，斜切成1厘米宽的半圆形块。

❷ 锅里放入清水烧开，加入精盐、植物油，下入苦瓜块，用大火烧开，焯约3分钟，至熟透捞出，沥去水，放入大瓷碗中，加入醋、味精、精盐，淋入香油，拌匀。

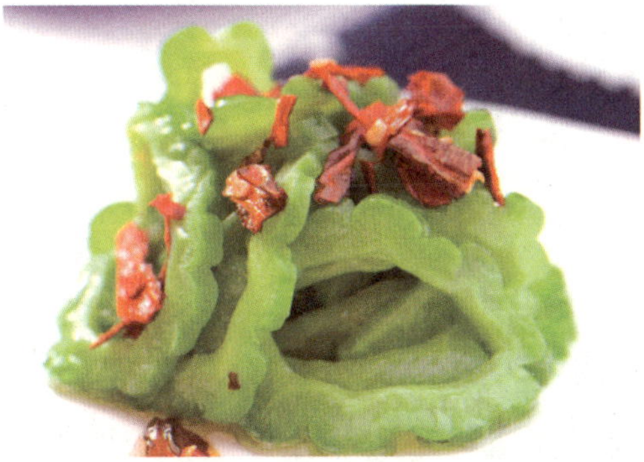

❸ 锅里的水倒出，锅放在火上烧干，加入植物油1大匙，烧至温热（约100℃），下入花椒粒，用小火炸香，至花椒粒呈黑色时，捞出不用，关火，再把红干辣椒末倒入锅中炒香，出锅，浇在碗内苦瓜块上即可。

降糖食疗偏方 4

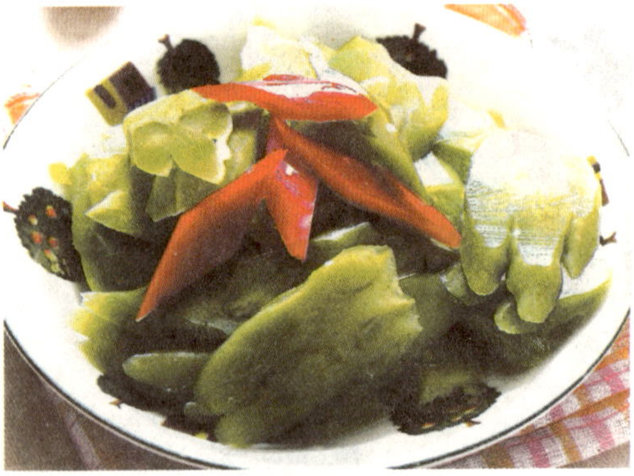

凉拌苦瓜

原料 苦瓜300克。

调料 蒜泥15克，精盐、香油各1小匙，香醋1大匙。

制作步骤

❶ 将苦瓜洗净、去瓤，切成薄片，平摊在盘中，备用。

❷ 将蒜泥、香醋、精盐、香油淋在苦瓜上，使味料充分渗入苦瓜中。

❸ 将入味的苦瓜放入冰箱中冷置片刻，取出后沥干水分即可。

降糖食疗偏方 5

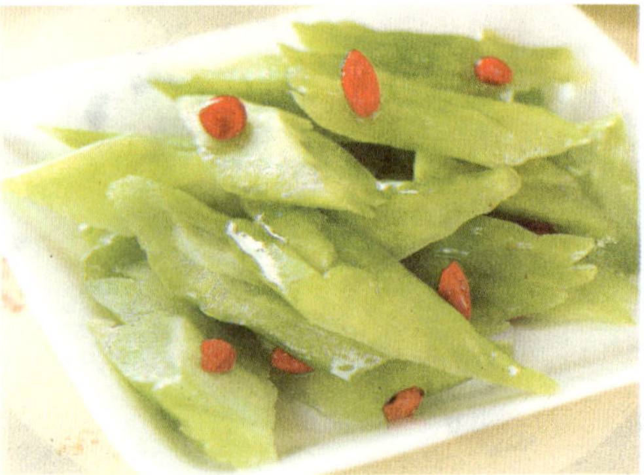

枸杞苦瓜

原料 苦瓜300克，枸杞子15克。

调料 精盐、料酒、水淀粉、味精各少许，鲜汤、植物油各1大匙。

制作步骤

❶ 将枸杞子用温水泡软，洗净沥干。

❷ 苦瓜去瓤、洗净，切成菱形块，再放入沸水中焯烫一下，捞出沥干，备用。

❸ 坐锅点火，加油烧热，先放入苦瓜煸炒片刻，再加入鲜汤、枸杞子，小火煮约1分钟，然后加入料酒，加入精盐、味精调匀，再以水淀粉勾芡，淋入明油即可。

降糖食疗偏方 6

鸡蛋炒苦瓜

原料 鸡蛋5个，苦瓜300克。

调料 葱花、姜丝各15克，精盐2小匙，味精1小匙，鸡精1/2小匙，植物油5大匙。

制作步骤

❶ 鸡蛋磕入碗中搅散；苦瓜去皮及瓤，洗净，切成片，用加有精盐的沸水略焯，捞出。

❷ 锅中加油烧热，倒入蛋液炒成蛋花，出锅待用。

❸ 锅中留底油烧热，放入葱花，姜丝炒香，再放入苦瓜片，加入精盐、味精、鸡精调味，

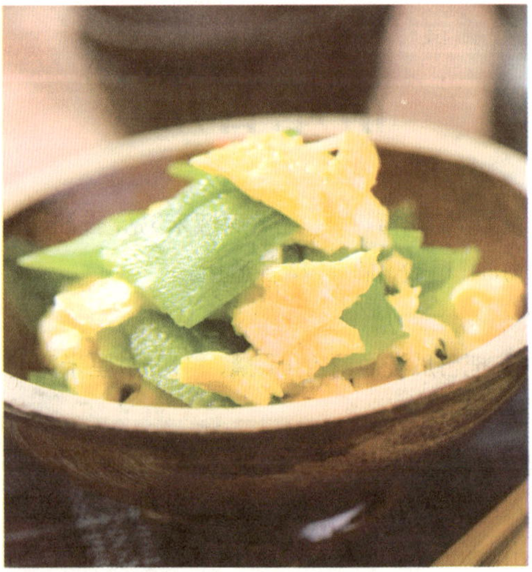

然后放入蛋花翻炒均匀，即可出锅装盘。

降糖食疗偏方7

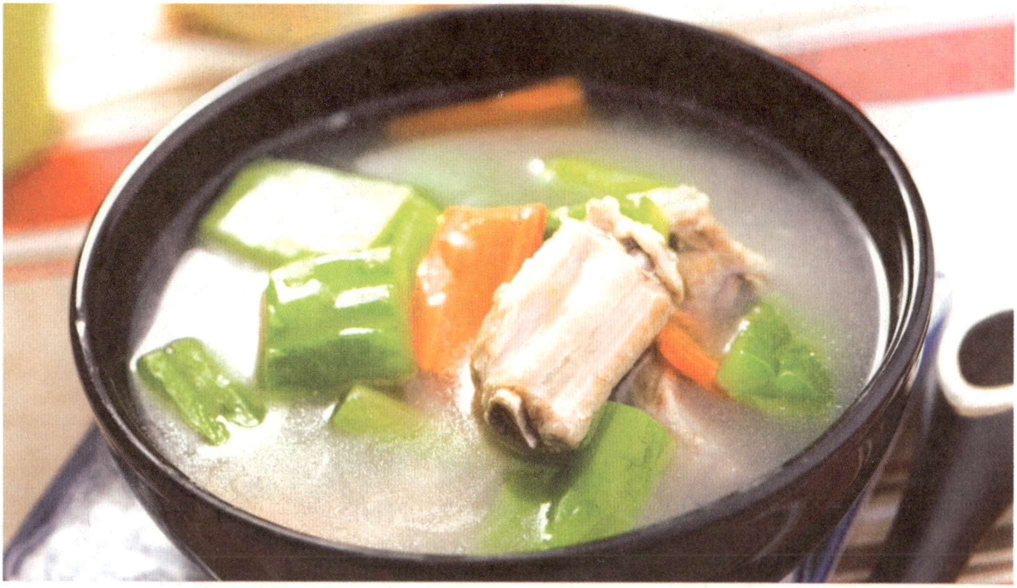

清烩苦瓜排骨

原料 猪排骨600克，苦瓜1根（约50克）。

调料 精盐1/2小匙，料酒1大匙，香油1小匙。

制作步骤

❶ 将猪排骨洗净，剁成小段，放入清水锅中烧沸，焯烫出血水，捞出洗净；苦瓜洗净，剖开去瓤，切成大块。

❷ 将排骨段放入炖盅内，加入适量清水、料酒，入锅用大火蒸20分钟。

❸ 再放入苦瓜块，续蒸约20分钟，然后加入精盐调味，淋入香油即可。

降糖食疗偏方8

苦瓜豆腐汤

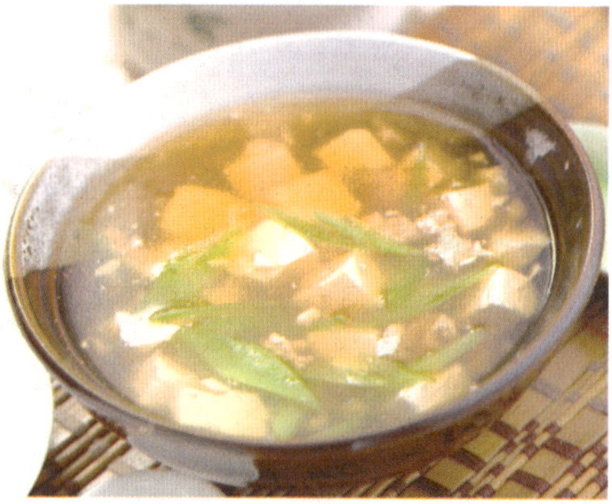

原料 苦瓜1根，瘦猪肉100克，豆腐1块。

调料 植物油2大匙，料酒1小匙，酱油2小匙，香油、精盐、味精各1/2小匙，水淀粉3大匙。

制作步骤

❶ 苦瓜洗净，对剖两半，去掉瓜瓤及籽，切薄片，用清水泡洗几遍，去掉苦味。

❷ 将猪肉洗净剁成末，加料酒、酱油、香油、水淀粉腌10分钟。

❸ 豆腐切小块，用沸水汆烫。

❹ 植物油烧热，略为降温，下肉末滑散，加入苦瓜片翻炒数下，倒入沸水，推入豆腐块，用勺划碎，调味煮沸，用少许水淀粉勾薄芡，淋上香油即成。

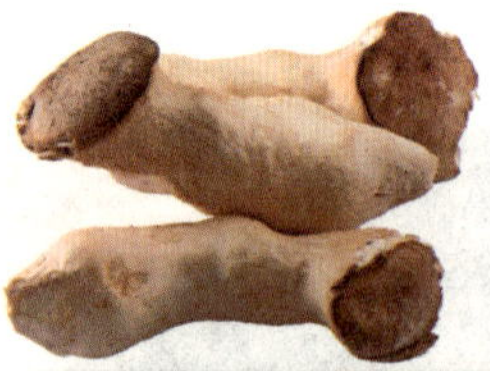

蘑菇 mogu

蘑菇由菌丝体和子实体两部分组成，菌丝体是营养器官，子实体是繁殖器官。蘑菇的子实体在成熟时像撑开的小伞。

别名	中医食性	不适用者	适用者
双孢蘑菇、白蘑菇、洋蘑菇	性凉、味甘	对蘑菇过敏、便泄者慎食	一般人群均可

营养分析

蘑菇营养丰富，富含人体必需的8种氨基酸，有些蘑菇中蛋白质的氨基酸组成比例比牛肉更好。此外，蘑菇的脂肪含量低，而矿物质、维生素、微量元素和多糖等营养成分含量丰富。

营养优势

蘑菇有明显的降压安神、抗疲劳、增强免疫力和降血糖作用，尤其适用于形体消瘦的糖尿病患者。其中，猴头菇中含有丰富的蕈类纤维和葡聚多糖，有明显的降糖作用。

营养吃法

蘑菇干制品可先用温水浸泡半天左右，然后在水里先放点精盐，让其在水盆中旋转，以去除沙粒；鲜品可以直接清洗。

蘑菇本身含有鲜味成分，因此，烹调时可不加味精、鸡精。

选购储存

① **购买：**菇柄短而肥大，菇伞边缘密合于菇柄，菇体发育良好者最好。

② **储存：**低温能保持蘑菇新鲜，保持温度0℃～3℃，相对湿度90%～95%最宜，温度过低，易造成冻伤，而温度越高，蘑菇的保鲜度越差。

搭配宜忌

宜：蘑菇与葱白同食，可促进血液循环；蘑菇宜配肉菜食用。

忌：禁食有毒的蘑菇。

降糖食疗偏方 1

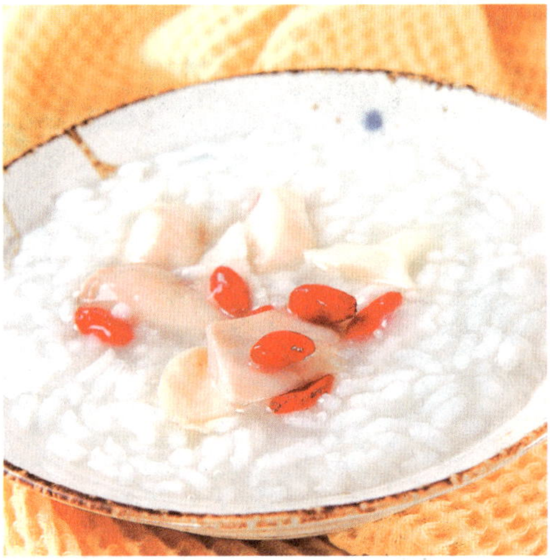

蘑菇米粥

原料 大米150克，蘑菇200克。

调料 精盐少许。

制作步骤

❶ 将蘑菇洗净，去尖及皮，切成细粒，再放入沸水锅中焯烫一下，捞出沥干水分，备用。

❷ 锅置大火上，放入适量清水，先下入大米煮沸，再加入蘑菇，然后改用小火继续煮至粥熟，然后放入精盐调匀，即可盛出食用。

降糖食疗偏方 2

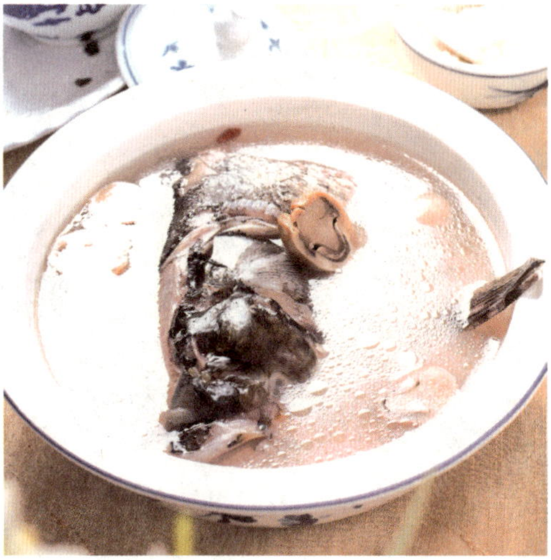

草菇大鱼头汤

原料 大鱼头500克，草菇200克。

调料 精盐、花生油、姜片各适量。

制作步骤

❶ 草菇洗净，飞水。

❷ 鱼头剖开，去鳃洗净。

❸ 烧锅下花生油、姜片，将鱼头煎至金黄色。

❹ 加入适量沸水，煮沸20分钟后，加入草菇再煮20分钟，加盐调味即可。

降糖食疗偏方 3

草菇海鲜汤

原料 蛤蜊200克，墨鱼150克，草菇500克，鲜虾5只，小番茄5个。

调料 葱段20克，精盐、鸡精、胡椒粉、鱼露各少许，料酒1大匙，高汤适量。

制作步骤

❶ 鲜虾去虾须、虾头、虾壳，挑去虾线，洗净；墨鱼去头，切开后洗净，剞上交叉花刀，再切成小片。

❷ 蛤蜊洗净，放入淡盐水中浸泡，使之吐净泥沙，洗净；草菇洗净，切成片；小番茄洗

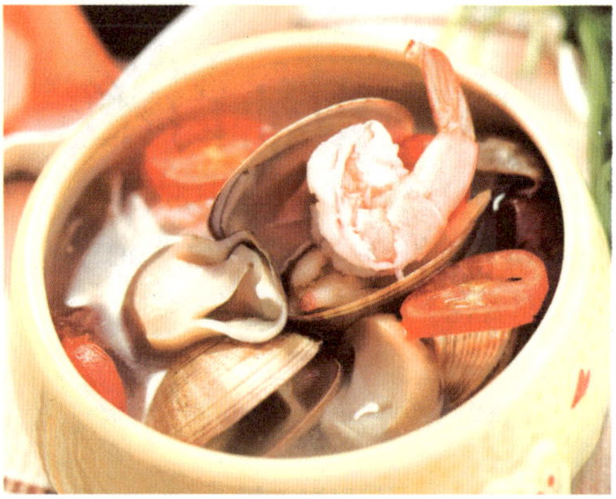

净、切片，飞水。

❸ 汤锅置火上，加入适量高汤烧沸，放入鲜虾、墨鱼片、草菇片、小番茄片、蛤蜊，再加入调料烧沸，煮约5分钟即可。

降糖食疗偏方 4

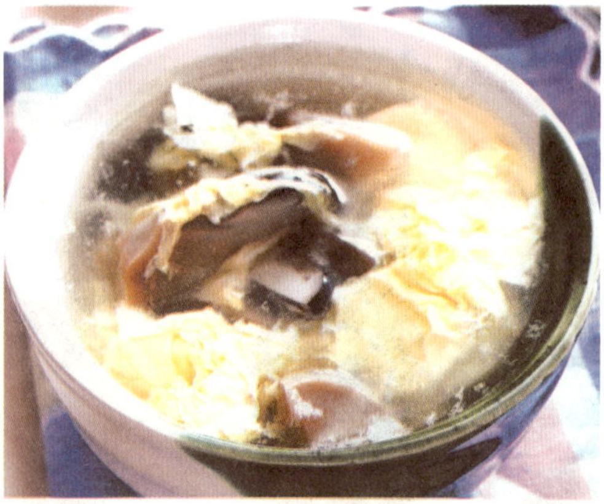

草菇鸡蛋汤

原料 鸡蛋2个，鲜草菇20克。

调料 葱花、胡椒粉各少许，精盐、味精、植物油各1/2小匙，高汤800克。

制作步骤

❶ 将鸡蛋磕入碗中，加入葱花搅拌均匀；草菇去蒂，洗净，沥去水分。

❷ 坐锅点火，添入高汤，先加入精盐、味精调好口味，再放入鲜草菇煮沸。

❸ 然后淋入鸡蛋液推匀，撒上胡椒粉，淋入植物油，即可出锅装碗。

降糖食疗偏方 5

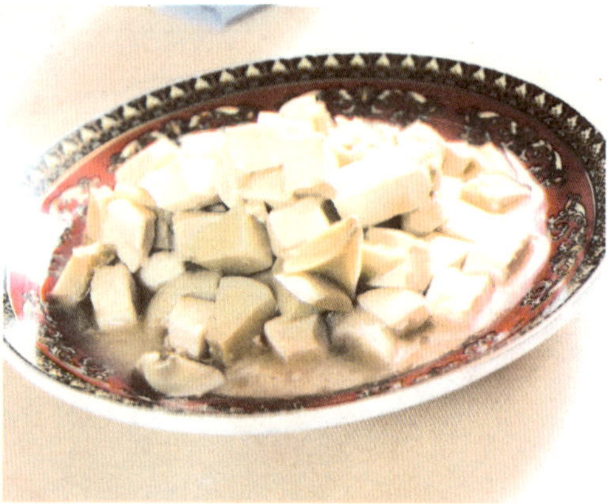

烩口蘑豆腐

原料 豆腐2块，口蘑50克。

调料 葱末、姜末、酱油、精盐、味精、料酒、水淀粉、香油、清汤、植物油各适量。

制作步骤

❶ 将豆腐切丁，用沸水焯烫一下，捞出沥干。

❷ 口蘑去根、洗净，切成丁备用。

❸ 锅中加油烧热，先下入葱末、姜末炒香，再加入少许清汤，放入口蘑、豆腐，加入酱油、精盐、料酒、味精，烧开后用水淀粉勾芡，淋入香油，即可出锅装盘。

降糖食疗偏方 6

口蘑椒油白菜

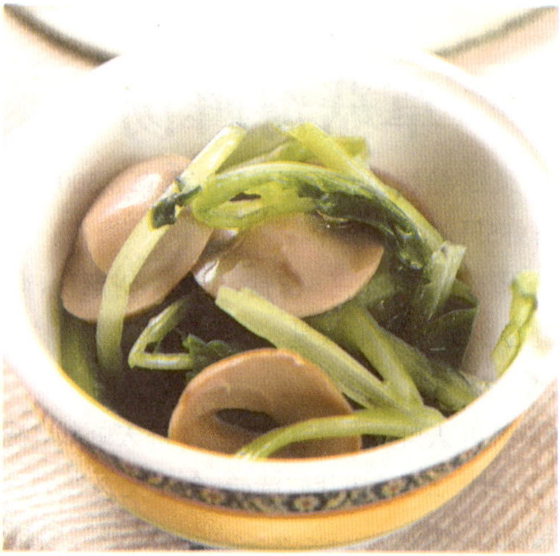

原料 小白菜心250克，水发口蘑50克。

调料 水淀粉2大匙，花椒20粒，香油3大匙，清汤500克，精盐、味精、酱油各适量。

制作步骤

❶ 小白菜心洗净，用沸水略焯，捞出过凉，挤净水分。

❷ 口蘑洗净、切片，用沸水略烫，捞出沥干。

❸ 锅中加入清汤、酱油、菜心、口蘑、精盐烧沸，用水淀粉勾芡，调入味精，倒入盘内。

❹ 炒锅置中火上，加入香油烧至五成热，放入花椒炸至金黄色，捞出花椒不用，趁热将椒油浇在口蘑小白菜上即成。

降糖食疗偏方7

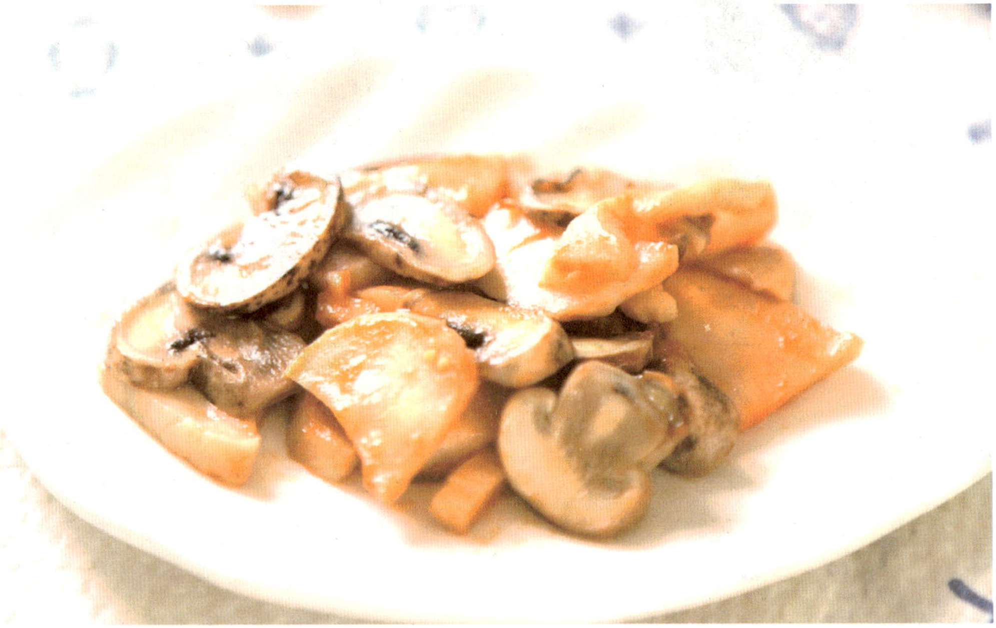

番茄汁炖双菇

原料 口蘑、杏鲍菇各500克。

调料 番茄酱250克，精盐、料酒、香油各适量。

制作步骤

❶ 将口蘑、杏鲍菇分别洗净，切成厚度相仿的片，用沸水焯一下，捞出，备用。

❷ 炒锅烧热，加香油，加入番茄酱炒至浓稠。放入口蘑片、杏鲍菇片，加精盐、料酒及适量清水，大火烧沸，转小火炖熟，即可出锅装盘。

降糖食疗偏方8

香菇紫菜汤

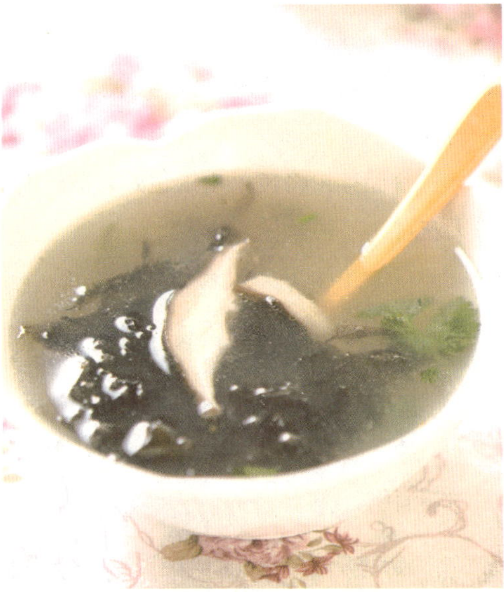

原料 香菇3朵，紫菜、干木耳各20克。

调料 精盐适量。

制作步骤

❶ 香菇去蒂，洗净，切成片。

❷ 干木耳用清水泡发，去蒂洗净，撕成小朵。

❸ 紫菜用清水浸软，洗净撕碎。

❹ 锅烧热，加入适量清水，放入香菇片、紫菜，大火煮沸后转文火煮30分钟，然后放入木耳再煮10分钟，加精盐调味，即可出锅。

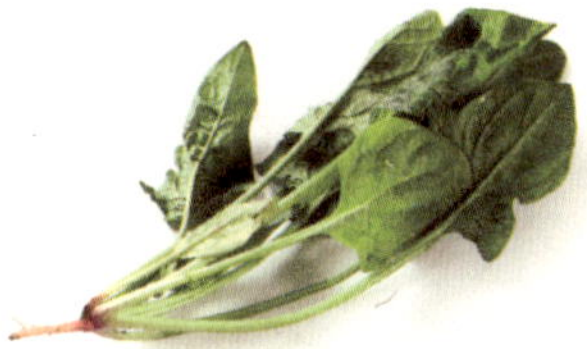

菠菜 bocai

菠菜主根呈红色，粗而长，味甜。叶为椭圆或箭形，浓绿色，叶柄长，是人们喜食的常用蔬菜。

别名	中医食性	不适用者	适用者
波斯草、赤根菜、红根菜	性凉，味甘	肾炎、肾结石患者	一般人群均可

营养分析

菠菜营养价值丰富，菠菜叶中含有胡萝卜素、维生素C、维生素E、硫胺素、核黄素、烟酸、钾、钠、钙、镁、铁、锌等多种维生素及矿物质。尤其是维生素A、维生素C的含量居蔬菜类之冠。

营养优势

经常吃些菠菜可使血糖保持稳定、抗衰老、防治口角炎及夜盲症、清除肠胃内的毒素、促进肠道蠕动和胰腺分泌。适宜糖尿病(尤其Ⅱ型糖尿病人)、高血压、便秘、贫血患者、皮肤粗糙者、过敏者食用。

营养吃法

菠菜中含一种草酸物质，草酸使菠菜有涩味，不宜单独榨汁饮用，也不能与含钙多的食物（如豆腐）混食，否则易形成结石。在食用时需先将菠菜用开水烫一下，即可除去80%的草酸。

选购储存

①**购买**：挑选菠菜以菜梗红短，叶子新鲜、有弹性，且叶面宽、叶柄短者为佳。

②**储存**：将菠菜用纸包好，放进有小孔的塑料袋里，放入冰箱保鲜层，可保存5天左右。

搭配宜忌

宜：菠菜宜与猪肝、猪血搭配食用，可促进营养成分的吸收，还防治贫血。

忌：菠菜不宜与牛奶、瘦肉、乳酪搭配食用；菠菜不宜与豆腐共煮，食用后会影响消化。

降糖食疗偏方1

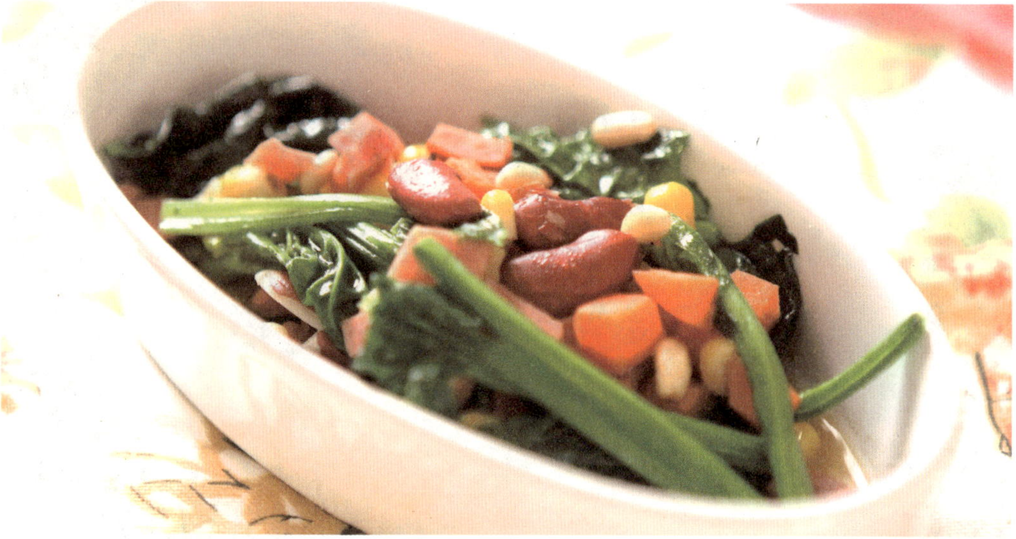

什锦菠菜

原料 菠菜300克，玉米粒、火腿、胡萝卜、腰果各适量。

调料 精盐、水淀粉、植物油、姜末、松子仁各少许。

制作步骤

❶ 将菠菜洗净，切段，在沸水中焯一下，捞出装盘。

❷ 将腰果煮熟，备用。

❸ 胡萝卜洗净，切丁；火腿切丁。

❹ 炒锅烧热，加植物油，烧至六成热时下姜末爆香，然后下入火腿丁、胡萝卜丁、玉米粒、松子仁、腰果翻炒，炒熟后加精盐调味。

❺ 出锅前用水淀粉勾芡，浇在菠菜上，即可食用。

降糖食疗偏方2

菠菜牛肉汤

原料 菠菜200克，牛肉片50克。

调料 精盐、味精、香油各适量。

制作步骤

❶ 将菠菜择洗干净，放入沸水锅中焯烫一下，再放入凉水中浸凉，然后切成3厘米长的段，备用。

❷ 锅置火上，加入清汤烧开，再放入牛肉片、菠菜段烧开，然后加入精盐、味精、香油即成。

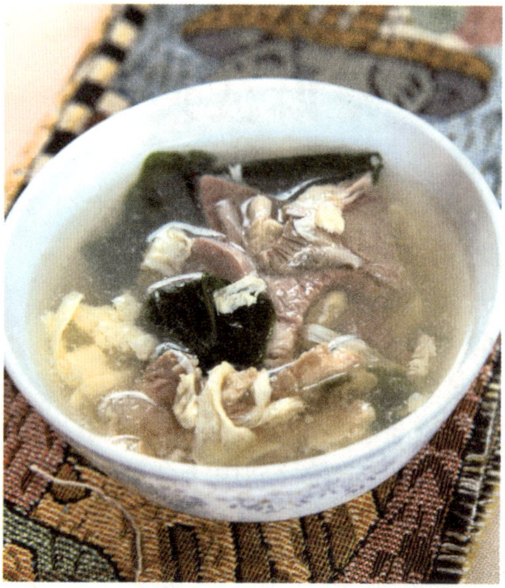

降糖食疗偏方3

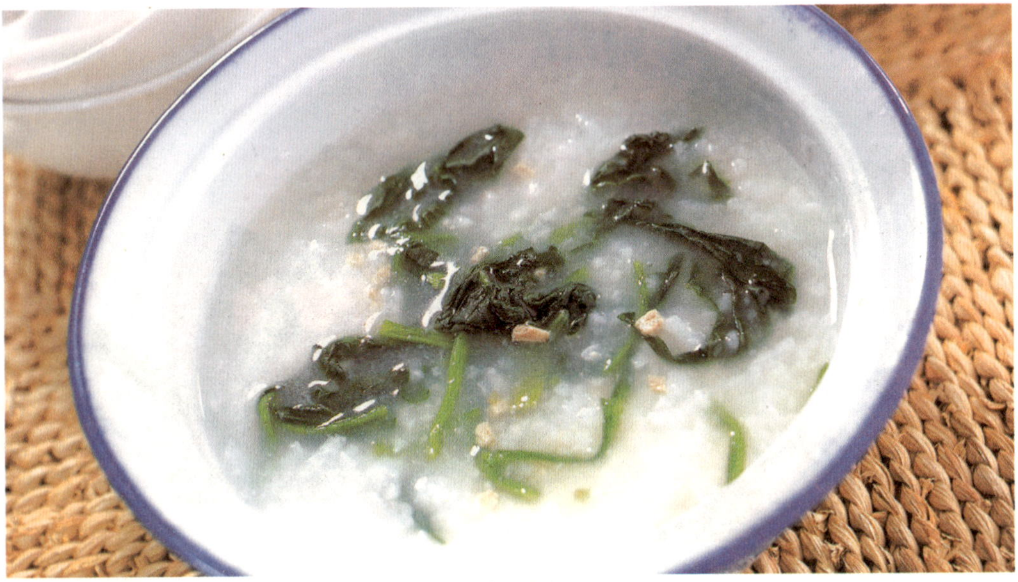

菠菜鸡粒粥

原料 大米100克，菠菜200克，鸡肉50克。

调料 精盐1小匙，鸡精1/2小匙，胡椒粉1/3小匙。

制作步骤

❶ 将大米淘洗干净；鸡肉洗净，剁成泥状；菠菜去根及老叶，洗净沥干，切成小段。

❷ 净锅置火上，加入清水烧沸，放入菠菜段焯烫一下，捞出过凉，沥干水分。

❸ 锅中加入适量清水，放入大米煮至黏稠，再下入鸡肉泥煮至熟嫩，然后加入菠菜段搅匀，放入精盐、鸡精、胡椒粉调味即可。

降糖食疗偏方4

芝麻菠菜

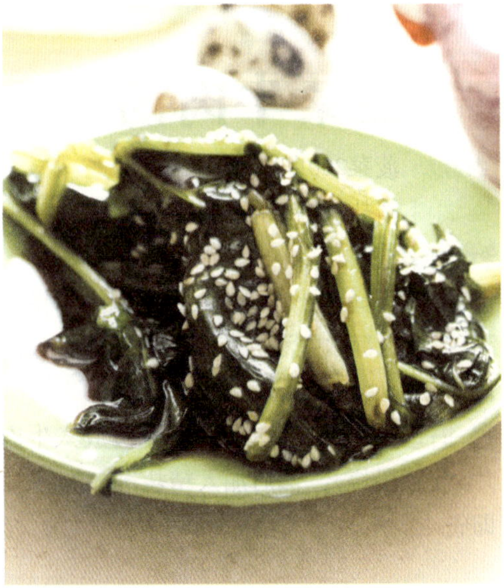

原料 菠菜400克，芝麻25克。

调料 蒜末5克，精盐、香醋、香油各1/2小匙，酱油2小匙，味精少许。

制作步骤

❶ 将菠菜择洗干净，放入沸水中略烫，凉水中过凉，捞出，沥干水分，切成5厘米长的段。

❷ 炒锅置小火上，先放入芝麻炒成金黄色，取出，再将菠菜放入盘中，加入精盐、味精、香醋、酱油、香油、蒜末拌匀，上桌前撒上熟芝麻即可。

降糖食疗偏方 5

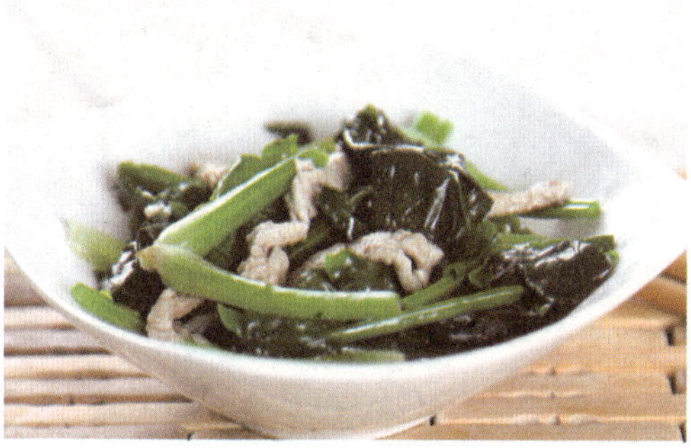

拌肉丝菠菜

原料 猪瘦肉100克，菠菜200克，香菜30克。

调料 酱油、醋、味精、香油、植物油各少许。

制作步骤

❶ 菠菜择洗干净，放入沸水中焯一下，捞出投凉，沥干水分，切段，备用。

❷ 香菜择洗干净，切段。

❸ 猪瘦肉切成丝。

❹ 锅中加入底油烧热，放入肉丝，放酱油炒熟后盛盘，晾凉。

❺ 将菠菜放入盛装猪瘦肉丝的盘中，加入酱油、香油、味精、醋，拌匀，撒上香菜段即可。

降糖食疗偏方 6

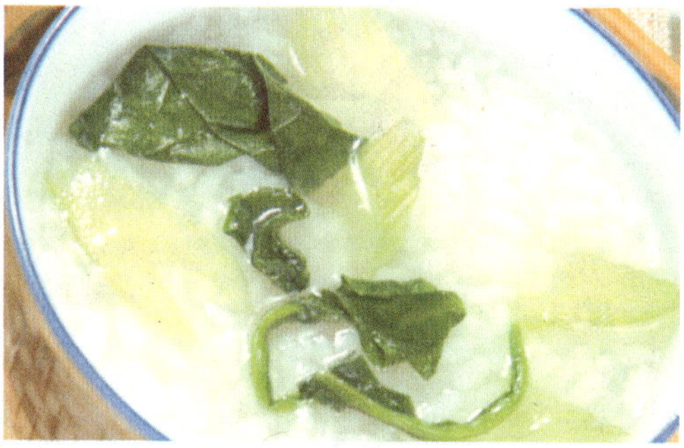

菠菜芹菜粥

原料 大米100克，菠菜、芹菜各250克。

调料 精盐1小匙。

制作步骤

❶ 菠菜去根和老叶，用清水洗净，切成小段，放入沸水锅内焯烫一下，捞出用冷水过凉，沥净水分。

❷ 芹菜择洗干净，切成4厘米长的小段。

❸ 大米用清水淘洗干净，放入锅内，加入适量清水烧沸，转小火煮30分钟。

❹ 再放入芹菜段，用小火煮约5分钟，然后加入菠菜段略煮，再加入精盐调好口味，出锅装碗即可。

降糖食疗偏方 7

菠菜粥

原料 菠菜100～150克，大米50克。

调料 精盐适量。

制作步骤

❶ 菠菜择洗干净，切段。

❷ 大米淘洗干净，备用。

❸ 锅中加入适量清水，放入大米煮至黏稠，再加入菠菜段，煮熟后加精盐调味即可食用。

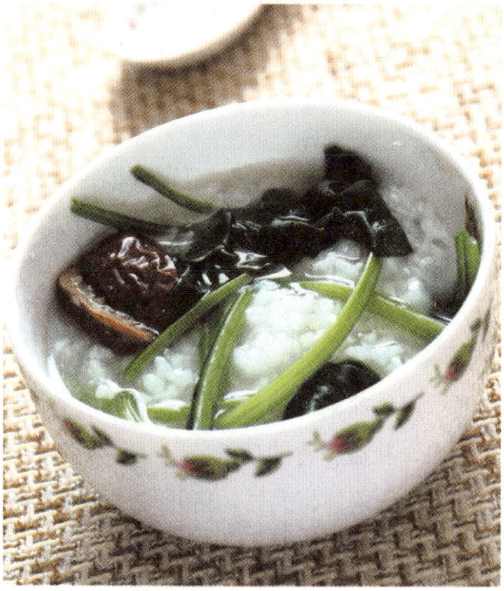

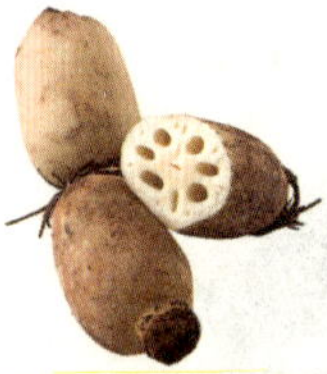

莲藕 lian' ou

莲藕微甜而脆，可生食也可做菜，而且药用价值相当高，它的根根叶叶，花须果实，无不为宝，均可滋补入药。

别名	中医食性	不适用者	适用者
玉节、玉玲珑	性寒、味甘	产妇	一般人群均可

营养分析

莲藕富含淀粉、蛋白质、脂肪、碳水化合物、天门冬素及氧化酶成分，含有大量的维生素C和食物纤维。此外，还含有维生素B、维生素K、钙、磷、铁等多种维生素及矿物质。藕水分少，含糖量不算很高。

营养优势

生藕性寒，有清热解烦、凉血、润滑胃肠的作用；熟藕性质温燥，能健脾开胃，益血补心。莲藕含糖量不高，又含有大量的维生素C和食物纤维，对于糖尿病患者十分有益。此外莲藕还有排毒养颜的功效。

营养吃法

莲藕切后需放入水中，且时间也不宜过长，炒的时候再捞起来，水可以将淀粉解析出来，这样炒出来的藕既白又脆而嫩。莲藕不要用铁锅炒，选择铝锅炒颜色就不发黑。

选购储存

1. **购买：**选择莲藕节短、藕身粗，外皮呈黄褐色，肉肥厚而白者为佳。
2. **储存：**糊上些泥土，放在阴凉处保存，避免阳光直接照射。

搭配宜忌

宜：莲藕与鳝鱼搭配，具有滋养身体的显著功效；莲藕与生姜同食，具有凉血止血、补益脾胃的功效。

忌：莲藕与大豆、猪肝同食，会影响人体对铁的吸收；胃出血后不宜食用生藕。

降糖食疗偏方 1

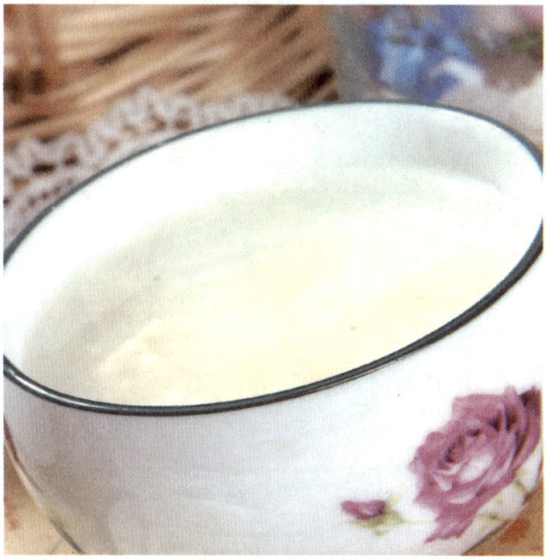

杏仁莲藕

原料 莲藕300克，杏仁30克。

调料 无。

制作步骤

❶ 把莲藕洗净去皮，切成片状。

❷ 杏仁提前浸泡，待用。

❸ 锅里加适量的水，将莲藕片、杏仁一起放入锅中，煮30分钟左右即可。

降糖食疗偏方 2

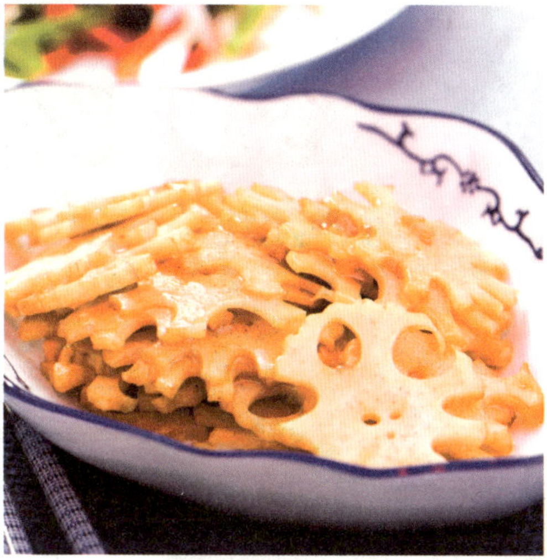

莲藕小炒

原料 莲藕500克。

调料 酱油1小匙，味精1大匙，胡椒粉1/2大匙，麻油1小匙。

制作步骤

❶ 将莲藕洗净，去头尾，切薄圆片。

❷ 将莲藕倒入锅内，加50克清水和酱油、味精、胡椒粉、麻油搅拌，用大火煮沸后，改用小火加盖焖煮至水将干即可。

降糖食疗偏方 3

莲藕瘦肉干贝汤

原料 莲藕1根，猪瘦肉250克，干贝2粒。

调料 姜片5克，精盐1大匙，味精2小匙，料酒1大匙。

制作步骤

❶ 将莲藕去皮、去藕节，洗净，切成小块；干贝洗净，放入温水中浸软，捞出沥水。

❷ 猪瘦肉洗净，切成小块，放入清水锅中烧沸，焯烫一下，捞出，用清水洗净，沥去水分。

❸ 锅中加入适量清水烧沸，放入瘦肉块、干贝和莲藕块，转中火炖约30分钟，再转小火

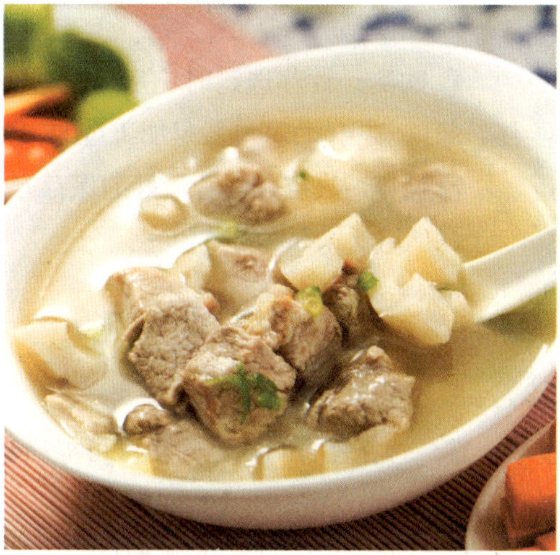

炖10分钟至软熟，加入调料调味，即可出锅装碗。

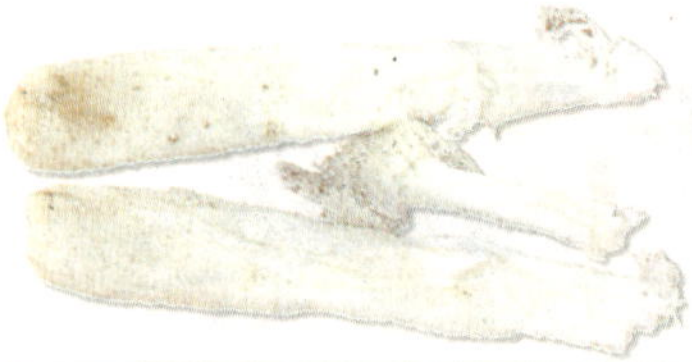

竹荪 zhusun

竹荪是著名的食用菌，世界闻名。竹荪又称"真菌之花"，名列"四珍"（竹荪、猴头、香菇、银耳）之首。

别名	中医食性	不适用者	适用者
网纱菇、竹姑娘、竹参、竹菌、竹笙	性凉，味甘、微苦	脾胃虚寒者	一般人群均可

营养分析

竹荪中含有热量、蛋白质、脂肪、碳水化合物、钙、铁、磷、钾、钠、铜、镁、锌、硒、泛酸、烟酸、胡萝卜素、维生素A、维生素B_1、维生素B_2、维生素D、维生素E等矿物质和维生素，以及多种氨基酸。

营养优势

竹荪中的有效成分具有很好的保护肝脏、降血压、降低血糖、抑制肿瘤的功效。经常食用能够强身健体、补气补脑，具有益气定神、提高免疫力的功效。

营养吃法

竹荪营养丰富，适合焯水后拌食，清新爽口，而且还能较好地保存竹荪中的营养成分。

竹荪干品在烹制前应用淡盐水浸泡10分钟，并剪去菌盖头及花朵部分，只保留茎部，以去除怪味。

选购储存

❶ **购买：** 竹荪选购时应尽量挑选身形完整，菌裙摆较长，并且色泽金黄的为佳。颜色太白的竹荪一般是加工过的，非天然色泽。

❷ **储存：** 真空是竹荪最好的保存方式，如果是散装的竹荪，建议自然晒干后置于干燥通风处保存。

搭配宜忌

宜：竹荪宜与鸡腿菇同食，可提高营养素的吸收率；竹荪宜与百合同食，可润肺止咳。

忌：竹荪品系中有一种黄群竹荪（也叫杂色竹荪），这种竹荪有毒，不可食用。

降糖食疗偏方 1

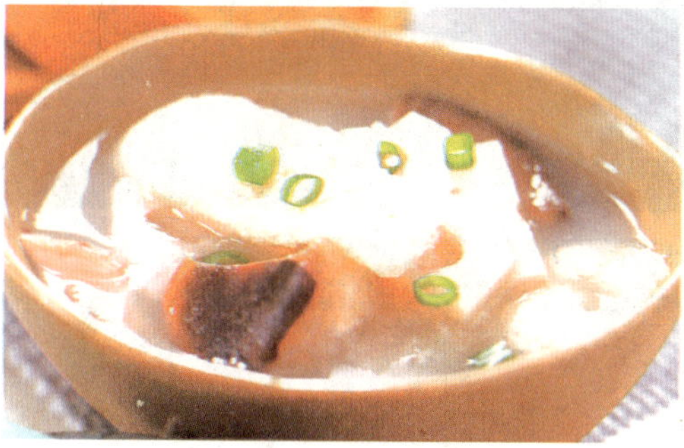

莲藕竹荪香菇汤

原料 莲藕500克，竹荪100克，香菇50克。

调料 姜2片，精盐1小匙。

制作步骤

❶ 将莲藕去皮，洗净，切成片。

❷ 竹荪、香菇用清水浸软，洗净，冬菇去蒂，切成瓣，备用。

❸ 汤煲中加入适量清水烧沸，下入莲藕、竹荪、冬菇、姜片，用大火烧沸，然后转文火煲2小时，再加入精盐调味即可。

降糖食疗偏方 2

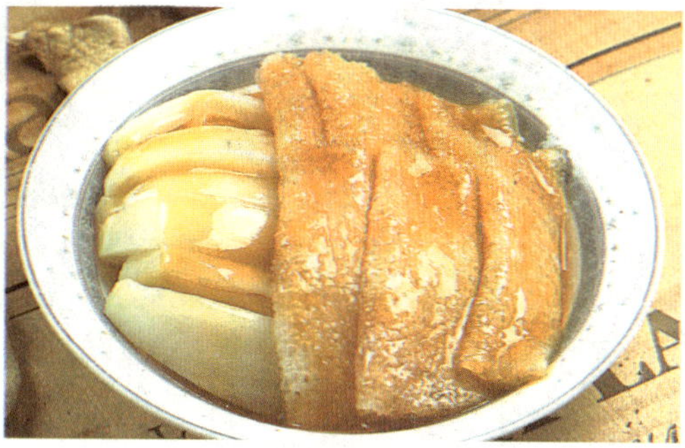

蚝皇竹荪

原料 竹荪50克，白菜心1个，海米少许。

调料 姜片、蒜末、精盐、鸡粉、蚝油、老抽、水淀粉、上汤各适量。

制作步骤

❶ 将白菜心洗净，放入装有上汤的锅中，加入鸡粉、精盐、海米、姜片、蒜末，用小火煨透，捞出，装碗备用。

❷ 将竹荪泡发回软，洗涤整理干净，用上汤煨好，盖在白菜心上，待用。

❸ 坐锅点火，加入上汤、蚝油、鸡粉、精盐、老抽烧开，再用水淀粉勾薄芡，浇在竹荪上即可。

降糖食疗偏方 3

竹荪酿豆腐

原料 竹荪、虾蓉各50克，豆腐2块，蛋清适量，青笋片、胡萝卜片、韭黄各少许。

调料 葱末、姜末、精盐、味精、胡椒粉、料酒、鸡粉、水淀粉、清汤各适量。

制作步骤

❶ 将豆腐碾成泥，加入虾蓉、精盐、味精、胡椒粉、蛋清调成馅。

❷ 竹荪洗涤整理干净，用清汤煨透，捞出挤净水分，酿入调好的馅料，用韭黄扎口，上屉蒸熟，取出，码放在盘中。

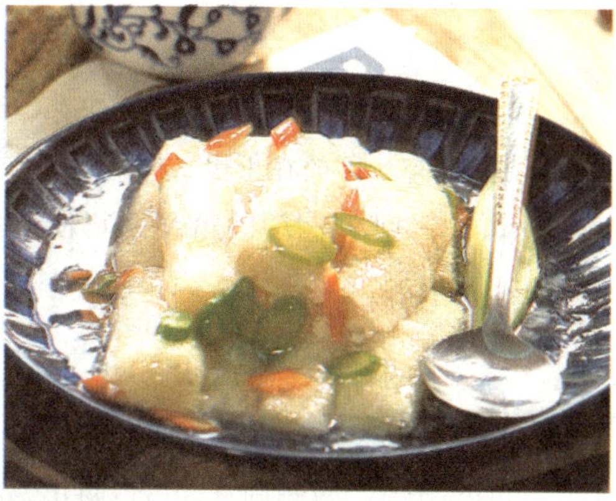

❸ 炒锅上火，加入底油烧热，放入葱末、姜末炒香，加入料酒，下入青笋片、胡萝卜片，添入清汤，加入精盐、味精、鸡粉烧沸，用水淀粉勾芡，淋入明油，浇在酿竹荪上即可。

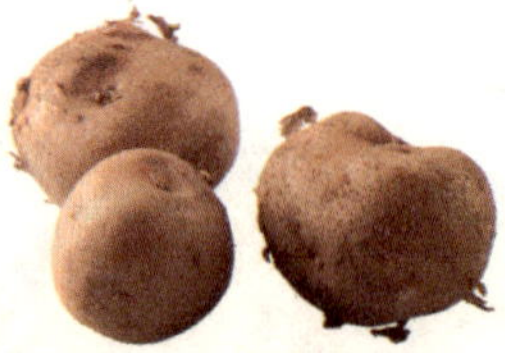

土豆 tudou

马铃薯是现今人类社会的四大粮食作物之一，仅次于水稻、玉米和小麦。

别名	中医食性	不适用者	适用者
马铃薯、洋芋	性平、味甘	孕妇慎食	一般人群均可

营养分析

土豆水分多、脂肪少，它含有丰富的B族维生素及大量的优质纤维素，还含有微量元素、氨基酸、蛋白质、优质淀粉、矿物质等营养元素。除此以外，土豆还含有胡萝卜素和抗坏血酸。

营养优势

土豆所含的膳食纤维具有通便和降低胆固醇的作用。另外，土豆是高钾低钠食品，很适合水肿型肥胖者食用。土豆含蛋白质低、含钾量高，不会使血糖增高，又可增加饱腹感，适合肾病、糖尿病患者食用。

营养吃法

土豆皮里含有生物碱为有毒物质，因此，食用时一定要去皮，特别是要削净已变绿的皮。此外，发了芽的土豆更有毒，食用时一定要把芽和芽根挖掉，并放入清水中浸泡，炖煮时宜大火。

选购储存

❶ **购买：**应选个头结实、无出芽、无烂腐的土豆。

❷ **储存：**可放在干燥、通风的地方储存。土豆去皮后，若一时不用，可以放入冷水中，并向水中滴几滴醋，可以使土豆保持洁白。

搭配宜忌

宜：土豆与豆角同食，可以防止急性胃炎、呕吐、腹泻；土豆与牛肉同食，可以起到保护胃黏膜的作用。

忌：土豆与石榴同食，会引起中毒；土豆与西红柿同食，会导致消化不良。

降糖食疗偏方 1

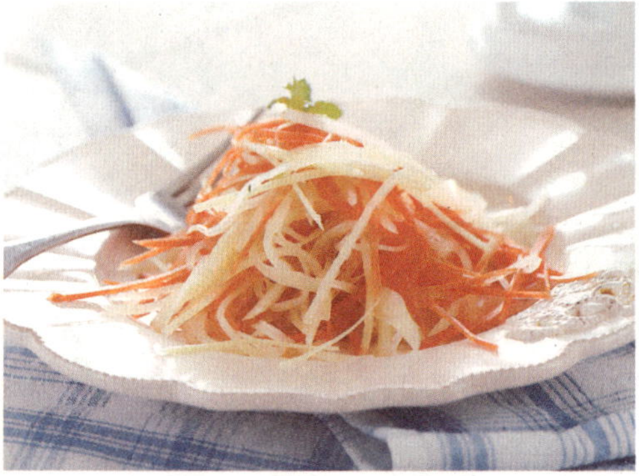

炝拌三丝

原料 白萝卜200克，胡萝卜、土豆各100克。

调料 精盐、米醋各2小匙，花椒油4小匙。

制作步骤

❶ 白萝卜去根及外皮，洗净，切成细丝；胡萝卜、土豆分别去皮，洗净，切成细丝。

❷ 锅中加入适量清水烧沸，下入白萝卜丝、胡萝卜丝、土豆丝焯烫一下，捞出过凉，沥干水分，装入大碗中。

❸ 再加入精盐、米醋和烧热的花椒油，搅拌均匀，即可上桌食用。

降糖食疗偏方 2

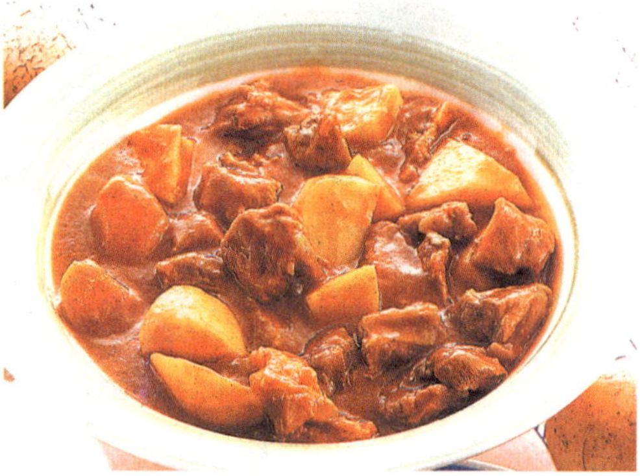

牛肉焖土豆

原料 牛腩肉600克，土豆2个。

调料 咖喱2块，精盐、植物油各适量。

制作步骤

❶ 牛腩肉洗净血污，沥净水分，切成小块，放入沸水锅中焯烫一下，捞出沥干；土豆去皮、洗净，切成滚刀块。

❷ 净锅置火上，加入植物油烧至六成热，放入牛肉块煸炒片刻，再加入适量清水烧沸。

❸ 转小火炖30分钟，然后放入土豆块、咖喱块和精盐炖至熟烂入味，出锅装碗即可。

降糖食疗偏方 3

树椒土豆丝

原料 土豆400克，干树椒15克，香菜少许。

调料 葱丝10克，蒜片5克，精盐1小匙，味精1/2小匙，香醋、花椒油各2小匙，植物油2大匙。

制作步骤

❶ 土豆去皮、洗净，先切成大薄片，再切成细丝，然后放入沸水锅中焯烫一下，捞出过凉，用冷水浸泡10分钟。

❷ 香菜择洗干净，切成小段。

❸ 坐锅点火，加油烧至五成热，先下入干树椒，小火慢慢炸香，再放入土豆丝、葱丝、蒜片翻炒均匀，然后烹入香醋，大火翻炒至土豆丝黏锅，再加入精盐、味精、花椒油、香菜段翻炒至入味，即可出锅装盘。

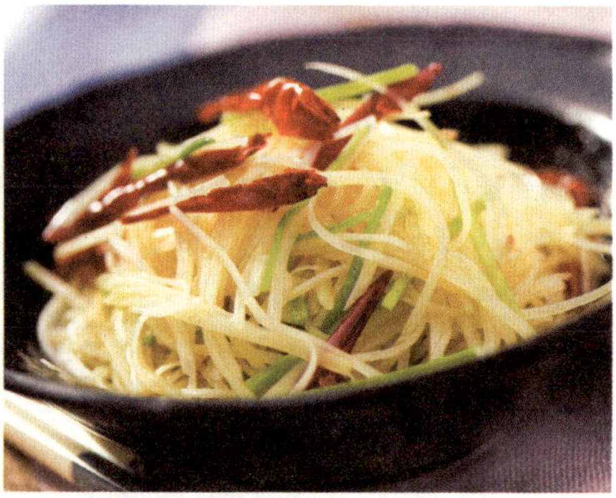

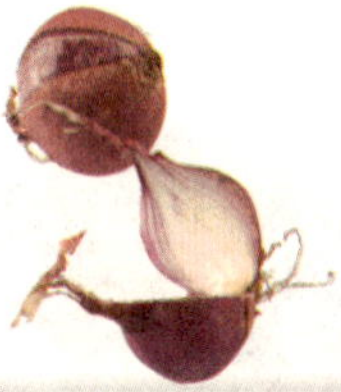

洋葱 yangcong

洋葱属百合科葱属，在我国分布很广，是目前我国主栽蔬菜之一。洋葱供食用的部位为地下的肥大鳞茎即葱头。

别名	中医食性	不适用者	适用者
圆葱、玉葱、洋葱头	性平、温味辛、甘	皮肤瘙痒、胃病的患者	一般人群均可

营养分析

洋葱中含有蛋白质、脂肪、碳水化合物、膳食纤维、维生素A、胡萝卜素、维生素C、维生素E，钙、磷、钠、镁、铁、锌等多种维生素和矿物质。尚含有腺苷、前列腺素等营养成分。

营养优势

洋葱含有抗糖尿病的化合物，能促进胰岛素的合成及分泌，可治疗糖尿病。洋葱还可以杀菌祛寒、降低血压、预防感冒。此外，洋葱含有大量防止细胞癌变的抗氧化剂，可有效防癌抗癌。

营养吃法

洋葱适合与肉类搭配食用，在增添美味的同时，能吸走肉中多余的脂肪，具有降血压、血脂的作用。

如果想从洋葱中获得更多的营养，生吃或拌沙拉食用是最佳选择。

选购储存

❶ **购买**：选购洋葱的时候，表皮越干越好，包卷度越紧越好，最好可以看出透明表皮中带有茶色的纹理。洋葱有橘黄色皮和紫皮两种，最好选购橘黄色皮的，这种洋葱每层比较厚，水分比较多，口感比较脆。紫皮的水分少，每层比较薄、易老。

❷ **储存**：将洋葱放入网袋中，然后悬挂在室内阴凉通风处或放在有透气孔的专用陶瓷罐中储存。

搭配宜忌

宜：洋葱与鸡蛋同食，可提高维生素的吸收率；洋葱与大蒜同食，可防癌抗癌；洋葱与苦瓜同食，能提高机体免疫力。

忌：洋葱与蜂蜜同食，会伤眼睛。

降糖食疗偏方 1

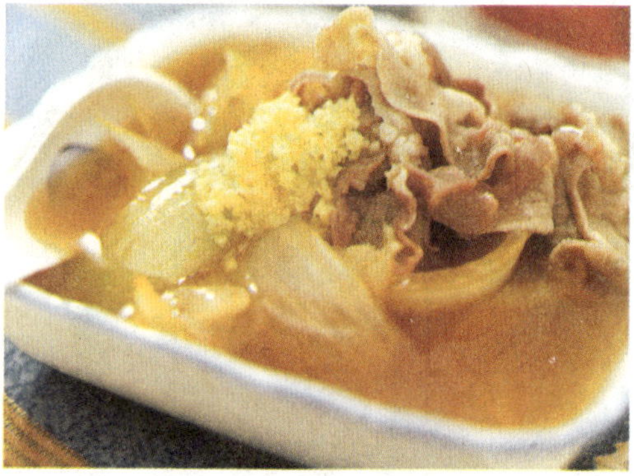

羊肉洋葱汤

原料 羊肉300克，洋葱100克。

调料 姜末少许，精盐1小匙，味精1/2小匙，蚝油1大匙，植物油2大匙。

制作步骤

❶ 将羊肉洗净，切成薄片，再放入沸水锅中焯烫一下，去除油脂，捞出沥干。

❷ 洋葱去皮、洗净，切成小块。

❸ 锅中加油烧热，先下入姜末、洋葱块略炒，再添入适量清水烧沸，然后放入羊肉，加入精盐、味精、蚝油煮至入味，即可出锅装碗。

降糖食疗偏方 2

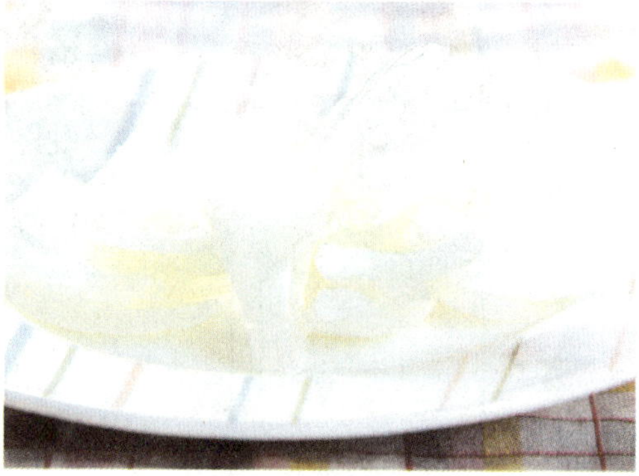

蚝油洋葱

原料 洋葱500克。

调料 葱末5克，精盐、味精各少许，香油、料酒各1/2小匙，水淀粉1小匙，蚝油、植物油各1大匙。

制作步骤

❶ 将洋葱剥皮，切成三角块，放入沸水中略烫，捞出沥干，备用。

❷ 炒锅置大火上，加入植物油烧至五成热，下入葱末、料酒、蚝油炒香，再放入洋葱、精盐、味精炒匀，然后用水淀粉勾芡，淋入香油，出锅装盘即可。

降糖食疗偏方 3

凉拌洋葱丝

原料 洋葱1个，黄瓜2根。

调料 火腿、辣椒、香菜各适量，精盐1/2小匙，酱油1小匙，香油适量。

制作步骤

❶ 洋葱、黄瓜分别洗净切细丝，加1小匙精盐腌拌，洗净沥干。

❷ 火腿切丝；辣椒、香菜均洗净切末。

❸ 将洋葱丝、黄瓜丝、火腿丝等与调味料拌匀即可。

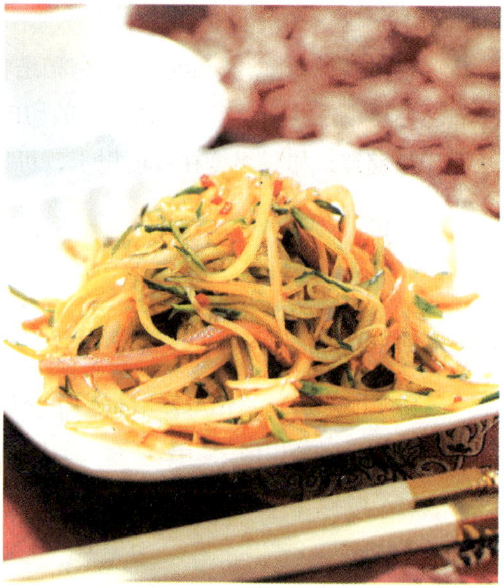

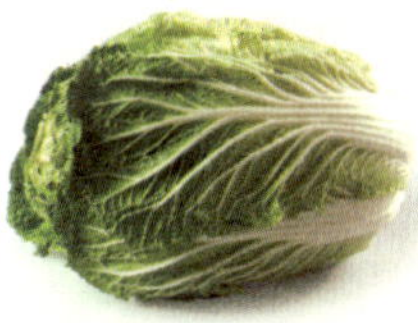

白菜 baicai

白菜是十字花科芸薹属叶用蔬菜。原产于我国北方，后引种南方，目前南北各地均有栽培。

别名	中医食性	不适用者	适用者
菘，大白菜	性平，味甘	虚寒体质、肠胃功能不佳者	一般人群均可

营养分析

白菜中含有蛋白质、脂肪、膳食纤维、碳水化合物，以及胡萝卜素、硫胺素、维生素C、维生素E等维生素和多种矿物质，且钾含量高而钠含量低。更重要的是，白菜还含有防癌的钼。

营养优势

因白菜属于低糖蔬菜，且含热量低，所以很适合糖尿病患者食用。此外，白菜还能起到护肤养颜、润肠通便、减肥排毒的作用，食用后促进人体对动物蛋白质的吸收。

营养吃法

炒白菜时可以先用开水焯一下，因为白菜中含有破坏维生素C的氧化酶，可在60℃～90℃时使维生素C受到严重破坏。而氧化酶是怕热、怕煮的物质，沸水下锅，使氧化酶无法起作用，维生素C得以保存。

选购储存

❶**购买：**新鲜、嫩绿、较紧密和结实的白菜为佳。挑选包心的大白菜以直到顶部包心紧、分量重、底部突出、根的切口大的为好。

❷**储存：**如果温度在零度以上，可以将塑料袋套在菜叶上，注意不要封口，根朝下立在地上。

搭配宜忌

宜：白菜和豆腐是最好的搭档，豆腐含有丰富的蛋白质和脂肪，与白菜相佐，相得益彰。白菜和肉类搭配，既可增加肉的美味，又可以帮助肉类消化。

忌：白菜与甘草、白术同食，会引起身体不适。

降糖食疗偏方 1

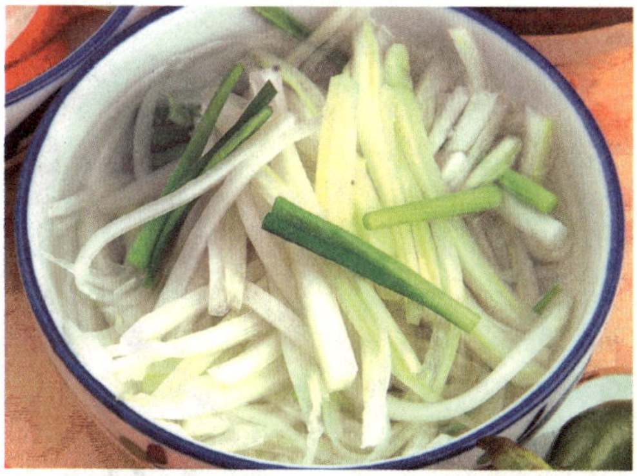

大白菜素汤

原料 大白菜500克。

调料 大葱2根，精盐适量。

制作步骤

❶ 将大白菜洗净，切粗丝。

❷ 大葱去须、洗净，切成段，备用。

❸ 锅置火上，加入适量清水煮沸，再放入大白菜、葱段煮熟，然后加入精盐调味即成。

降糖食疗偏方 2

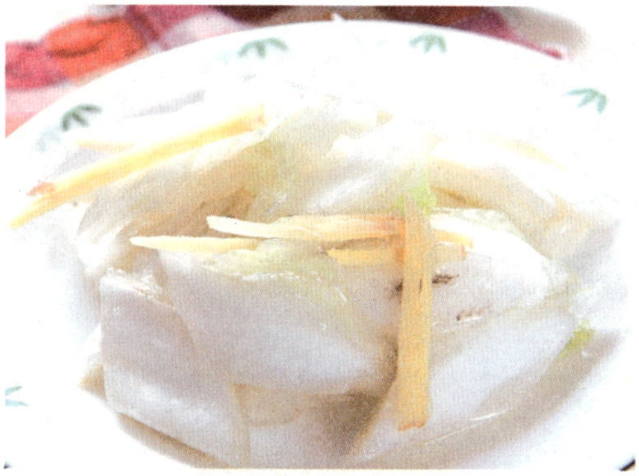

醋熘白菜

原料 嫩白菜帮400克。

调料 葱丝10克，姜丝5克，花椒少许，精盐、味精各1/2小匙，酱油、水淀粉各2小匙，白醋2大匙，植物油1大匙。

制作步骤

❶ 将白菜帮洗净，切成菱形块，备用。

❷ 坐锅点火，加入植物油烧至五成热，放入花椒炸香，捞出花椒不用，再放入葱丝、姜丝炝锅，烹入白醋，加入白菜略炒，然后加入酱油、精盐炒至白菜断生，调入味精，用水淀粉勾芡，翻匀装盘即可。

降糖食疗偏方 3

豆腐拌白菜

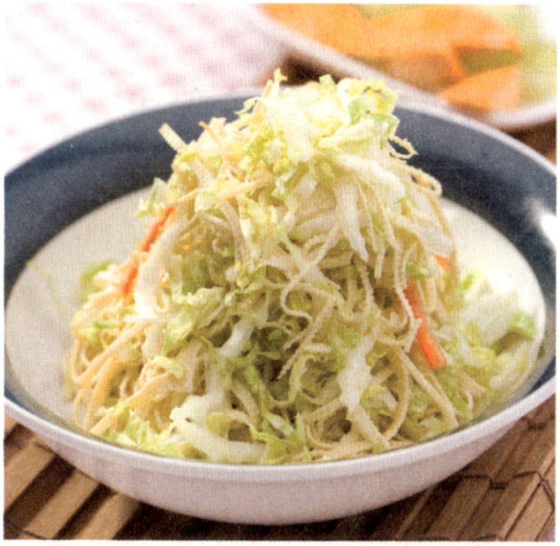

原料 大白菜心250克，干豆腐100克。

调料 大葱25克，香菜15克，花椒10粒，大豆酱50克，植物油适量，味精10克。

制作步骤

❶ 把大白菜心、干豆腐、大葱分别切成细丝；香菜切成3厘米长的段；花椒粒洗净。

❷ 白菜心丝加干豆腐丝、大葱丝、香菜段拌匀。

❸ 锅里放入植物油约2大匙，烧至温热，下入花椒粒，用小火炸至出浓香味，捞出花椒不用，下入大豆酱煸炒至出酱香味，出锅，倒在碗内白菜心丝上，加入味精10克，拌匀即可。

降糖食疗偏方4

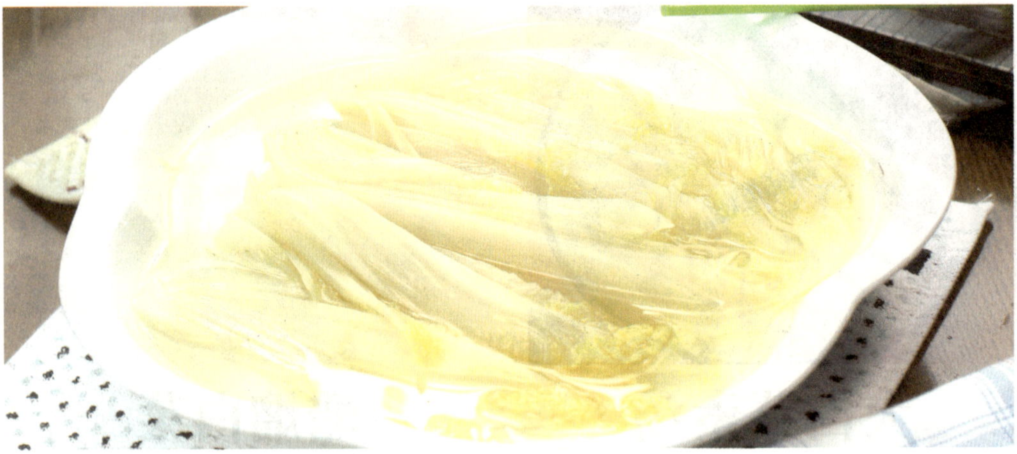

开水白菜

原料 白菜750克。

调料 精盐1小匙，料酒1大匙，味精、胡椒粉各少许，清汤1500克。

制作步骤

❶ 将白菜去根，去白菜嫩心，白菜叶修剪整齐，再顺长切成长条。

❷ 把白菜条放入沸水锅内，加少许精盐焯至白菜条刚刚断生（保持原色），立即捞入冷水中漂洗过凉，捞出白菜条。

❸ 将焯好的白菜条理顺，放在汤碗内，加上清汤250克、料酒、少许精盐、味精和胡椒粉，上屉用大火蒸2分钟。

❹ 取出白菜条，滗去汤汁，再倒入烧沸的清汤（250克）中浸烫一下，再去掉汤汁。

❺ 净锅置大火上烧热，放入清汤1000克，加入少许精盐烧煮至沸。

❻ 撇去浮沫，放入白菜条稍煮片刻，离火出锅，倒在汤碗内，上桌即成。

降糖食疗偏方5

肉丝拌白菜心

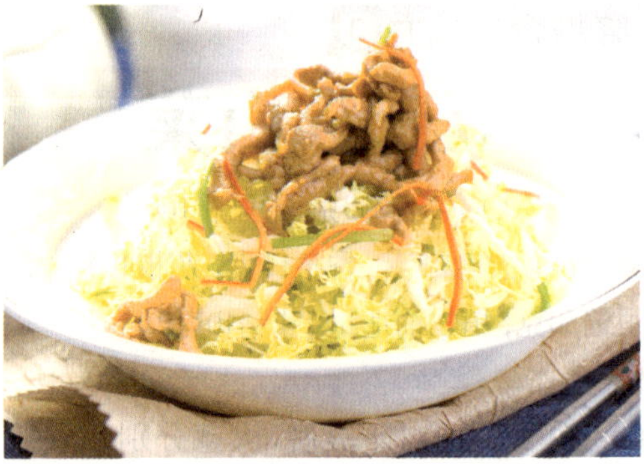

原料 大白菜心300克，猪瘦肉100克。

调料 葱丝、姜丝、蒜末各10克，香油、辣椒油各1大匙，精盐、味精、米醋各适量。

制作步骤

❶ 把大白菜心、猪瘦肉洗净，沥去水，横切成细丝。

❷ 把白菜丝放入大瓷碗中，加入精盐拌匀，腌渍约10分钟，加入温水漂洗后捞出，沥去水，再放入沥净水的大瓷碗中。

❸ 辣椒油放入碗中，加入蒜末、米醋、味精、精盐，调拌均匀成味汁，尝好咸淡。

❹ 锅里放入香油烧热，下入肉丝炒至变白色，下入姜丝、葱丝炒匀，加入酱油拌匀，出锅倒在碗内白菜丝上，再浇入调好的味汁拌匀即成。

降糖食疗偏方 6

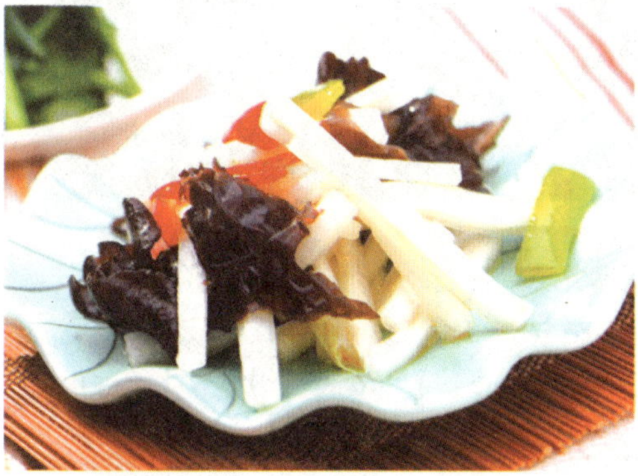

醋熘白菜木耳

原料 大白菜500克，木耳15克。

调料 精盐1/2小匙，米醋1/2大匙，水淀粉1小匙，香油少许，植物油2大匙。

制作步骤

❶ 大白菜洗净，去叶留菜帮，切成小条，再加入少许精盐略腌一下；黑木耳用清水泡发，择洗干净，撕成小朵。

❷ 炒锅置火上，加入植物油烧至八成热，先下入白菜条和木耳块炒一下；再加入精盐、米醋，继续用大火熘炒至白菜条熟嫩并入味，用水淀粉勾薄芡，淋入香油即成。

降糖食疗偏方 7

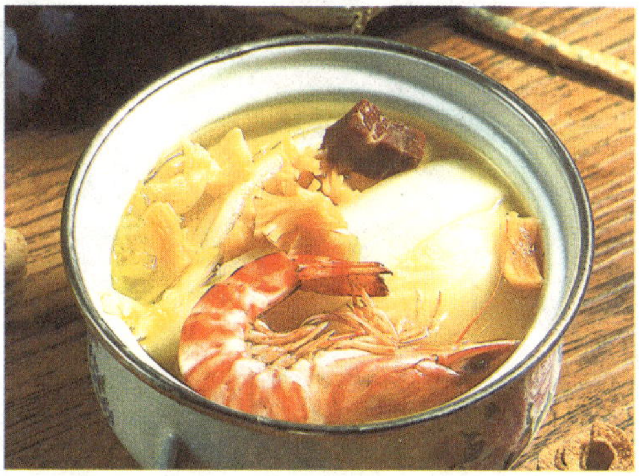

白菜鲜虾汤

原料 白菜心300克，净子鸡200克，鲜虾3只，干贝5粒，火腿粒少许。

调料 精盐、鸡粉各1小匙，上汤300克。

制作步骤

❶ 将白菜心洗净，放入沸水中焯烫一下，捞出沥干；干贝用清水泡透；鲜虾去沙线、洗净；子鸡洗涤整理干净，剁成大块，再用沸水焯熟；火腿洗净，用沸水焯透，捞出沥干。

❷ 将白菜心、干贝、鲜虾、鸡块、火腿放入炖盅内，再添入上汤，放入蒸锅蒸20分钟，然后加入精盐、鸡粉调味即可。

降糖食疗偏方 8

豆腐烧白菜

原料 豆腐4块，白菜心100克，虾米15克。

调料 葱段、姜片、精盐、味精、鲜汤、鸡油、熟猪油各适量。

制作步骤

❶ 将豆腐洗净，切成约2厘米见方的块，放入沸水锅中焯烫一下，捞出沥干。

❷ 白菜心撕成约5厘米长的小条块，放入沸水锅中焯烫一下，捞出沥干；虾米放入开水中泡软。

❸ 锅中加入熟猪油烧至五成热，先下入葱段、姜片炸香，添入鲜汤。

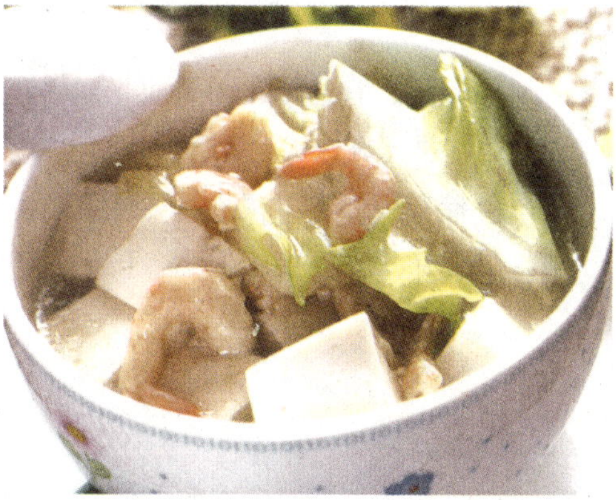

❹ 再加入精盐、豆腐、虾米、白菜烧沸，撇去浮沫，然后加入味精，淋入鸡油，出锅装碗即成。

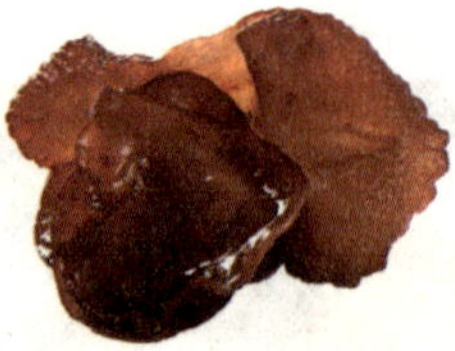

黑木耳 heimu' er

黑木耳是一种胶质食用菌和药用菌，质地柔软，味道鲜美，营养丰富，是我国著名的特产。

别名	中医食性	不适用者	适用者
木耳、光木耳	性平，味甘，有小毒	出血性疾病、腹泻患者	一般人群均可

营养分析

黑木耳含有大量的蛋白质、脂肪、碳水化合物、粗纤维、灰分、钙、磷、铁、胡萝卜素、B族维生素、硫胺素、核黄素等多种维生素和矿物质，以及烟碱酸、胶质等营养素。

营养优势

黑木耳不但味道鲜美，而且营养也很丰富，其中所含有的特异性酸性多糖体具有修复胰岛B细胞和确切的降血糖功能。还具有益气补饥、润肺补脑、缓解动脉硬化、延缓衰老等功效。

营养吃法

食用鲜木耳可导致中毒。食用干木耳前要用水浸泡，这会将剩余的毒素溶于水，但要注意的是，浸泡干木耳时最好换2～3遍水，才能最大限度地除掉有害物质，使干木耳最终无毒。

选购储存

❶ **购买：** 宜选择表面黑而光润，背面呈灰色，朵型小而碎，耳瓣卷而粗厚或有僵块，嘴尝无异味。

❷ **储存：** 保存干黑木耳要注意防潮，可用塑胶袋装好，冷藏保存，也可用布袋或纸袋装好，放阴凉、通风、干燥处即可。

搭配宜忌

宜：黑木耳与豆角搭配食用，对高血压、高脂血症及糖尿病有防治作用。

忌：黑木耳与田螺同食，会引起中毒。木耳与野鸡同食，易诱发痔疮出血。木耳不宜与野鸭同食，同食易另引起身体不适。

降糖食疗偏方 1

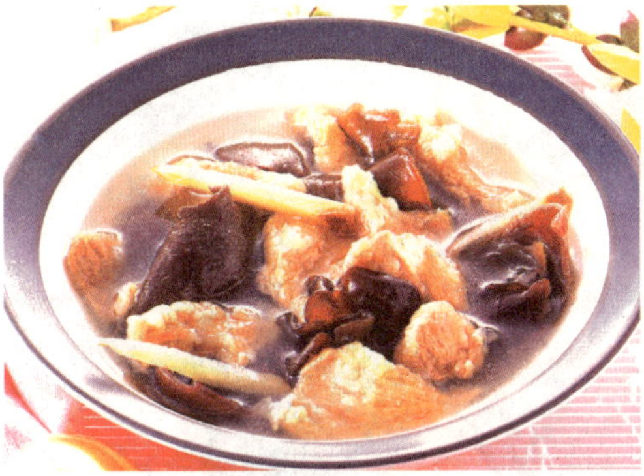

木耳粥

原料 黑木耳30克，大米50克，大枣3枚。

调料 无。

制作步骤

❶ 大米淘洗干净，待用。

❷ 大枣洗净、去核。

❸ 木耳洗净后用清水泡发，撕成小朵。

❹ 锅中加入适量清水，烧开后加入大米、大枣，煮熟后加木耳一起煮粥食用。

降糖食疗偏方 2

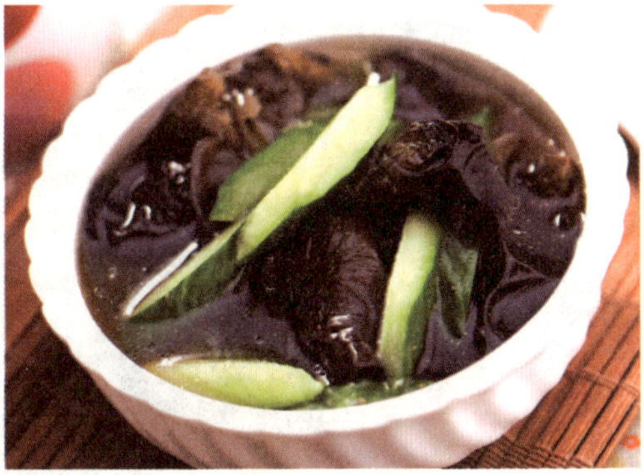

黄瓜木耳汤

原料 水发木耳100克，黄瓜1根。

调料 精盐、香油各1/2小匙，味精、酱油、植物油各少许。

制作步骤

❶ 将黄瓜去蒂、去皮后洗净，剖开后挖出瓜瓤，切成厚块。

❷ 水发木耳去蒂、洗净，撕成小朵。

❸ 锅置火上，加入植物油烧热，先放入木耳爆炒一下，再加入适量清水和酱油烧沸。

❹ 然后放入黄瓜块略煮，最后加入味精、精盐、香油调好口味，即可出锅装碗。

降糖食疗偏方 3

老醋拌木耳丝

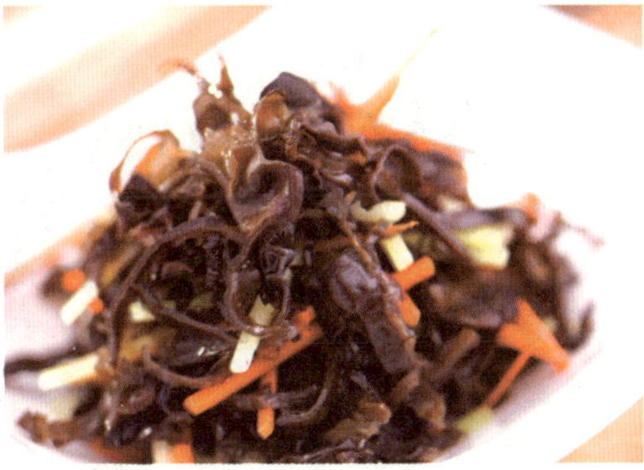

原料 水发木耳200克，黄瓜100克，胡萝卜75克。

调料 蒜5瓣，香油1小匙，老醋3大匙，精盐、味精各少许。

制作步骤

❶ 把木耳去根，洗净，沥去水，切成丝；黄瓜洗净，切成丝；胡萝卜洗净，削去外皮，切成丝；蒜切成细末。

❷ 锅里放入清水烧开，下入木耳丝、胡萝卜丝，用大火烧开，焯约2分钟，至透捞出，沥去水，放入冷水中浸泡2分钟，至凉透捞出，沥去水。

❸ 把木耳丝、胡萝卜丝均放入大瓷碗内，加入黄瓜丝、蒜末，再加精盐、味精、老醋，淋入香油拌匀即可。

降糖食疗偏方4

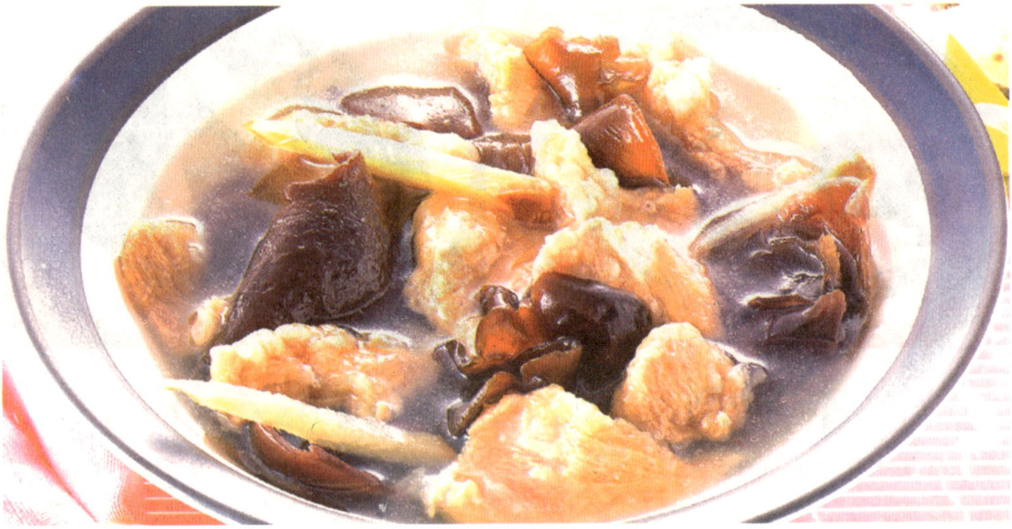

黑木耳肉羹汤

原料 黑木耳30克，猪里脊肉100克。

调料 姜片5克，精盐、黑胡椒粉各少许，酱油1/2小匙，淀粉1大匙，香油1/3小匙。

制作步骤

❶ 将黑木耳放入清水中浸泡3小时，捞出后洗净、去蒂，撕成小朵，备用。

❷ 将猪肉洗净、切块，用刀背拍松，再放入碗中，加入酱油和少许香油腌至入味，然后裹匀淀粉，制成肉羹待用。

❸ 锅中加入适量清水烧开，先放入黑木耳、姜片煮约30分钟，再倒入肉羹煮至熟透，然后加入精盐、黑胡椒粉、香油调匀，即可出锅装碗。

降糖食疗偏方5

腐竹木耳汤

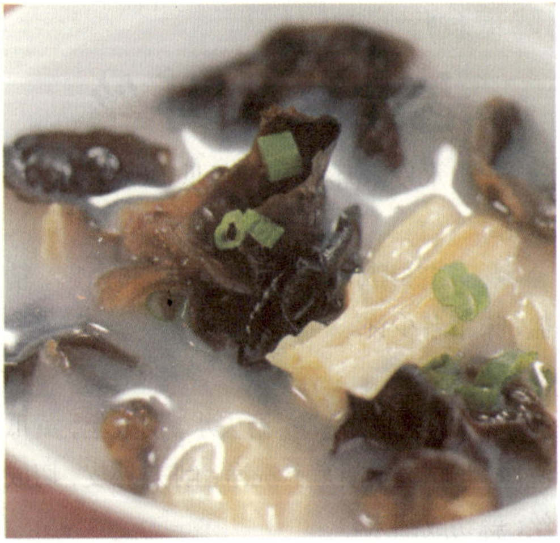

原料 腐竹150克，水发黑木耳100克。

调料 姜末、葱末各10克，精盐1小匙，味精、水淀粉、香油各1/2小匙，清汤1杯，植物油2大匙。

制作步骤

❶ 腐竹用开水泡至无硬心时捞出，切成小段；黑木耳洗净，撕成小朵，备用。

❷ 锅中放入植物油烧热，下入葱末、姜末略炒，再放入腐竹、黑木耳煸炒几下，然后倒入清汤烧沸，转小火炖3分钟，再加入精盐、味精调味，转大火收汁，用水淀粉勾芡，淋入香油即成。

降糖食疗偏方 6

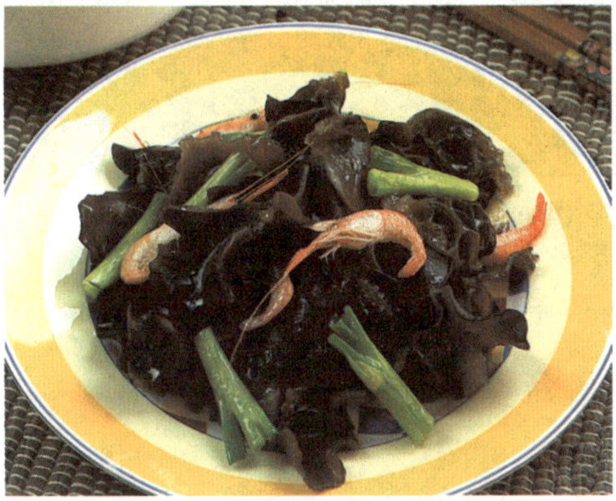

木耳炒小河虾

原料 干木耳、香葱各50克，小河虾100克。

调料 精盐、料酒、香油、植物油各适量。

制作步骤

❶ 小河虾用清水洗净，除去泥沙杂质，用沸水焯熟，捞出控水。

❷ 木耳用清水泡发，去蒂洗净，撕成小朵；香葱洗净，切段。

❸ 锅中加适量植物油，烧至五成热时放入葱段爆香，然后放入小河虾、木耳翻炒，再加入精盐、料酒翻炒入味，出锅前淋上香油即可。

降糖食疗偏方 7

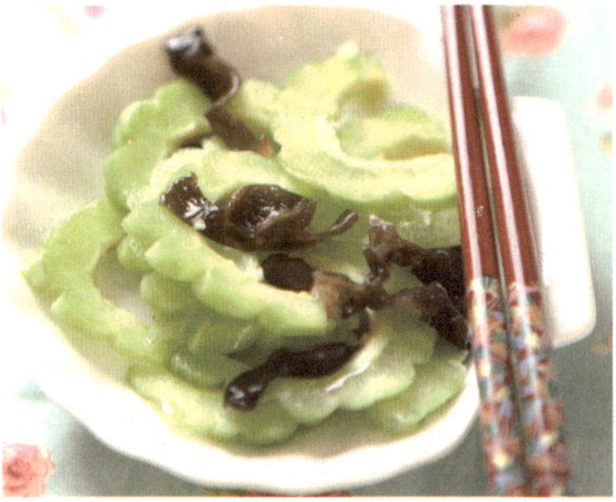

凉拌木耳苦瓜

原料 干木耳50克，苦瓜1根。

调料 一品鲜酱油、辣根各少许。

制作步骤

❶ 苦瓜洗净，去瓤，切片，用沸水焯一下，捞出投凉。

❷ 干木耳洗净，浸泡2小时，泡发，去蒂、洗净，撕成小朵。

❸ 将苦瓜片与木耳拌在一起。

❹ 辣根和酱油调匀，淋在苦瓜片和木耳上，即可食用。

降糖食疗偏方 8

双色木耳

原料 干银耳、干黑木耳各10克，干虾米5克。

调料 花椒5粒，精盐、味精、胡椒粉各少许，香油2大匙。

制作步骤

❶ 将银耳、黑木耳分别去除杂质、洗净，撕成小朵，放入沸水中焯熟，捞入盘中，加入精盐、味精拌匀。

❷ 将虾米洗净，放入沸水中略烫，捞出放在银耳、黑木耳上，再撒上胡椒粉，待用。

❸ 锅中加入香油烧热，放入花椒，炸香后

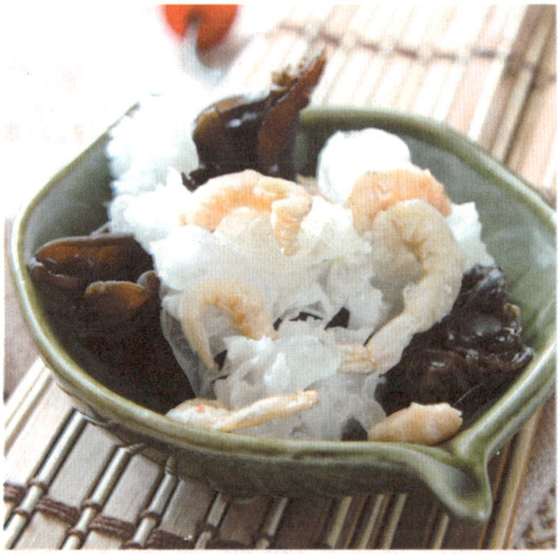

捞出不用，再将花椒油浇在银耳、黑木耳上即可。

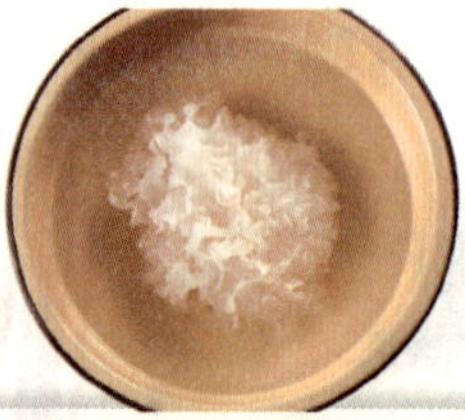

银耳 yin' er

银耳既是名贵的营养滋补佳品，又是扶正强壮的补药。历代皇家贵族都将银耳看作“延年益寿之品”“长生不老良药”。

别名	中医食性	不适用者	适用者
白木耳、雪耳、银耳子	性平，味甘、淡	外感风寒者、咯血、呕血患者	一般人群均可

营养分析

银耳中含蛋白质、脂肪、碳水化合物、粗纤维及钙、磷、铁等矿物质并含有人体所必需的多种氨基酸。银耳还含有海藻糖、多缩戊糖、甘露醇等肝糖，营养价值很高。

营养优势

银耳能够清热解毒、健胃护肝、美容祛斑，银耳中含有大量的维生素D，食用能有效地防止人体内钙的流失。银耳多糖可影响胰岛素降糖活性，辅助治疗糖尿病，并具有抗肿瘤作用。

营养吃法

银耳宜用开水泡发，泡发后应去掉未发开的部分，特别是那些呈淡黄色的东西；银耳一定要把根部剪掉，这样才容易煮烂，而且一定要小火慢煮，直到煮烂为止。这样胶质才会全部被煮出来。

选购储存

① **购买**：银耳以颜色黄白、新鲜有光泽、瓣大、清香、有韧性、胀性好、无斑点及杂色、无碎渣的品质最佳。质感较差的银耳色泽不纯或带有灰色、没有韧性、耳基未除尽、胀性差。

② **储存**：银耳易受潮，可先装入瓶中密封，再放于阴凉干燥处保存，也可用塑胶袋装好，冷藏保存。

搭配宜忌

宜：银耳宜搭配冰糖（糖尿病患者食用银耳时，不宜加冰糖）、山药、百合或菊花食用，可滋补润肺、润燥除烦；银耳搭配猪腰食用，可起到补肾之用。

忌：银耳不宜搭配白萝卜共食，同食容易患皮炎。

降糖食疗偏方 1

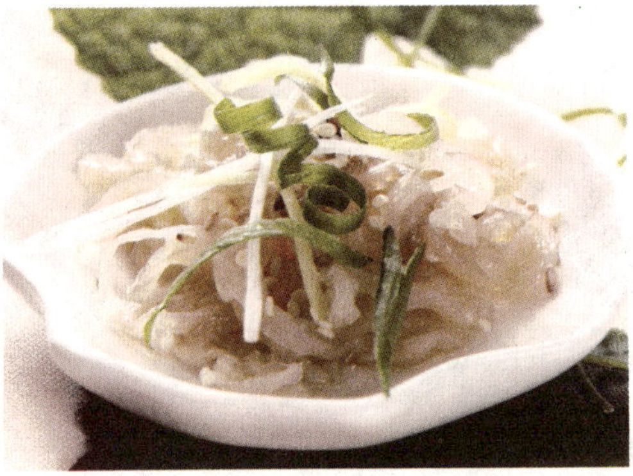

凉拌仿海蜇

原料 水发银耳400克，熟白芝麻25克。

调料 葱丝、姜丝、精盐、味精、胡椒粉、香油各适量，老醋2大匙。

制作步骤

❶ 将水发银耳择洗干净，切成细条；葱丝、姜丝放入清水中浸泡。

❷ 锅置火上，加入清水烧沸，放入银耳丝焯烫至熟，捞出沥干。

❸ 将银耳丝放入盘中，加入老醋、香油、精盐、味精、胡椒粉拌匀，再放上姜丝、葱丝，撒上熟白芝麻，即可食用。

降糖食疗偏方 2

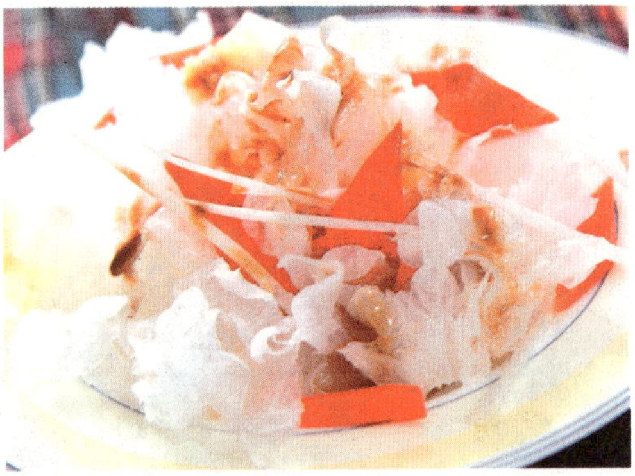

凉拌银耳

原料 干银耳25克，胡萝卜50克。

调料 葱丝、味精各少许，精盐1/2小匙，香油1小匙。

制作步骤

❶ 将干银耳放入碗中，加入温水浸泡1小时左右至涨发，再去蒂及杂质，洗净沥干后撕成小朵。

❷ 胡萝卜去皮、洗净，切成菱形片，放入沸水中略烫，捞出沥干，备用。

❸ 将银耳、胡萝卜、葱丝、精盐、味精、香油放入盘中拌匀，即可上桌食用。

降糖食疗偏方 3

银耳素烩

原料 水发银耳、蘑菇各100克，胡萝卜150克，油菜心200克，水发香菇50克。

调料 精盐、味精、胡椒粉、水淀粉、植物油各适量。

制作步骤

❶ 银耳洗净，入笼蒸10分钟；胡萝卜洗净，切成薄片；油菜心、香菇、蘑菇均洗净。

❷ 将以上食材一起放入沸水中焯烫一下，捞出沥干，待用。

❸ 锅中加油烧热，先下入油菜心、香菇、蘑菇、胡萝卜略炒，再加入精盐、味精、胡椒粉炒匀，然后放入银耳翻炒几下，用水淀粉勾芡即可。

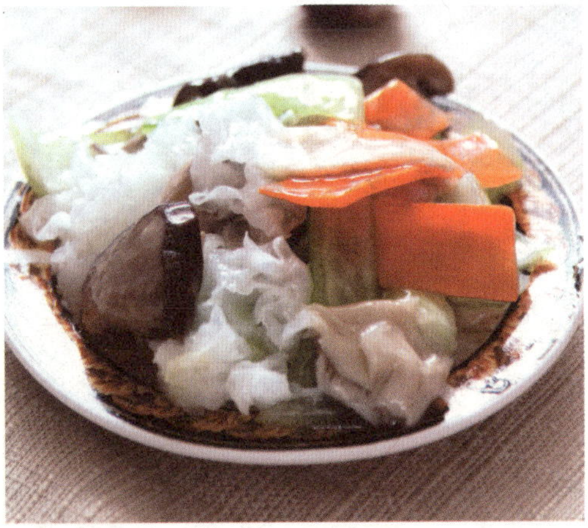

降糖食疗偏方4

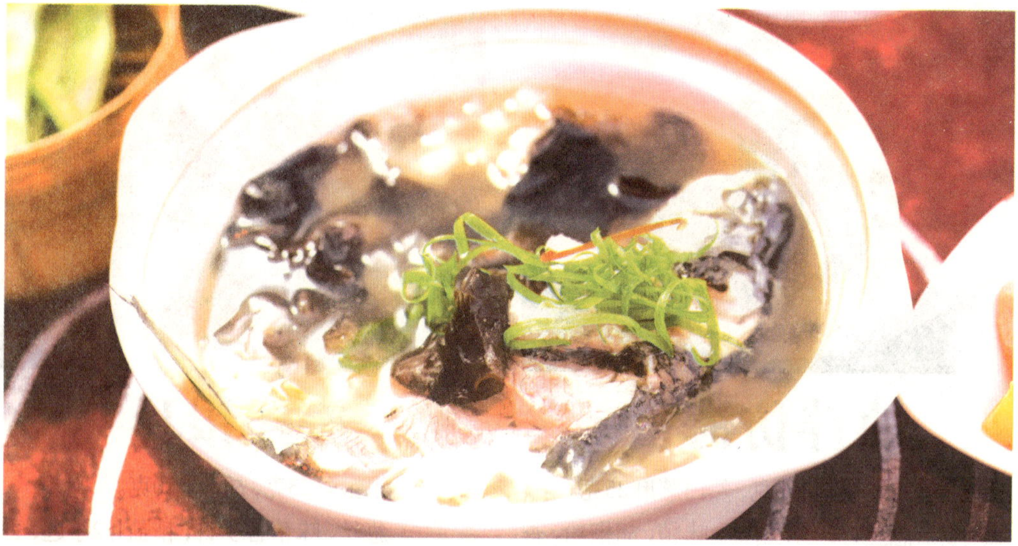

双耳炖鲫鱼

原料 鲜鲫鱼2条，水发木耳、银耳各100克。

调料 葱段、姜片各10克，猪化油、味精各5小匙，精盐、料酒各1大匙。

制作步骤

❶ 将鲫鱼刮鳞、抠鳃，剖腹掏去内脏，洗净血污，控干水分，在其两侧剞上一字刀口；水发木耳、银耳拣去杂质，个大的撕开，入开水中汆一下，捞出，控干水分。

❷ 炒锅上火烧热，用姜片擦拭锅底后，放猪化油烧至六成热时，下鲫鱼，煎至两面金黄，烹料酒，加葱段、姜片、木耳、银耳和适量清水，大火烧开，撇去浮沫，改小火炖至汤汁呈乳白色时，放精盐、味精调好味，续炖约3分钟，出锅倒在汤盆内，即可食用。

降糖食疗偏方5

虾丸银耳汤

原料 银耳100克，大虾200克。

调料 精盐、味精、料酒、清汤、高汤、淀粉各适量。

制作步骤

❶ 将银耳用冷水泡发回软，去除老根，撕成小朵，备用。

❷ 将大虾去壳取肉，剁成肉蓉，放入碗中，加入料酒、精盐、味精、淀粉及少许清汤，顺一个方向搅匀，再挤成丸子，下入温水锅中，用小火煮至断生，捞出待用。

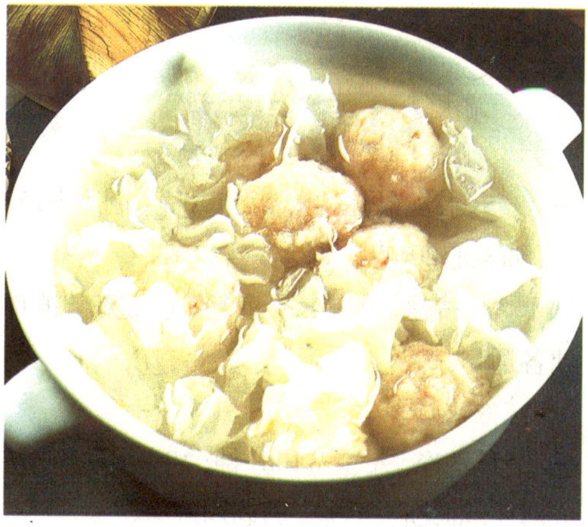

❸ 另取一不锈钢锅，加入高汤，放入银耳，小火煮约15分钟，再下入虾丸，加入精盐、味精调匀，然后转中火烧开，即可出锅装碗。

降糖食疗偏方 6

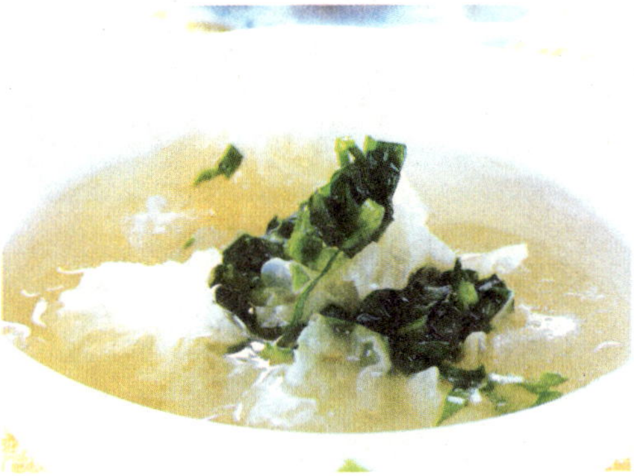

菠菜银耳羹

原料 菠菜、水发银耳各150克，枸杞子15克。

调料 精盐、味精各1/2小匙，水淀粉2大匙，植物油1小匙，猪骨汤650克。

制作步骤

❶ 将菠菜择洗干净，切成细丝。

❷ 银耳去蒂、洗净，撕成小朵，备用。

❸ 锅中添入猪骨汤，先下入银耳烧沸，再转小火煲至熟烂，然后加入精盐、味精、枸杞子煮匀，用水淀粉勾芡，再放入菠菜丝略煮，淋入明油，即可出锅装碗。

降糖食疗偏方 7

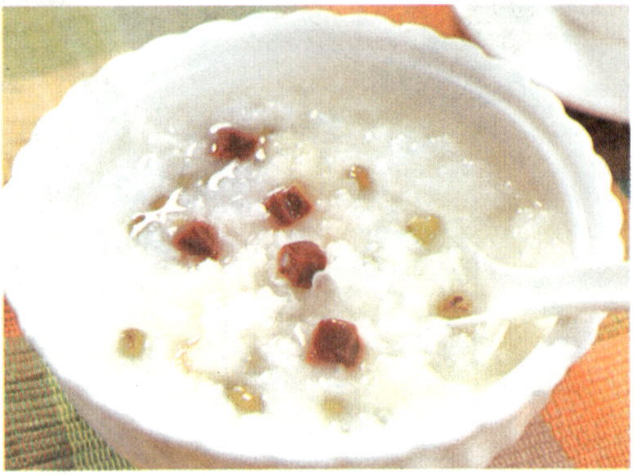

银耳绿豆粥

原料 大米150克，绿豆50克，银耳30克。

调料 山楂糕（又名京糕）适量。

制作步骤

❶ 绿豆洗净，提前放清水中浸泡2小时。

❷ 银耳泡发后洗净，撕成小片。

❸ 山楂糕切小丁。

❹ 锅内放清水，加入绿豆煮软，放入大米煮至绿豆开花，加入银耳、山楂糕煮至黏稠即成。

降糖食疗偏方 8

清汤银耳

原料 熟白鸭舌150克，水发银耳100克，青菜心50克。

调料 味精少许，精盐、料酒各1小匙，清汤500克。

制作步骤

❶ 将银耳洗净，择去根蒂，撕成小朵。

❷ 熟鸭舌放入沸水中浸泡，再剔去舌骨，修整好，备用。

❸ 锅中加入适量清水烧沸，放入银耳、鸭舌焯透，捞入汤碗；青菜心用沸水略烫，捞出沥干。

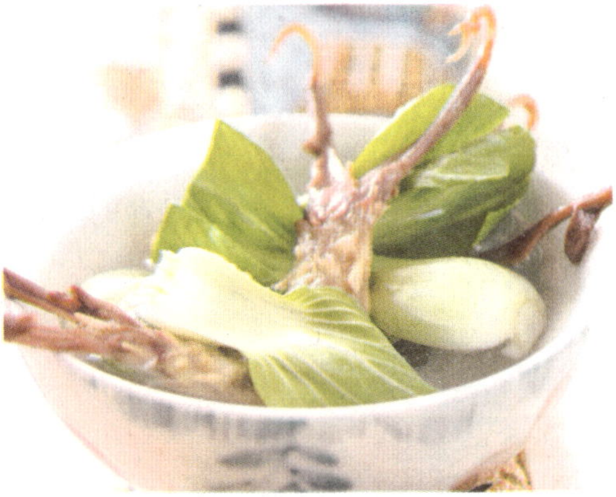

❹ 炒锅中加清汤、料酒、精盐、味精烧沸，撇净浮沫，浇在银耳、鸭舌汤碗内，撒上青菜心即可。

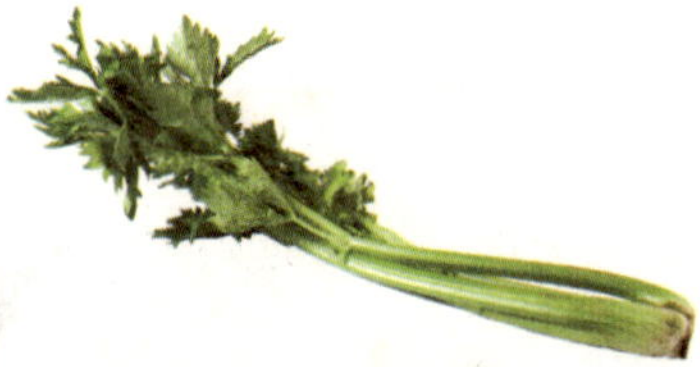

芹菜 qincai

芹菜有水芹、旱芹两种，功能相近，药用以旱芹为佳。旱芹香气较浓，又名“香芹”，亦称“药芹”。

别名	中医食性	不适用者	适用者
药芹、水芹、旱芹	性凉，味甘、辛	脾胃虚寒、血压偏低者	一般人群均可

营养分析

芹菜富含蛋白质、碳水化合物、胡萝卜素、维生素B族、维生素C和维生素P，钙、磷、铁、钠等矿物质，叶茎中还含有药效成分的芹菜苷、佛手苷内酯和挥发油。此外，还有甘露醇和大量的食物纤维等成分。

营养优势

芹菜中含有大量的纤维素，经常食用可促进消化，预防大肠癌。芹菜还具有养血补虚、清热解毒、镇静安神等作用，特别适合高血压、动脉硬化、高血糖、缺铁性贫血的患者食用，同时芹菜还是减肥的佳品。

营养吃法

芹菜叶中的维生素C含量比茎部高出7～15倍。如果加工芹菜时将根和叶全部扔掉只保留茎部，就会大大减少维生素C的摄入。

选购储存

① **购买**：色泽鲜绿，大小整齐，不带老梗，叶柄无锈斑、虫伤者为佳。叶色浓郁，不宜购买。

② **储存**：垂直存放所保存的叶绿素含量比平放的芹菜要多，且存放时间越长，差异越大。

搭配宜忌

宜：芹菜与核桃搭配食用，具有养血、润发、明目的功效。

忌：芹菜与鸡肉同食会伤元气；芹菜搭配兔肉易引起脱皮；芹菜与甲鱼同食会中毒。

降糖食疗偏方 1

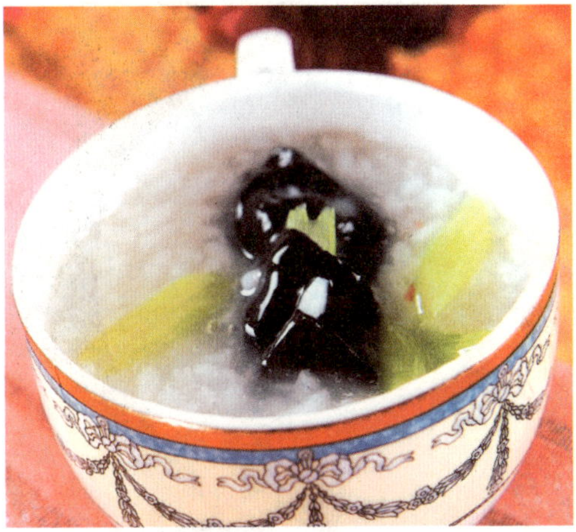

黑木耳芹菜粥

原料 大米、芹菜各100克，黑木耳30克。

调料 无。

制作步骤

❶ 将黑木耳放入清水中发透，去蒂后撕成小朵；芹菜洗净，切碎；大米淘洗干净，备用。

❷ 坐锅点火，加入适量清水，先放入大米，用大火烧沸，撇去浮沫，再加入芹菜、黑木耳，用小火煮约45分钟，待米烂粥熟时，盛出食用即可。

降糖食疗偏方 2

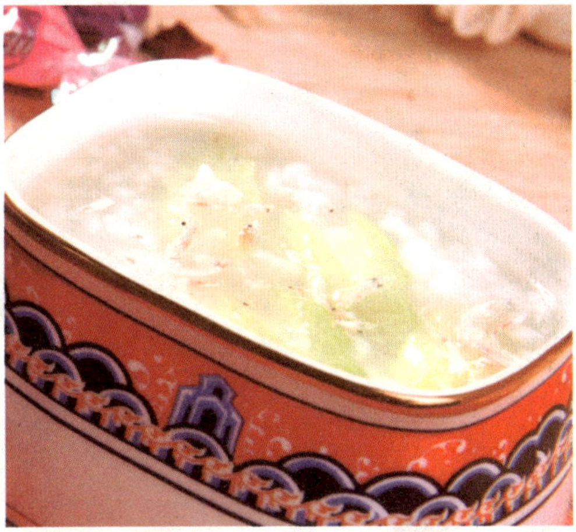

芹菜海米粥

原料 鲜芹菜90克，海米30克，大米100克。

调料 精盐少许。

制作步骤

❶ 将鲜芹菜挑选干净，用清水洗净，切成2厘米长的节。

❷ 海米泡发洗净，待用。

❸ 将大米淘洗干净，放入锅内，加水适量，把切好的芹菜及海米放入锅内，置大火上煮沸，用小火熬煮至熟，调入精盐搅匀即成。

降糖食疗偏方 3

绿豆芹菜汤

原料 绿豆、芹菜各60克，鸡蛋清1个。

调料 精盐适量。

制作步骤

❶ 将绿豆洗净，用清水浸2小时。

❷ 芹菜择去叶，洗净，切成段，备用。

❸ 将绿豆、芹菜放入搅拌机内，加入适量清水搅成泥状，待用。

❹ 锅中放入2碗清水煮沸，再倒入绿豆芹菜泥搅匀煮沸，然后淋入蛋清推匀，加入精盐调味即成。

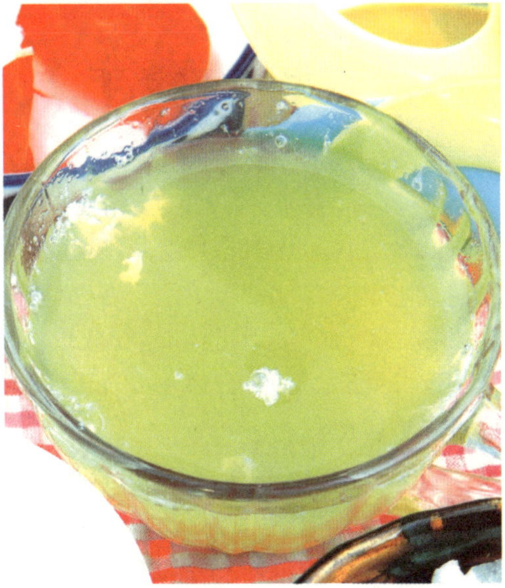

降糖食疗偏方4

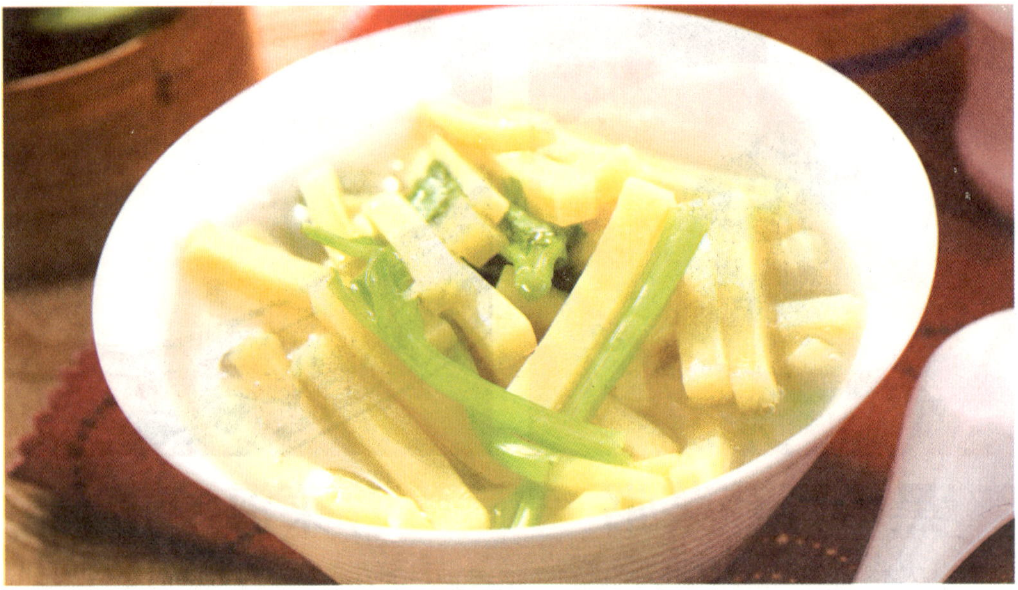

芹菜叶土豆汤

原料 土豆2个，嫩芹菜叶150克。

调料 葱花、姜末各10克，精盐、味精、鸡精、香油各少许，高汤、植物油各适量。

制作步骤

❶ 将芹菜叶择洗干净；土豆去皮，放入清水中洗净，沥干水分，切成小条。

❷ 锅中加入植物油烧至七成热，先下入葱花、姜末炒香，再放入土豆条、芹菜叶略炒。

❸ 然后添入高汤烧至土豆条熟软，最后加入精盐、味精、鸡精调味，淋入香油，即可出锅装碗。

降糖食疗偏方5

芹菜拌豆腐干

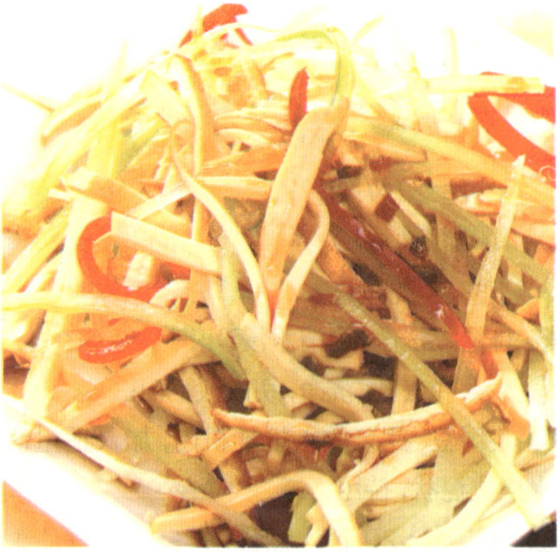

原料 白豆腐干300克，芹菜150克。

调料 红油、香油各1/2小匙，精盐4/5小匙，味精1/5小匙，泡辣椒15克，酱油适量。

制作步骤

❶ 将白豆腐干先劈成片，再切成丝，放开水中汆一下，并用开水浸泡30分钟，捞出沥干水。

❷ 泡辣椒切成丝。

❸ 将芹菜去根、叶，洗净，拍破切段，用开水汆2分钟，捞出沥干。

❹ 泡辣椒丝、豆腐干丝、芹菜段放在碗内，加入酱油、精盐、味精、红油、香油拌匀，装盘即成。

降糖食疗偏方6

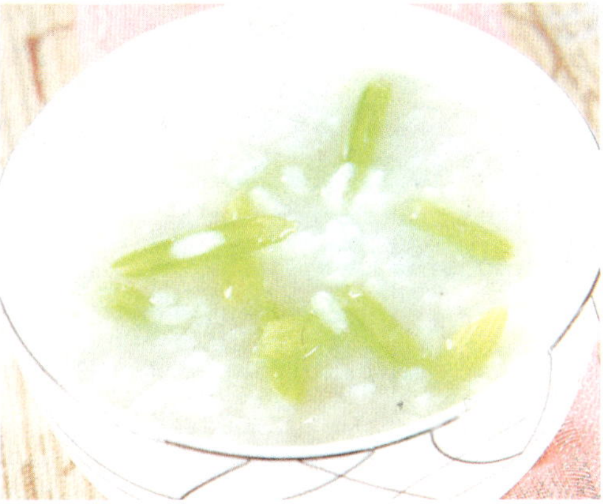

芹菜粥

原料 大米250克，芹菜120克。

调料 精盐、味精各少许。

制作步骤

❶ 将芹菜连根洗净，切成2厘米长的段。

❷ 大米淘洗干净，备用。

❸ 坐锅点火，加入适量清水，放入大米、芹菜段，先用大火烧沸，再改用小火熬至米烂成粥，然后加入味精、精盐调好口味，即可装碗上桌。

降糖食疗偏方7

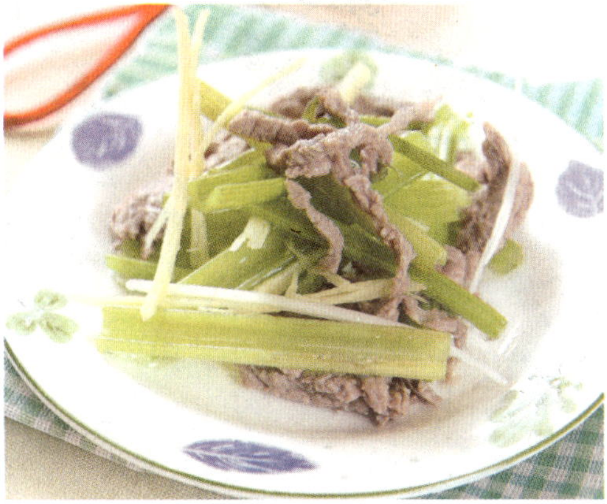

芹菜炒肉丝

原料 嫩芹菜400克，猪瘦肉100克。

调料 葱丝、姜丝各适量，精盐、味精各少许，料酒1小匙，酱油2小匙，植物油2大匙。

制作步骤

❶ 将芹菜择洗干净，切成小段。

❷ 猪瘦肉洗净，切成细丝。

❸ 锅中加油烧热，放入肉丝煸炒片刻，再加入葱丝、姜丝炒香，烹入酱油、料酒翻炒。

❹ 然后加入芹菜段、精盐炒至芹菜断生，最后调入味精炒匀，出锅装盘即可。

降糖食疗偏方8

黄瓜芹菜

原料 黄瓜400克，芹菜、青椒各100克，胡萝卜50克，白芝麻适量。

调料 香醋、生抽各1大匙，沙拉酱、植物油各适量，高汤3大匙。

制作步骤

❶ 将黄瓜、芹菜、青椒、胡萝卜均洗净、切丝，放入冰水中稍泡，捞出沥干。

❷ 白芝麻炒香，备用。

❸ 锅中加油烧热，先放入黄瓜丝、芹菜丝、青椒丝、胡萝卜丝略炒，再加入高汤、香醋、生抽炒熟，出锅装盘，淋上沙拉酱，撒上白芝麻即可。

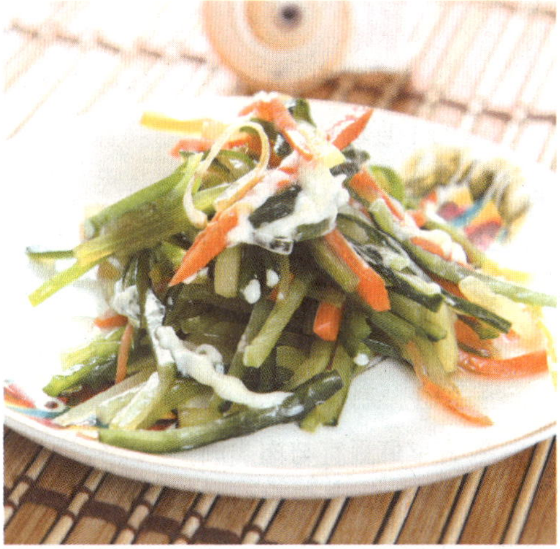

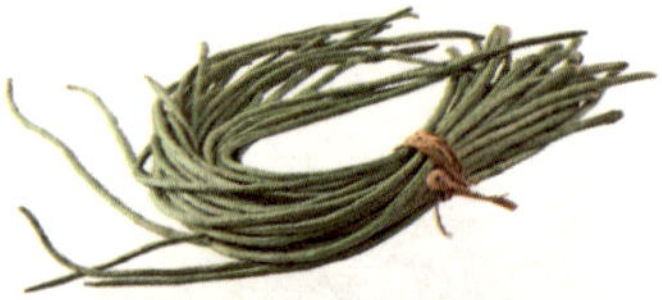

豇豆 jiangdou

豇豆是豆角种类里的一种，主要盛产于长江以南的各个地区。豇豆豆荚长而形成管状，质脆而身软。

别名	中医食性	不适用者	适用者
角豆、带豆	性平、味甘	腹胀者	一般人群均可

营养分析

豇豆含有丰富的植物膳食纤维，以及叶酸、胡萝卜素、硫胺素、核黄素、烟酸、维生素A、维生素C、维生素E、钙、磷、钾、钠、镁、铁、锌、硒、铜、锰等维生素和矿物质。

营养优势

豇豆有调和脏腑、补肾止泻、解渴健脾、利水消肿等功效，可防治急性胃肠炎、脾虚兼湿症。

豇豆中的磷脂有促进胰岛素分泌、参加糖代谢的作用，是糖尿病人的理想食品。

营养吃法

豇豆煮食：豇豆可直接水煮食用，味甜有口感，营养丰富。

豇豆炒食：豇豆还可以与肉类炒煮食用，能显现豇豆的调鲜本领。

选购储存

❶ **购买：**宜选择色泽鲜绿、发亮、豆子饱满的豇豆为好。豇豆干瘪、皮皱、有虫痕的不宜选购。

❷ **储存：**豇豆储存不宜沾水，易致腐烂，可用塑料袋密封保鲜，温度应控制在10℃～25℃之间，温度过高，豇豆易腐烂变质。

搭配宜忌

宜：豇豆宜与肉类同烹。

忌：豇豆不宜与水果同食，易导致消化不良；未熟的豇豆易导致腹泻，甚至中毒。

降糖食疗偏方 1

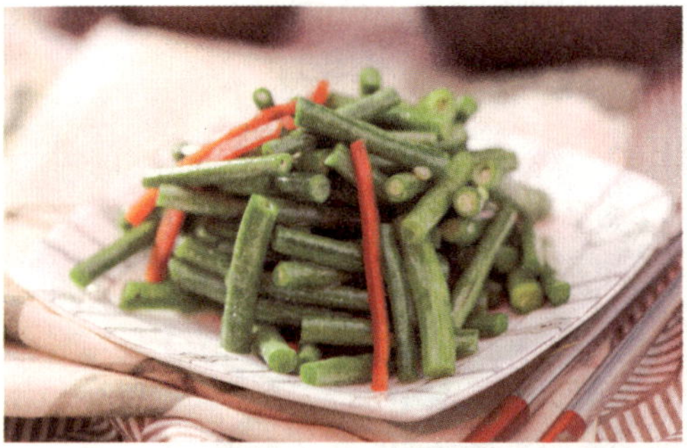

醋汁豇豆

原料 豇豆150克。

调料 老姜25克，精盐、味精、香醋、香油各少许，冷鲜汤1大匙。

制作步骤

❶ 将豇豆撕去筋络，洗净、沥水，切成5厘米长的段；老姜去皮、洗净，切成碎粒。

❷ 锅中加入清水、少许精盐烧沸，放入豇豆段焯至断生、呈翠绿色时，捞出过凉，沥去水分。

❸ 将豇豆段放入大碗中，先加入精盐、香醋调匀，浸渍片刻，再淋入用鲜汤、姜粒、味精、香油调成的味汁拌匀即成。

降糖食疗偏方 2

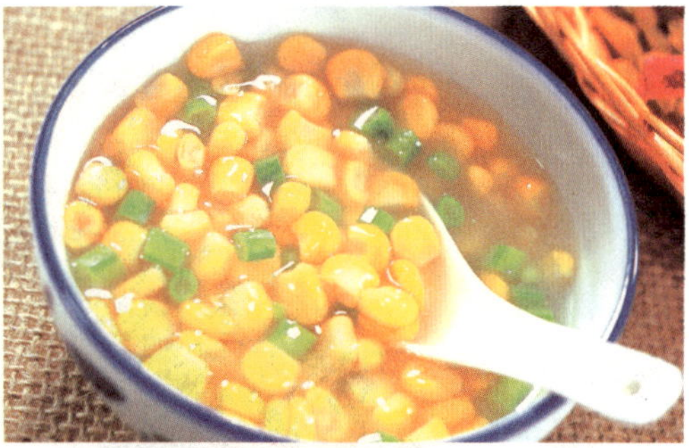

豇豆玉米粥

原料 鲜玉米粒200克，泡豇豆100克。

调料 精盐1/2小匙。

制作步骤

❶ 泡豇豆切小粒。

❷ 锅内放水，加入鲜玉米粒煮成粥，再加入泡豇豆粒继续煮至软烂即可调味食用。

降糖食疗偏方 3

干豇豆肚丝

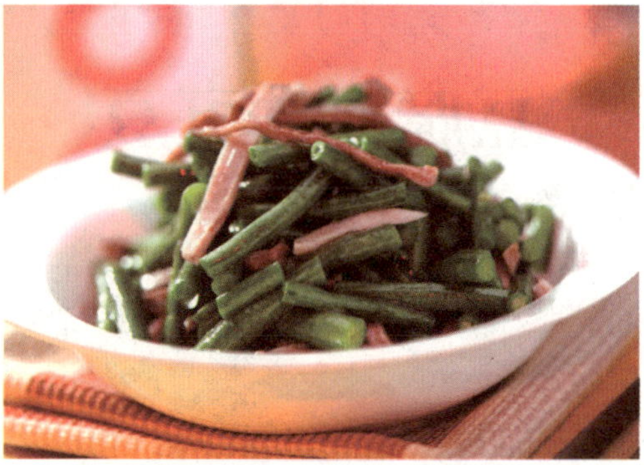

原料 干豇豆200克，猪肚100克。

调料 红油15克，蒜泥、鲜汤、熟芝麻、葱花、姜片各10克，精盐、味精、酱油、料酒、植物油各适量。

制作步骤

❶ 干豇豆用开水泡制30分钟后，放入清水中冲凉，切去头部不用，剩余的切段；锅中烧油至四成热，放入豇豆段炒至断生起锅，晾凉待用。

❷ 猪肚入沸水锅中汆烫5分钟后，捞起刮洗干净，再放入有姜片、葱花、料酒的锅中，煮熟后，浸泡15分钟捞起晾凉，切丝。

❸ 干豇豆垫底，肚丝盖面；盆中加入精盐、味精、蒜泥、酱油、红油、鲜汤调匀后，淋入盘中菜肴上，撒上熟芝麻、葱花即可。

降糖食疗偏方 4

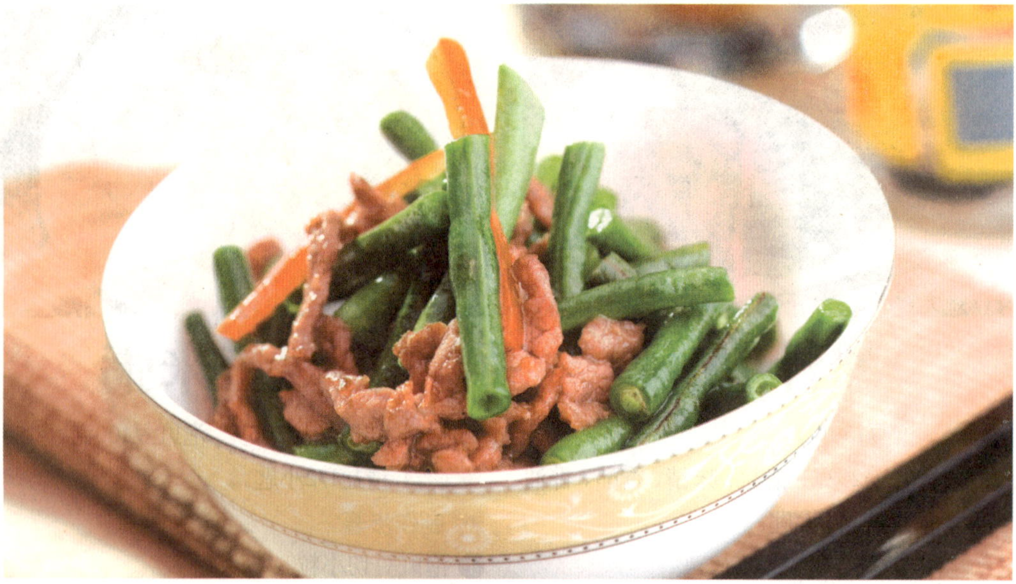

豇豆炒牛肉

原料 豇豆、牛里脊肉各250克，红辣椒1根。

调料 蒜末10克，精盐1小匙，酱油、水淀粉各1大匙，植物油3大匙。

制作步骤

❶ 将豇豆切去头尾，洗净后切成4厘米长的段；红辣椒去蒂、洗净，切成小段。

❷ 牛里脊肉洗净、切丝，放入碗中，加入酱油、水淀粉拌匀，腌渍5分钟，再放入热油锅中快炒一下，立即盛出。

❸ 锅中留底油烧热，先下入蒜末、红辣椒段炒香，再放入豇豆炒熟，然后加入牛肉丝、精盐炒匀，即可盛出。

降糖食疗偏方 5

豆腐干炒豇豆

原料 豇豆300克，豆腐干200克。

调料 葱段、姜片、蒜末各10克，精盐、味精、胡椒粉、酱油、香油、水淀粉、植物油(约耗30克)各适量。

制作步骤

❶ 豇豆切去头尾，用清水洗净，切成小段，加入沸水中，焯透，捞出沥干。

❷ 豆腐干洗净，切成粗丝，放入沸水中焯透，捞出沥水，加入酱油拌匀。放入七成熟的油锅中冲炸一下，捞出沥油。

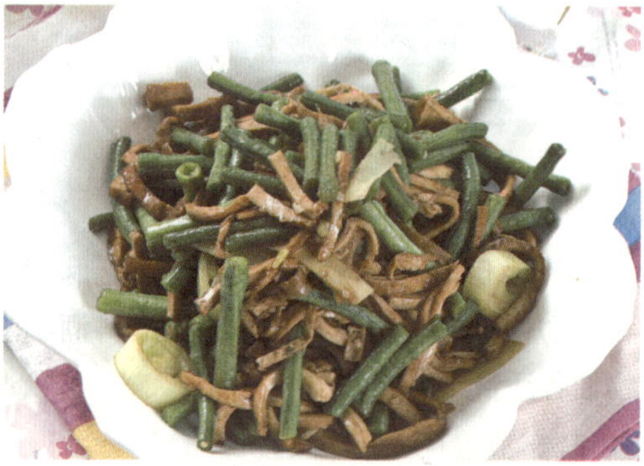

❸ 锅中加入少许植物油烧热，下入葱段、姜片、蒜末炒香。然后放入豇豆段，用大火翻炒至均匀，再放入豆腐干丝，改用小火炒至熟软。加入精盐、味精、胡椒粉炒至入味。用水淀粉勾薄芡，淋入香油即可。

降糖食疗偏方 6

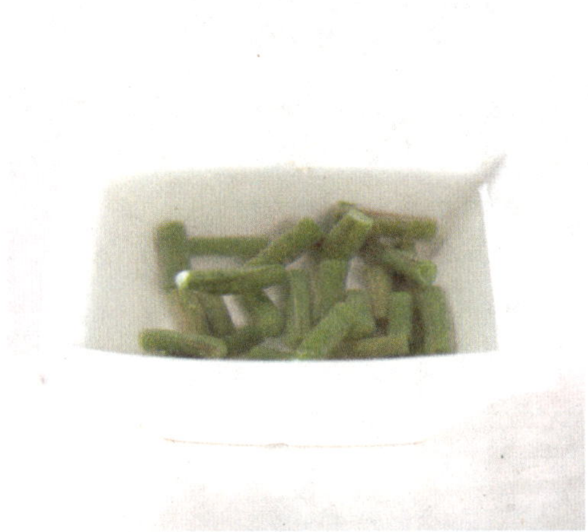

豇豆汤

原料 干豇豆120克。

调料 无。

制作步骤

❶ 豇豆切去头、尾，用清水洗净，切成小段。

❷ 锅中加入适量清水，放入豇豆，水煎服汤。

降糖食疗偏方 7

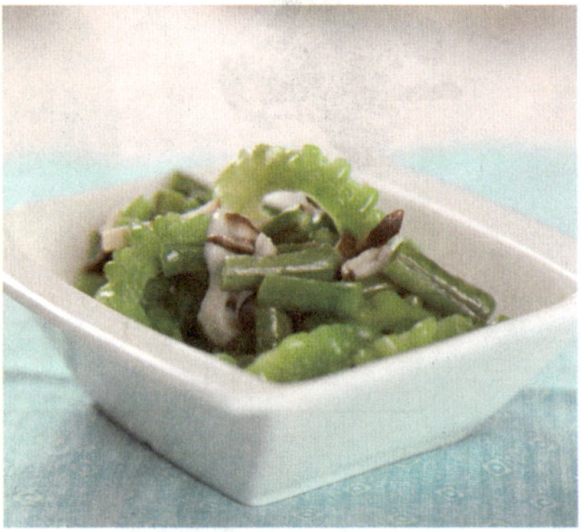

豇豆炒苦瓜

原料 豇豆30克，苦瓜100克，香菇5朵。

调料 精盐、味精、植物油各适量。

制作步骤

❶ 苦瓜切开两边，去瓤，切片。

❷ 豇豆用清水洗净，剁碎。

❸ 香菇用水浸发，去蒂，切丝。

❹ 锅中加适量植物油，烧热，再加入豇豆、香菇、苦瓜翻炒。将熟时加精盐、味精炒匀即可。

降糖食疗偏方 8

鲜虾炝豇豆

原料 豇豆150克，河虾100克，胡萝卜80克，熟玉米粒50克，花生碎少许。

调料 蒜末15克，精盐、味精、米醋、酱油、植物油各适量。

制作步骤

❶ 豇豆择洗干净，切成小段，放入加有少许精盐的沸水锅中焯烫一下，捞出沥干。

❷ 胡萝卜洗净，切成小条，放入沸水锅中焯烫一下，捞出过凉，沥干水分。

❸ 河虾洗净、沥水，放入热油锅中炒干水分，再放入熟玉米粒炒匀，出锅装盘，然后加入精盐、味精、米醋、酱油拌匀。

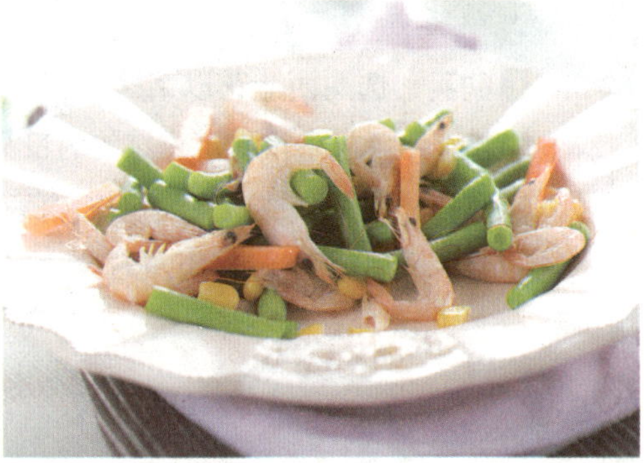

❹ 锅中加入植物油烧热，先下入蒜末炒出香味，再放入豇豆段、胡萝卜条略炒。然后放入拌匀的河虾、花生碎，翻炒均匀即可。

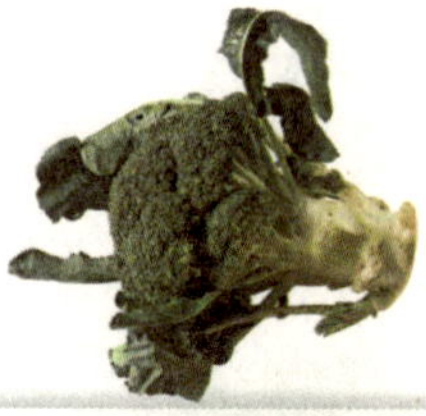

西蓝花 xilanhua

西蓝花形态、生长习性和花椰菜基本相似，但长势强健，耐热性和抗寒性都较强。

别名	中医食性	不适用者	适用者
绿菜花、茎椰菜、青花菜	性凉、味甘	胃病患者，红斑狼疮患者	一般人群均可

营养分析

每100克新鲜西蓝花的花球中含蛋白质3.5～4.5克，是白菜花的3倍、番茄的4倍。此外，西蓝花中矿物质成分比其他蔬菜更全面，钙、磷、铁、钾、锌、锰等含量都很丰富，比同属于十字花科的白菜花高出很多。

营养优势

西蓝花能够增强肝脏的解毒能力，提高人体免疫力，对心脏病有调节和预防的功能，可有效降低肠胃对葡萄糖的吸收，进而降低血糖有效地控制糖尿病病情。

营养吃法

高温对西蓝花的营养损失影响很大，所以西蓝花最好的吃法是过水稍微焯一下，然后调味食用。

西蓝花切开不宜久放，会损失大量营养成分，建议食用新鲜的西蓝花，不宜久存后食用。

选购储存

❶ **购买**：选购西蓝花以菜株亮丽、花蕾紧密结实的为佳，花球表面无凹凸，整体有隆起感，拿起来没有沉重感的为良品。

❷ **储存**：用纸张或透气膜包住西蓝花(纸张上可喷少量的水)，然后直立放入冰箱的冷藏室内，大约可保鲜1周左右。

搭配宜忌

宜：西蓝花与香菇搭配食用，可降糖、降脂。

忌：西蓝花不宜与牛奶同食，会影响钙的吸收。

降糖食疗偏方 1

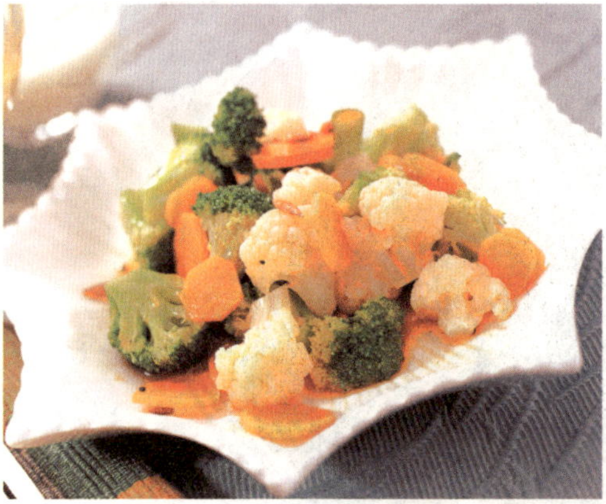

双花拌萝卜

原料 西蓝花、白菜花、胡萝卜各1/2个。

调料 瓜子仁、黑芝麻、精盐各1/2小匙，鸡精、辣椒油各少许，植物油3大匙。

制作步骤

❶ 将白菜花和西蓝花分别洗净，各切小朵；胡萝卜切圆片。

❷ 锅中加水烧开，放入白菜花、西蓝花、胡萝卜片煮熟，捞出，冲凉沥干。

❸ 将胡萝卜片和双花加入调料拌匀，撒上瓜子仁、芝麻拌匀即可。

降糖食疗偏方 2

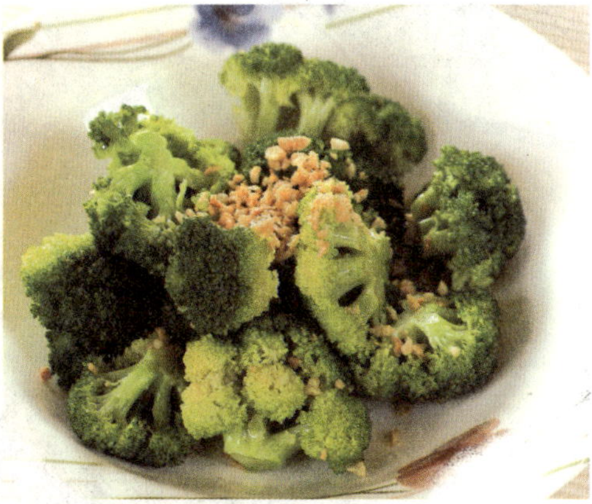

蒜蓉西蓝花

原料 西蓝花500克，蒜蓉50克。

调料 味精、鸡粉各1小匙，水淀粉适量，精盐、香油、植物油各1大匙。

制作步骤

❶ 将西蓝花洗净，掰成小朵，放入加有植物油和少许精盐的沸水中焯烫一下，捞出沥干，备用。

❷ 坐锅点火，加少许底油烧热，先下入蒜蓉炒香，再放入西蓝花，加入精盐、味精、鸡粉翻炒均匀，然后用水淀粉勾芡，淋入香油，即可。

降糖食疗偏方 3

鸡肉西蓝花汤

原料 鸡腿肉300克，西蓝花100克。

调料 葱丝15克，姜片10克，精盐2小匙，料酒2大匙，淡色酱油1大匙。

制作步骤

❶ 鸡腿肉洗净，剔去骨头，切成大块，再放入沸水中焯烫一下，去除多余油脂，捞出冲净。

❷ 西蓝花洗净，掰成小朵，用淡盐水浸泡。

❸ 锅中加入适量清水，先下入鸡腿肉、姜片、料酒、淡色酱油大火烧沸，再转小火煮约30分钟，待汤汁浓香时，放入精盐、西蓝花续煮5分钟，撒入葱丝即可。

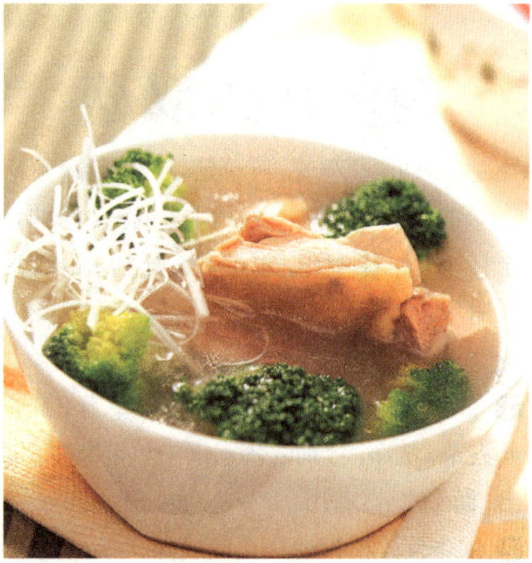

降糖食疗偏方4

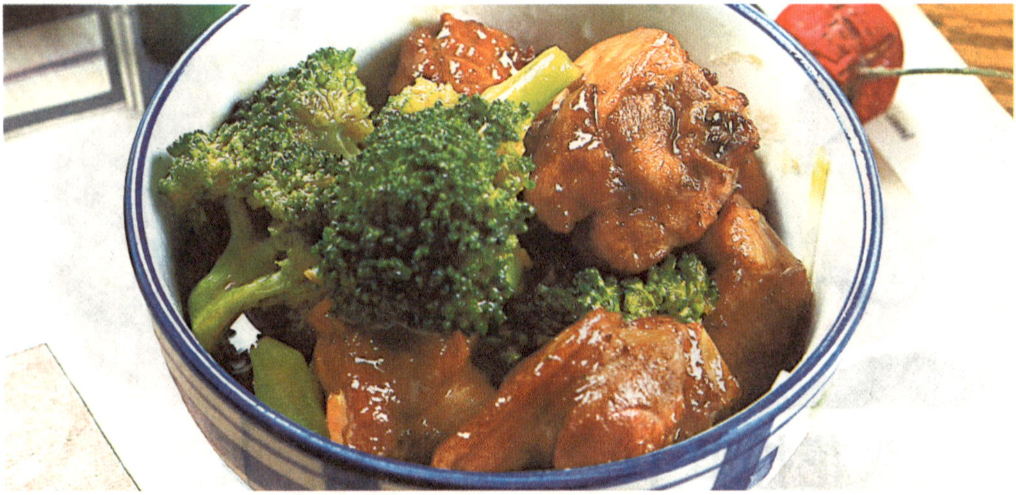

西蓝花炒鸡块

原料 鸡胸肉250克，西蓝花100克，胡萝卜50克。

调料 蒜末、精盐、酱油、鸡精、淀粉、香油、植物油各适量。

制作步骤

❶ 将鸡胸肉洗净，切成小块，再放入容器中，加入淀粉、酱油拌匀，上浆入味，备用。

❷ 将西蓝花洗净，掰成小朵；胡萝卜去皮、洗净，切成薄片；分别用沸水焯烫一下，捞出沥干，待用。

❸ 坐锅点火，加油烧至三成热，放入适量精盐翻炒一下，待油温升至七成热时，下入鸡块、蒜末炒香，再加入西蓝花、胡萝卜、酱油、鸡精翻炒均匀，然后淋入香油，即可出锅装盘。

降糖食疗偏方5

西蓝花扒双菇

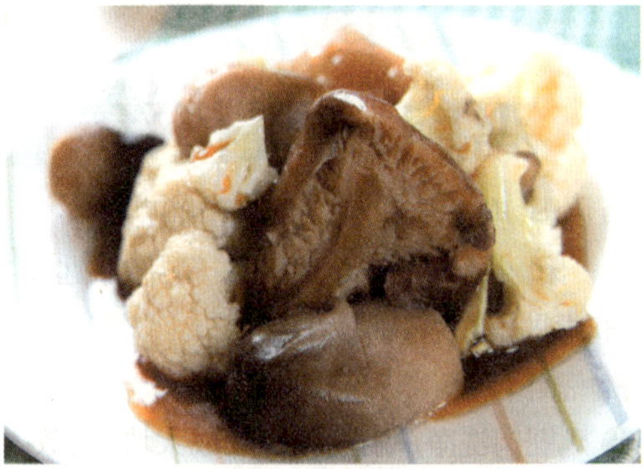

原料 西蓝花250克，鲜草菇、鲜香菇各80克。

调料 蒜末、精盐、鸡精、胡椒粉、酱油、味精、蚝油各少许，水淀粉、鲜汤、植物油各适量。

制作步骤

❶ 将西蓝花洗净，掰成小块；鲜草菇、鲜香菇去蒂、洗净，分别入沸水锅中焯至断生，取出，沥干水分，备用。

❷ 锅中倒入植物油烧至四成热，下入蒜末炒香，再放入西蓝花翻炒，然后加入调料快速翻炒入味，出锅摆在圆盘四周，备用。

❸ 锅中倒入植物油烧至五成热，下入蚝油炒至深红色后注入鲜汤，再加入调料，用水淀粉勾芡，然后放入鲜香菇、鲜草菇快速炒匀淋入明油，盛入西蓝花盘中即成。

降糖食疗偏方 6

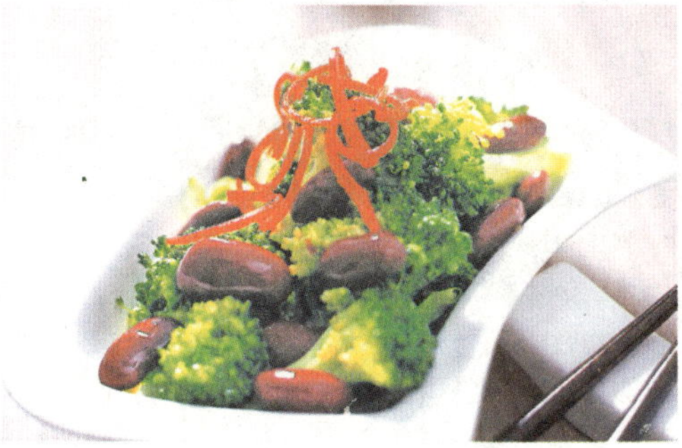

红豆西蓝花

原料 西蓝花500克，罐装红腰豆100克。

调料 蒜瓣10克，味精少许，精盐、辣椒粉、香油各1小匙，植物油1大匙。

制作步骤

❶ 将西蓝花择净，掰成小块，同红腰豆一起放入沸水锅内烫至透，捞出用冷水过凉，沥净水分；蒜瓣去皮，剁成蓉。

❷ 净锅置火上，放入植物油烧至六成热，加入蒜蓉炝锅出香味，倒入西蓝花和红腰豆炒匀。

❸ 加入精盐、辣椒粉和味精炒匀且入味，淋上香油，出锅装盘即可。

降糖食疗偏方 7

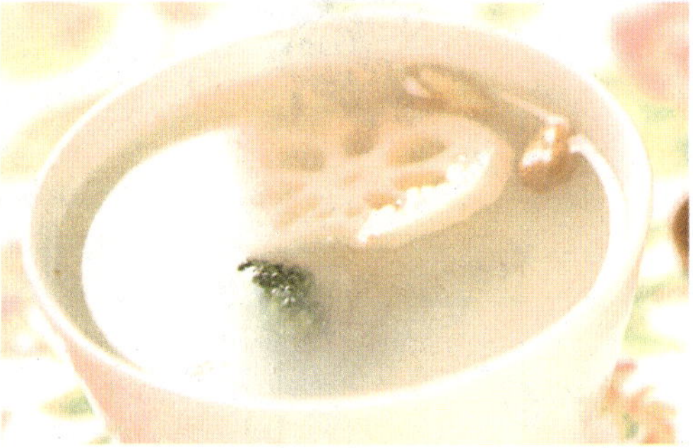

莲花汤

原料 西蓝花、莲藕各300克。

调料 精盐适量。

制作步骤

❶ 将莲藕洗净，切去两端的藕节，去外皮，切成片；西蓝花洗净，掰小朵。

❷ 将莲藕片、西蓝花用沸水焯一下，捞起晾凉。

❸ 锅中加适量清水煮沸，放入莲藕片、西蓝花，加精盐调味，煮汤食用。

降糖食疗偏方 8

双色菜花沙拉

原料 西蓝花、菜花各80克，彩椒、洋葱各1/2个。

调料 黄姜粉、精盐、鸡粉、胡椒粉、植物油各适量。

制作步骤

❶ 将两种菜花分别洗净，切成小朵，备用。

❷ 将西蓝花放入沸水中焯熟，再放入冰水中冷却，捞出，沥干待用。

❸ 将菜花放入沸水锅中，加入黄姜粉、精盐煮熟，捞出，沥干待用。

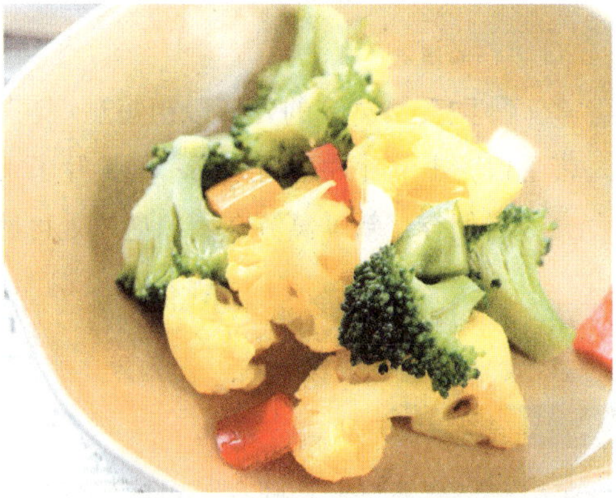

❹ 将彩椒、洋葱分别洗净，切成小丁，备用。

❺ 将以上处理好的原料及调料（依个人口味添加）一同放入容器中搅拌均匀，即可装盘上桌。

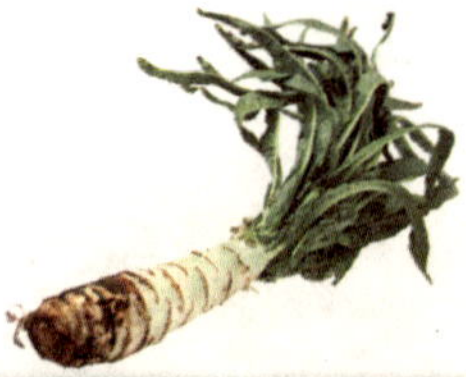

莴笋 wosun

茎用莴苣也称为莴笋，莴笋的肉质嫩，可生食、凉拌、炒食、腌渍。

别名	中医食性	不适用者	适用者
青笋、青菜、茎用莴笋	性凉，味甘、微苦	寒性体质、痛风、泌尿道结石、眼疾患者	一般人群均可

营养分析

莴笋的碳水化合物含量较低，而无机盐、维生素则含量较丰富（维生素A原、维生素B_2、维生素C），尤其是含有较多的烟酸，且莴笋中的铁元素很容易被人体吸收。

营养吃法

食用莴笋以清淡为佳，烹饪时应少放盐。焯莴笋时一定要注意控制时间和温度，时间过长、温度过高会使莴笋失去清脆的口感，变得绵软。

营养优势

莴笋的烟酸含量较多，而烟酸是胰岛素的激活剂，糖尿病人经常吃些莴笋，可改善人体糖的代谢功能。莴笋还有增进食欲、刺激消化液分泌、促进胃肠蠕动、防癌、利尿、降低血压、预防心律失常的作用。

选购储存

❶**购买：**莴笋的外形以粗短顺直，不弯曲，大小均匀，外表整齐洁净，基部不带毛根，上部叶片不超过五六片，叶子不带黄叶、无烂叶为好。

❷**储存：**新鲜莴笋在阴凉通风处可放2~3日，冷藏则约可保鲜一周。

搭配宜忌

宜：莴笋与木耳同食，对糖尿病、高血压、高血脂有防治作用；莴笋与胡萝卜同食，有利于营养吸收。

忌：莴笋不宜与奶酪、蜂蜜同食，二者同食，不利肠胃而易致腹泻。

降糖食疗偏方1

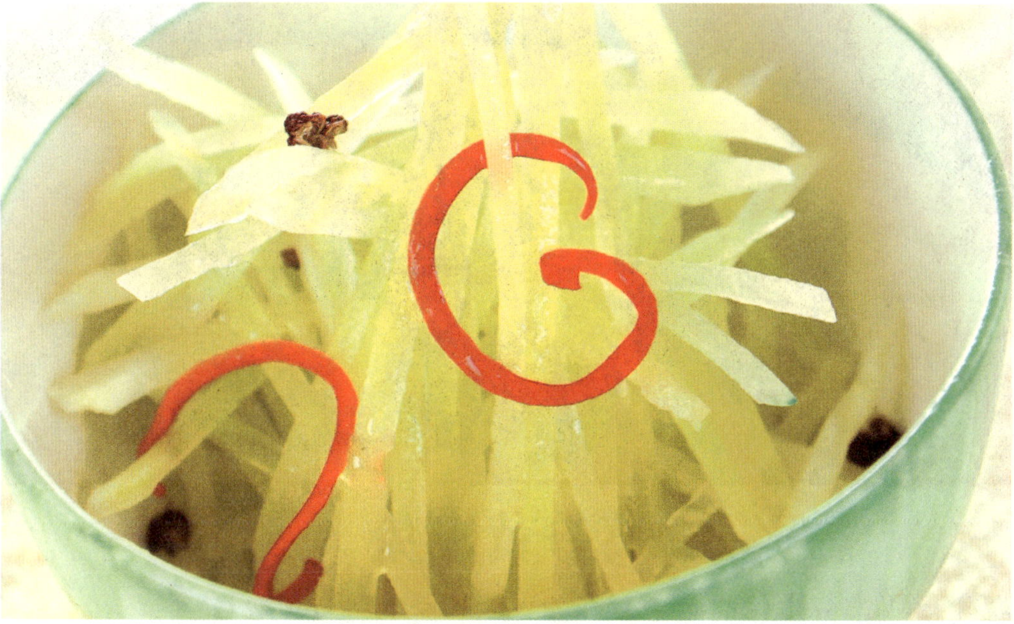

花椒莴笋丝

原料 莴笋300克。

调料 精盐1/2小匙，花椒4粒，料酒、植物油各1大匙。

制作步骤

❶ 将莴笋去皮，洗净，先斜刀切成薄片，再切成细丝。

❷ 坐锅点火，加油烧热，先下入花椒粒炸透，捞出花椒粒。

❸ 再放入莴笋丝，烹入料酒，翻炒至五分熟，然后加入精盐调味，即可出锅装盘。

降糖食疗偏方2

香菇炝翠笋

原料 莴笋450克，鲜香菇100克，红椒25克。

调料 精盐、味精各1/2小匙，蚝油少许，花椒油1大匙，植物油1小匙。

制作步骤

❶ 莴笋去皮、洗净，切成菱形片；香菇去蒂、洗净，片成片；红椒去蒂、去籽，洗净，切成菱形片。

❷ 锅中加入清水、精盐、植物油烧沸，下入莴笋片焯烫、捞出，再放入香菇片焯3分钟，捞出沥水。

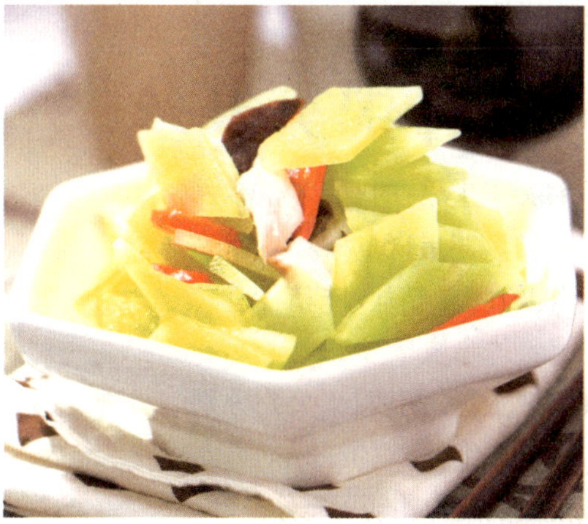

❸ 将莴笋片、香菇片、红椒片放入容器中，加入精盐、蚝油、花椒油、味精调拌均匀，装盘上桌即可。

降糖食疗偏方3

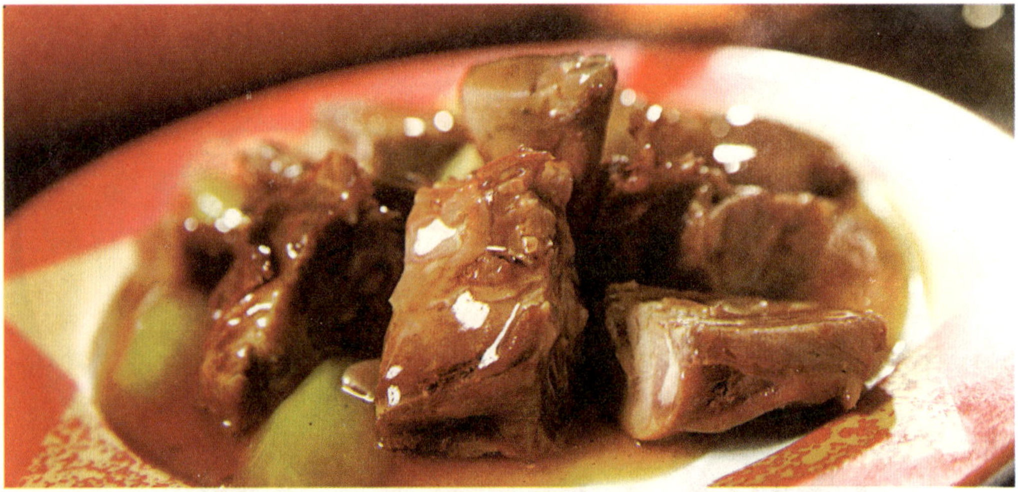

莴笋黄焖兔

原料 净兔半只，莴笋200克。

调料 姜段、葱块（拍破）各15克，精盐1小匙，味精、胡椒粉各少许，料酒1大匙，酱油5小匙，水淀粉2大匙，鲜汤600克，熟猪油125克。

制作步骤

❶ 将莴笋去皮、洗净，斜切成滚刀块；净兔洗净，剁成4厘米见方的块，放入清水锅中烧沸，焯烫一下，捞出，沥干水分。

❷ 锅中加入熟猪油烧热，下入姜块、葱段、兔肉块煸炒3分钟，再加入酱油、料酒、精盐、鲜汤、胡椒粉烧沸，加盖后转小火焖约25分钟。

❸ 然后放入莴笋块，转大火焖约5分钟，拣去葱、姜不用，加入味精，用水淀粉勾芡，待汤汁浓稠后，出锅装盘即成。

降糖食疗偏方4

什锦莴笋丝

原料 土豆、胡萝卜、莴笋各125克。

调料 鸡蛋1个，蒜末10克，芥末油、香油、湿淀粉、醋、精盐、味精各适量。

制作步骤

❶ 把土豆、胡萝卜、莴笋分别削去外皮，洗净，切成细丝；鸡蛋去壳，鸡蛋液放入碗内，加入湿淀粉，用筷子充分搅匀。

❷ 锅烧热，用刷子在锅的底部薄薄刷上一层油，倒入鸡蛋液，摊成大而薄的圆饼，至熟透取出，稍凉后切成4厘米长的细丝。

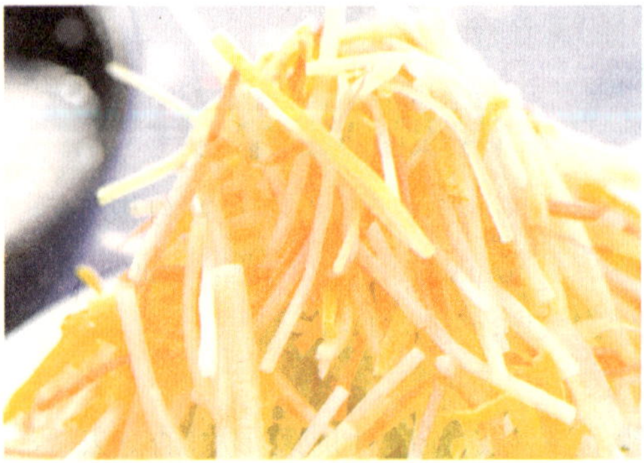

❸ 将土豆丝下沸水锅中，焯约1分钟，再下入胡萝卜丝、莴笋丝烧开，至刚熟透捞出，放入冷水中浸泡至凉透捞出，沥净水，与鸡蛋饼丝同放入大瓷碗中，加入蒜末、醋、精盐、味精，淋入芥末油、香油，拌匀即可。

降糖食疗偏方5

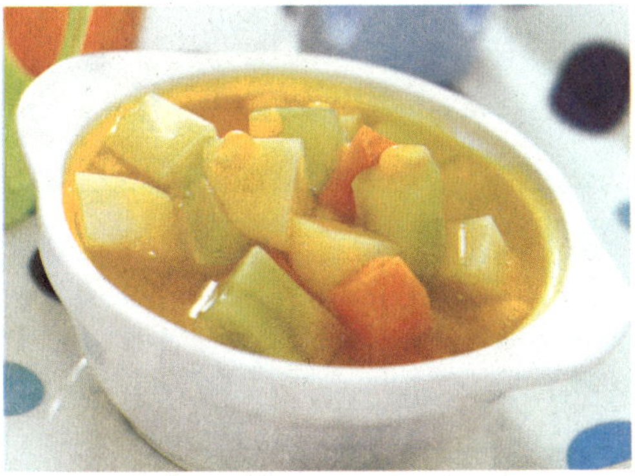

土豆玉米浓汤

原料 土豆300克，莴笋100克，玉米粒罐头1罐，胡萝卜1/2根。

调料 精盐适量，咖喱粉、鱼露、柠檬汁各1大匙，清汤8杯。

制作步骤

❶ 将土豆去皮、洗净，切成块；莴笋去皮，洗净，切成块；玉米粒控水；胡萝卜去皮、洗净，切成块，备用。

❷ 汤锅中加入清汤烧沸，下入所有原料，再加入咖喱粉、鱼露、柠檬汁、精盐煮至入味即可。

降糖食疗偏方6

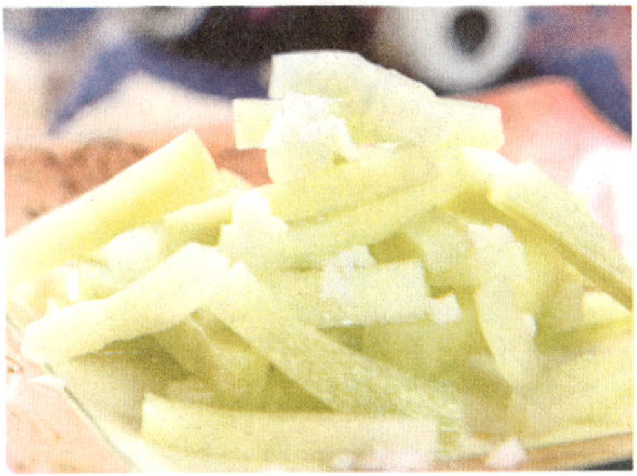

蒜泥莴笋

原料 莴笋1000克，蒜泥40克。

调料 味精1/2小匙，精盐、香油各1小匙，白醋2大匙。

制作步骤

❶ 将莴笋去叶、削皮，洗净后切成粗条，备用。

❷ 炒锅置大火上，加入清水烧沸，放入莴笋略烫，捞出沥干后放入盘中，再加入蒜泥、精盐、白醋、味精、香油拌匀略腌入味，即可上桌食用。

降糖食疗偏方7

海米拌莴笋

原料 莴笋400克，水发海米10克。

调料 姜丝、蒜片、精盐、味精、芥末、白醋、香油、辣椒油各适量。

制作步骤

❶ 莴笋削去老皮，洗净，放在案板上，切成细丝，放入大碗中，加入少许精盐略腌，沥干水分。

❷ 海米去杂质，洗净，沥水。

❸ 将海米放入装有莴笋的碗中，加入姜丝、蒜片、白醋、精盐、味精、芥末、辣椒油、香油调拌均匀，即可装盘上桌。

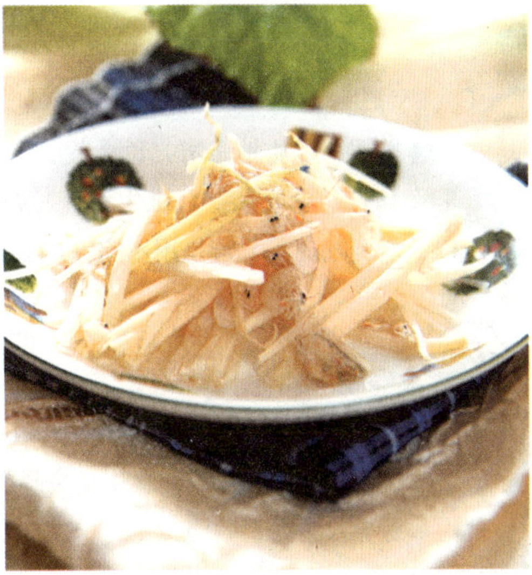

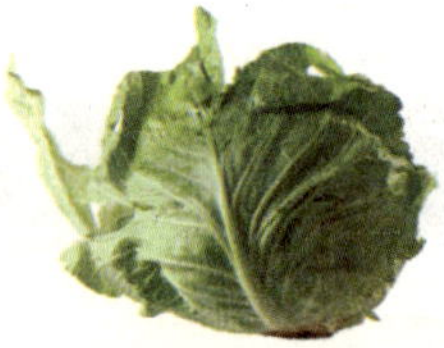

卷心菜 juanxincai

卷心菜起源于地中海沿岸，16世纪开始传入中国。具有耐寒、抗病、适应性强、易贮耐运、产量高、品质好等特点。

别　名	中医食性	不适用者	适用者
圆白菜、结球甘蓝、洋白菜	性平、味苦	脾胃虚寒、消化不良患者	一般人群均可

营养分析

卷心菜营养丰富，含有蛋白质、脂肪、膳食纤维、碳水化合物、胡萝卜素、硫胺素、核黄素、维生素C、维生素E等，其中以维生素A最多，并含有少量维生素K_1，以及多种矿物质及氯、碘等成分。

营养吃法

炒菜时，火力要大，待油温升高后再放入卷心菜，迅速成菜，这样可以损失维生素C最少。

营养优势

卷心菜含中有丰富的维生素，常食用卷心菜能益心肾，健脾胃，对轻微溃疡或十二指肠溃疡有止痛、促进愈合的作用，对血糖、血脂有调节作用，是糖尿病和肥胖患者的理想食物。

选购储存

❶ **购买：** 以质地脆嫩、色泽黄白或青白、层次间较紧密、叶片有光泽的为佳。

❷ **储存：** 卷心菜富含维生素C，如果存放时间较长，维生素C会被大量破坏，所以最好现吃现买。若是用不完，可放入冰箱冷藏，这样可减少维生素C的流失。

搭配宜忌

宜：卷心菜搭配木耳、海米食用，具有补肾填精、健脑壮骨、防病抗病的功效。

忌：卷心菜与黄瓜搭配食用，会降低人体对维生素C的吸收；卷心菜与蜂蜜搭配食用，易导致腹泻、腹痛。

降糖食疗偏方 1

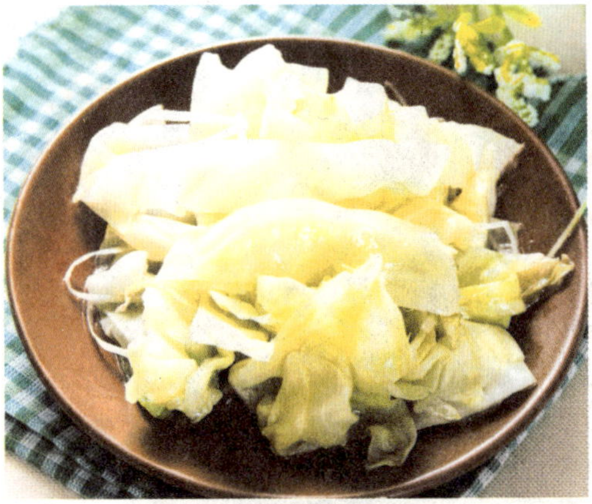

素炒卷心菜

原料 卷心菜400克。

调料 葱丝10克，姜丝5克，精盐1/2小匙，味精少许，酱油2小匙，植物油2大匙。

制作步骤

❶ 卷心菜去根，洗净，顺长切成1厘米宽的条，再切成4厘米长的段。

❷ 锅中加入植物油烧热，先下入葱丝、姜丝炒香，再放入卷心菜略炒。

❸ 然后加入精盐、酱油翻炒至断生，加入味精调味，即可出锅装盘。

降糖食疗偏方 2

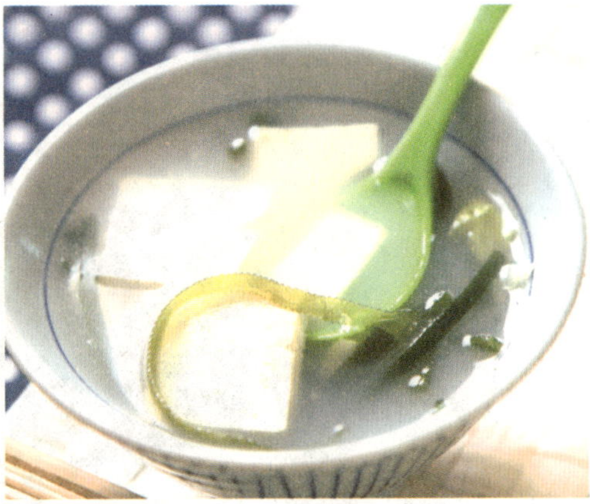

卷心菜豆腐汤

原料 豆腐1块，卷心菜100克，海带30克。

调料 精盐、酱油、料酒、植物油各适量。

制作步骤

❶ 豆腐切厚片，用沸水焯一下，捞出控水。

❷ 卷心菜、海带分别洗净，切成丝。

❸ 锅中加入植物油，烧至七成热时，下豆腐片，炸至外皮金黄色，捞出沥油，晾凉后切丝。

❹ 锅中加适量清水，大火煮沸后放入海带丝、精盐、酱油、料酒，煮至海带丝熟烂、入味。

❺ 最后加入豆腐片、卷心菜丝，稍煮即可。

降糖食疗偏方 3

干贝卷心菜

原料 卷心菜300克，干贝2粒。

调料 葱段、姜片各少许，淀粉1小匙，精盐1/3小匙，植物油1大匙。

制作步骤

❶ 将干贝泡软（泡干贝的汤汁留用），放入盘中，加入葱段、姜片，入蒸锅蒸至熟烂，捞出后撕成丝，备用。

❷ 卷心菜洗净，撕成5厘米的片状待用。

❸ 锅中加油烧热，先放入干贝丝，用大火翻炒一下，再加入卷心菜片及泡干贝的汤汁，翻炒至卷心菜熟透，然后再加入精盐、淀粉调匀，出锅装盘即可。

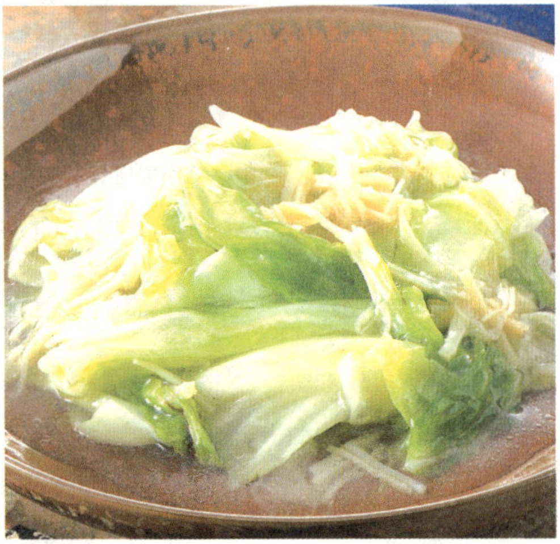

降糖食疗偏方4

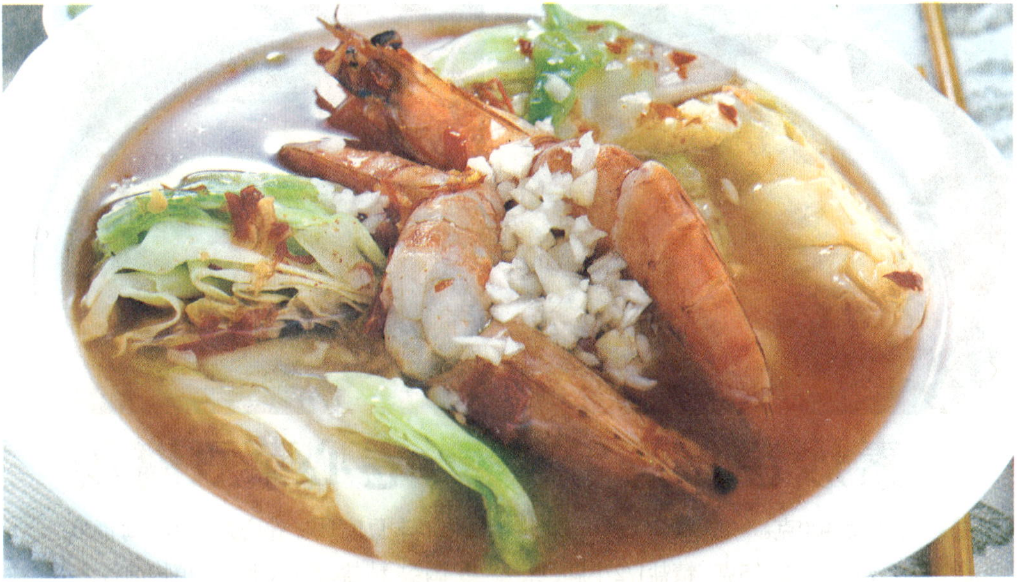

鲜虾卷心菜辣汤

原料 鲜虾、卷心菜各100克。

调料 蒜末、姜末、精盐各少许，胡椒粉1/2小匙，辣酱1小匙，高汤1500克，料酒、黄油各2大匙。

制作步骤

❶ 将鲜虾去壳、去虾线，洗净。

❷ 卷心菜洗净，切成块。

❸ 锅中加入黄油烧至熔化，下入蒜末、姜末、辣酱炒香，再放入鲜虾、卷心菜炒匀。

❹ 然后烹入料酒，倒入高汤烧沸，再加入精盐、胡椒粉煮至入味，即可出锅装碗。

降糖食疗偏方5

西红柿炒卷心菜

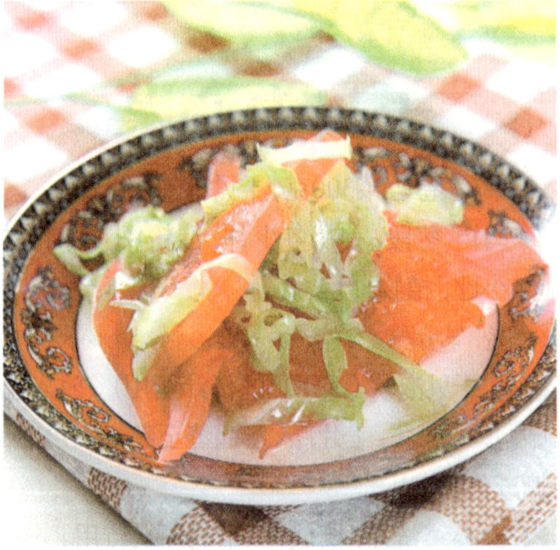

原料 西红柿150克，卷心菜300克。

调料 葱末、姜末共3克，精盐、味精、香油各少许，植物油1大匙。

制作步骤

❶ 将西红柿洗净，切成厚片。

❷ 卷心菜洗净，切成细丝，备用。

❸ 炒锅置大火上，加入植物油烧至五成热，先下入葱末、姜末炝锅，再放入卷心菜煸至八成熟，待用。

❹ 另起锅加油烧热，放入西红柿煸炒出汁，再放入卷心菜、精盐、味精炒匀，淋入香油，出锅装盘即可。

Part 4 畜肉类

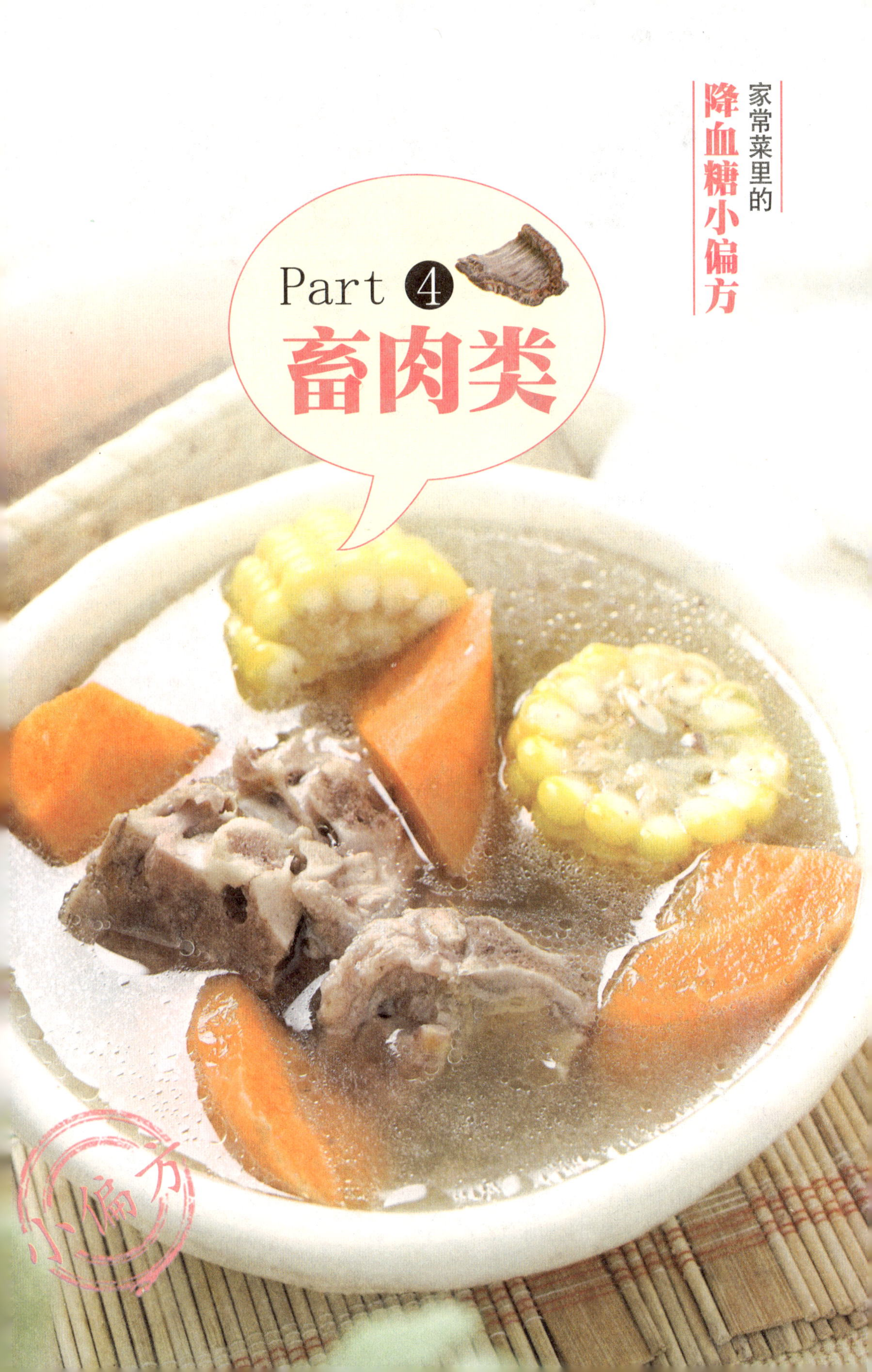

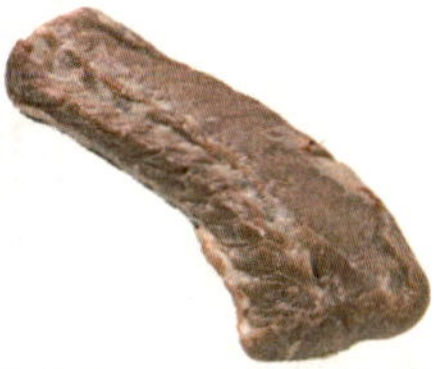

猪肉 zhurou

猪肉又名豚肉，是猪科动物家猪的肉。凡病后体弱、产后血虚、面黄羸瘦者，都可用猪肉作营养滋补之品。

别名	中医食性	不适用者	适用者
豚肉、豕肉、彘肉	性微寒，味甘、咸，无毒	肥胖、高血脂、心血管疾病患者	气血不足、心悸、腹胀、痔疮患者

营养分析

猪肉含优质蛋白质、膳食纤维、脂肪、胆固醇、硫胺素、维生素B_2、烟酸、维生素C、维生素E、维生素A、胡萝卜素、钾、磷、钠、硒、钙、镁、铁（血红素铁）、锌等营养成分，以及人体必需的氨基酸。

营养优势

猪瘦肉具有滋阴润燥、保护内脏、提供人体必需的脂肪酸、改善缺铁性贫血、增强免疫力和记忆力的功效、糖尿病患者亦可食用精瘦肉，以便获得均衡营养。

营养吃法

猪肉应彻底煮熟后再食用。

猪肉不宜多食，特别是肥肉。多食则助热，使人体脂肪蓄积，身体肥胖，或者血脂升高，以致动脉粥样硬化，产生高血压等疾病。

选购储存

❶**购买：**猪肉应选择肉质紧密、富有弹性，皮薄，膘肥嫩，色雪白，且有光泽的。瘦肉部分呈淡红色，有光泽，不发黏为佳。

❷**储存：**买回的猪肉须先用水洗净，分割成小块，分别装入保鲜袋，再放入冰箱冷冻保存，或者先冷冻一会儿，等冻结后再分开放，这样就不会粘在一起了。

搭配宜忌

宜：猪肉与藕、猕猴桃搭配食用，具有滋阴血、健脾胃、易消化的功效。

忌：猪肉与鹌鹑同食，会令人面黑；猪肉与鸽肉、鲫鱼、虾同食，令人滞气；猪肉与豆类同食，易引起腹胀气滞。

降糖食疗偏方 1

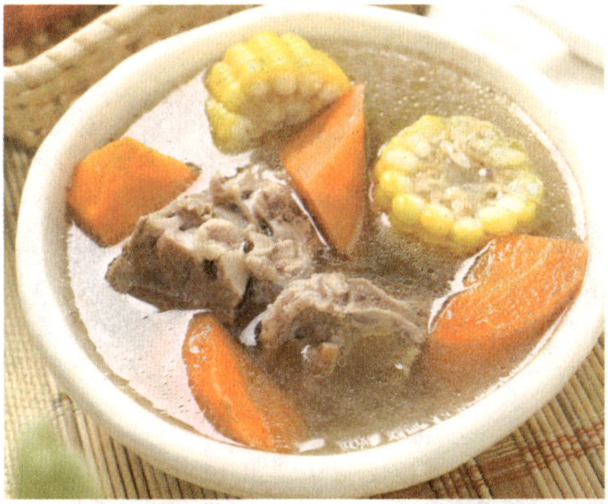

玉米胡萝卜脊骨汤

原料 猪脊骨600克，玉米300克，胡萝卜200克。

调料 精盐适量。

制作步骤

❶ 猪脊骨洗净斩件，飞水，备用。

❷ 胡萝卜去皮，洗净，切成小块。

❸ 玉米洗净，切成小段。

❹ 将适量清水注入煲内煮沸，放入全部原料，再次煮开后改小火煲2小时，加盐调味即可。

降糖食疗偏方 2

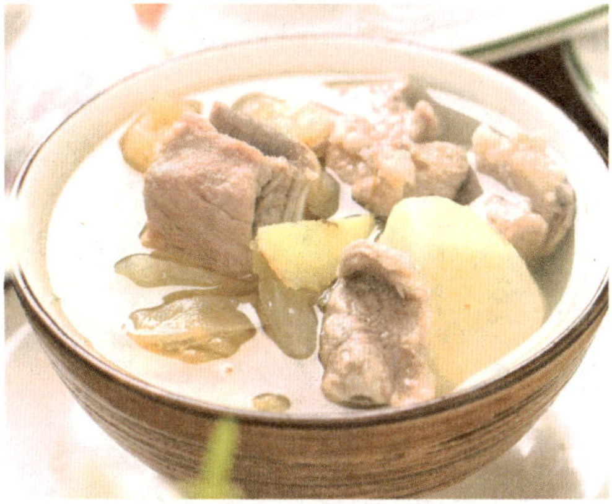

马蹄海蜇肉排汤

原料 猪瘦肉450克，排骨300克，海蜇、马蹄各200克。

调料 生姜1片，精盐适量，葱少许。

制作步骤

❶ 海蜇洗净，飞水；马蹄去皮，洗净。

❷ 排骨洗净，斩件，飞水；猪瘦肉洗净，切块。

❸ 将适量清水放入煲内，煮沸后加入以上材料，大火煲滚后改用小火煲2小时，加盐调味即可。

降糖食疗偏方 3

西蓝花瘦肉汤

原料 猪腱肉400克，西蓝花50克，胡萝卜少许，洋葱1/2个。

调料 葱、姜丝各少许，精盐、胡椒粉各适量。

制作步骤

❶ 将猪腱肉洗净，剔除边角肥肉及筋膜，切大块，放入沸水锅中焯烫，捞出备用。

❷ 将洋葱去皮、洗净，切成粒；胡萝卜洗净，切成片；西蓝花洗净，切成小朵，待用。

❸ 锅中加入适量清水烧沸，放入猪腱肉块、

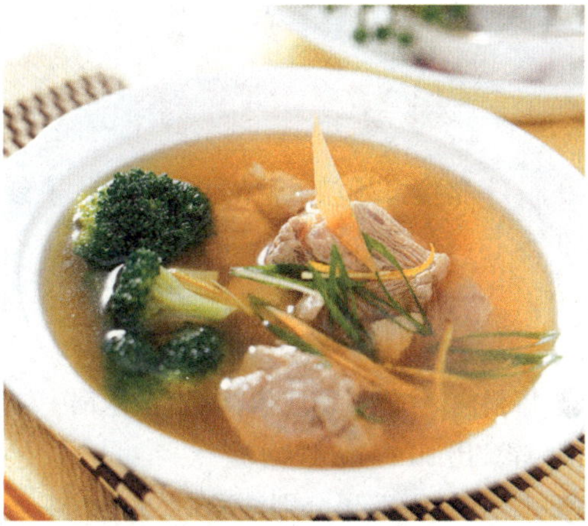

姜丝用大火煮沸，转小火煲40分钟，再放入其他原料煮沸，加入精盐、胡椒粉调味，撒入葱丝即可。

降糖食疗偏方 4

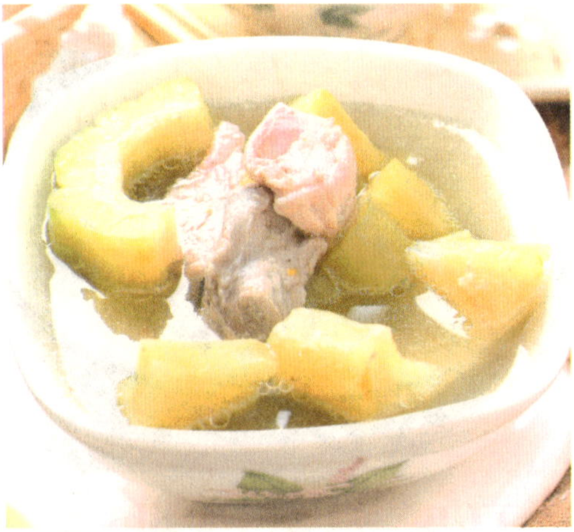

苦瓜猪肉汤

原料 猪瘦肉400克，苦瓜200克，精盐适量。

调料 精盐少许。

制作步骤

❶ 先将猪瘦肉洗净，切成厚片。

❷ 苦瓜洗净，切开去瓤和籽，切长段。

❸ 锅中加入适量清水，煮沸后放入猪瘦肉片、苦瓜段煮沸后改小火煲45分钟，加盐调味即可。

降糖食疗偏方 5

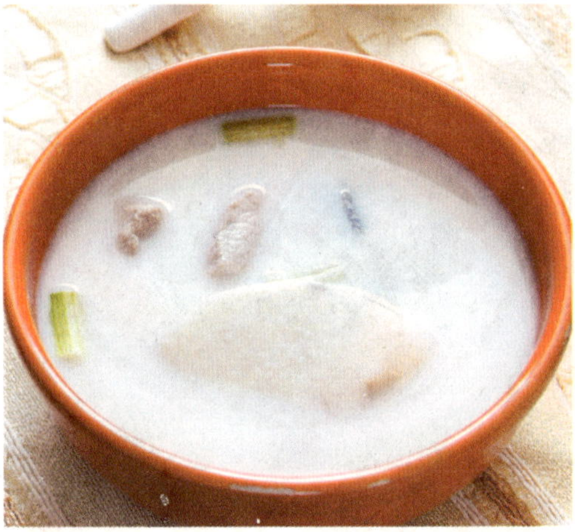

淮山牛奶炖猪肉

原料 淮山100克，牛奶1杯，猪瘦肉500克。

调料 生姜、精盐各少许。

制作步骤

❶ 将猪瘦肉洗净，与生姜一起放入锅中，加水适量，煮4小时，取肉汤备用。

❷ 将肉汤1碗，与洗净的淮山一起放入锅中，用小火熬煮至软熟，再加入牛奶、精盐烧沸即成。

降糖食疗偏方 6

参果炖猪肉

原料 猪瘦肉250克，无花果120克，太子参60克。

调料 姜1块，精盐、料酒各适量。

制作步骤

❶ 将猪瘦肉洗净，切成块，放入清水锅中烧沸，焯烫出血污，捞出沥水。

❷ 太子参、无花果分别洗净，沥去水分；姜块去皮、洗净，切成片。

❸ 将猪瘦肉块、无花果、太子参、姜片放入炖盅内，加入料酒、适量清水，盖上盅盖，入

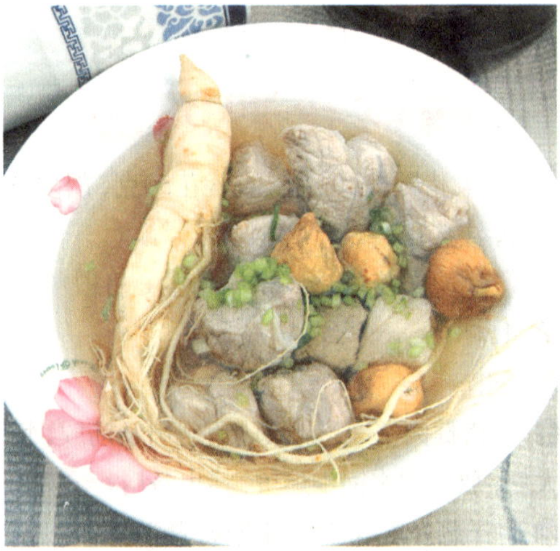

锅隔水炖约1小时，加入精盐调味，取出上桌即成。

降糖食疗偏方 7

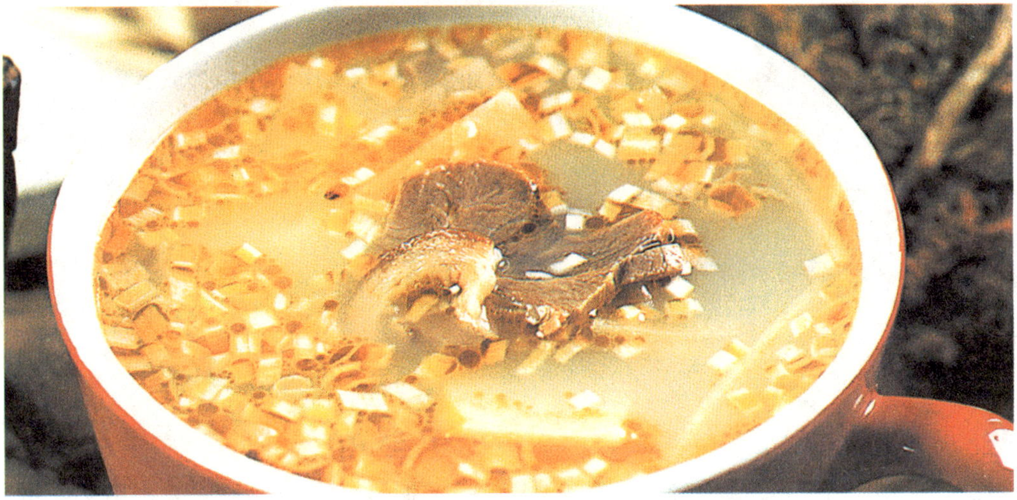

萝卜猪肉汤

原料 白萝卜250克，猪腿肉200克。

调料 葱段、姜块、蒜泥、精盐、味精、花椒粒、胡椒粉、酱油、香醋、料酒、香油、辣椒油、猪骨汤、植物油各适量。

制作步骤

❶ 将猪腿肉洗净，放入清水锅中烧开，撇去浮沫，加入葱段、姜块、料酒煮至八分熟，然后将猪肉捞出切片，拣出葱、姜，切成细末；白萝卜去皮、洗净，切成大片，再用沸水焯烫一下，捞出，沥干备用。

❷ 锅中加适量底油烧热，先下入花椒粒炸香，再放入料酒、猪肉片、萝卜片煸炒片刻，然后添入猪骨汤，用大火煮30分钟，再加入精盐、味精、胡椒粉调味，拣出花椒粒，最后淋入香油、辣椒油，加入蒜泥、葱末、姜末、香醋调匀即可。

降糖食疗偏方 8

排骨玉米汤

原料 排骨500克，玉米3穗。

调料 精盐1小匙，味精1/2小匙，香油适量。

制作步骤

❶ 将排骨洗净，剁成小段，入沸水锅中焯去血水，捞出，洗净沥干。

❷ 玉米洗净，切成段，备用。

❸ 锅中放入排骨段、玉米段，添入适量清水，再加入精盐、味精、香油煮沸，然后转中火煮5~8分钟，出锅盛入保温锅中，用小火焖2小时即可。

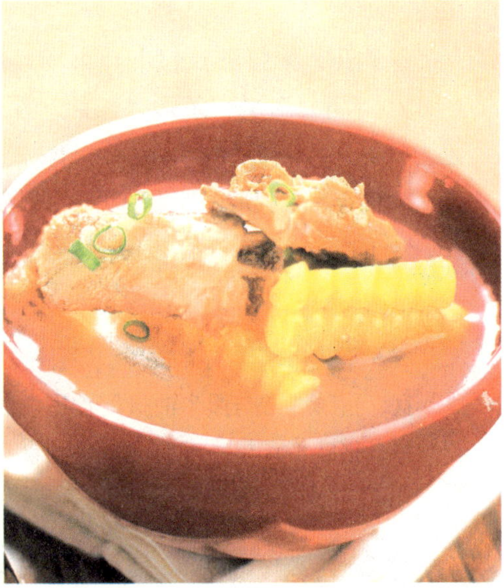

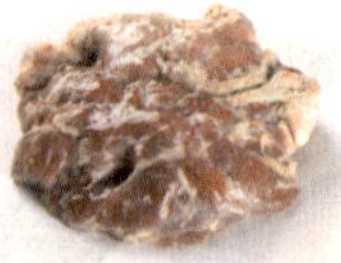

猪胰 zhuyi

猪胰为动物猪的胰腺，是猪腹腔内的一个内分泌器官，主要分泌胰岛素。

别名	中医食性	不适用者	适用者
猪胰子、猪横脷	性平、味甘	男子不宜多服	一般人群均可

营养分析

猪胰中含有蛋白质、脂肪、维生素B_1、维生素B_2、叶酸、钙、磷、镁等多种维生素及矿物质，且猪胰中含有丰富的胰酶及胰岛素成分。

营养吃法

猪胰在食用前必须用水浸泡并彻底清洗，刮掉那些白色油，在煲汤时，在水开后加一点花生油再放猪胰进去就不会有腥味了。

营养优势

中医认为，猪胰具有益肺健脾、润燥、美颜的功效，可用于治疗脾胃虚热、消渴等症，可辅助治疗脾胃虚弱、糖尿病、消化不良、手足皲裂等症。

选购储存

1 **购买**：猪胰脏在超市、市场等肉摊很难买到，需要购买时可提前跟摊主预订。猪胰为扁平长条形，长约20厘米，粉红色，表面挂些白油，略带有淡黄色为好。

2 **储存**：猪胰最好现吃现买，可以放入冰箱短时间冷冻储存。

搭配宜忌

宜：猪胰通常与黑牛油搭配食用。

忌：猪胰不宜与小麦粉同食，同食会影响其营养价值及食疗效果。

降糖食疗偏方1

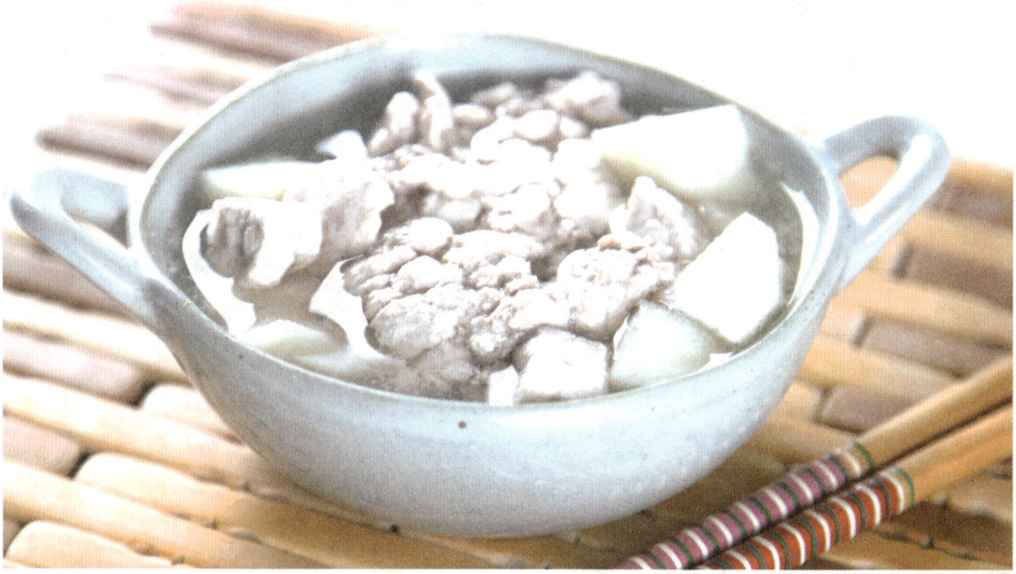

猪胰山药汤

原料 猪胰1个，猪瘦肉、山药各60克。

调料 精盐适量。

制作步骤

❶ 猪瘦肉洗净，切块；猪胰清洗干净。

❷ 山药去皮，洗净，切块。

❸ 将猪瘦肉块、山药块、猪胰共煮汤，加少许精盐调味。

降糖食疗偏方2

枸杞蚕茧猪胰汤

原料 枸杞子15克，蚕茧10克，猪胰1个。

调料 精盐少许。

制作步骤

❶ 猪胰洗净，切块。

❷ 蚕茧、枸杞子分别洗净。

❸ 将以上原料一同放入锅中，加适量清水，煮熟后加精盐调味食用。

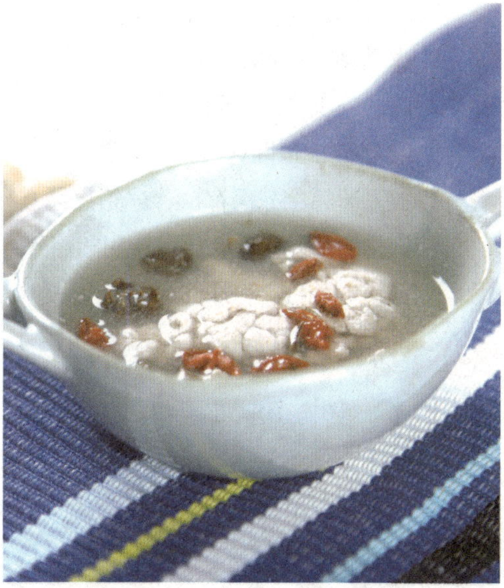

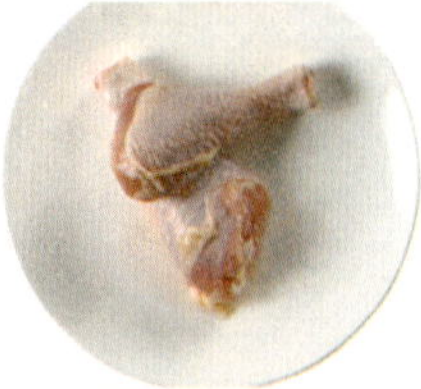

鸡肉 jirou

鸡肉就是鸡身上的肉，肉质细嫩，滋味鲜美，适合多种烹调方法，并富有营养，有滋补养身的作用。

别名	中医食性	不适用者	适用者
家鸡肉、母鸡肉、公鸡肉	性平、温、味甘	高血压、高血脂、胆囊炎患者，肝阳上亢者	一般人群均可

营养分析

鸡肉中含有丰富的蛋白质、胆固醇、维生素A、维生素E、硫胺素、核黄素、烟酸、镁、钙、铁、锌、铜、锰、钾、磷、钠、硒等多种维生素和矿物质，以及对人体发育有重要作用的磷脂类。

营养优势

鸡肉中含有大量蛋白质，容易被人体吸收利用，对糖尿病患者有增强体力、强壮身体的作用，适于糖尿病体虚者食用。此外，常吃能提高免疫力、消渴祛肿。由于其脂肪含量低，适宜减肥人群食用。

营养吃法

鸡肉有很多食用方法，鸡肉不但适于炒、煮、炖、烧、蒸、烤、拌、焖、煎，而且是比较适合冷食凉拌的肉类。但切忌吃过多的鸡翅等鸡肉类食品，以免引起肥胖。

选购储存

1 **购买**：选购鸡肉要挑新鲜的，新鲜的鸡肉富有弹性，用手指按压后会复原，鸡眼睛凹陷下去的表明不新鲜了，不要购买。

2 **储存**：先将鸡肉分割成若干食用方便大小的块，然后用食品袋或保鲜膜逐一包好，放入冰箱冷冻保存；若冰箱没地方存放鸡肉，也可用食品袋包好，然后外面再用一深颜色的口袋装上，放在背阴的窗外，利于冬天气温低自然冷冻保存。

搭配宜忌

宜：鸡肉与西蓝花同食，有防病健身之功效。

忌：鸡肉不宜与芝麻、菊花、芥末、糯米、李子、大蒜同食。在服用左旋多巴、铁制剂时不宜食用鸡肉；鸡肉与菊花相克，同食会中毒。

降糖食疗偏方1

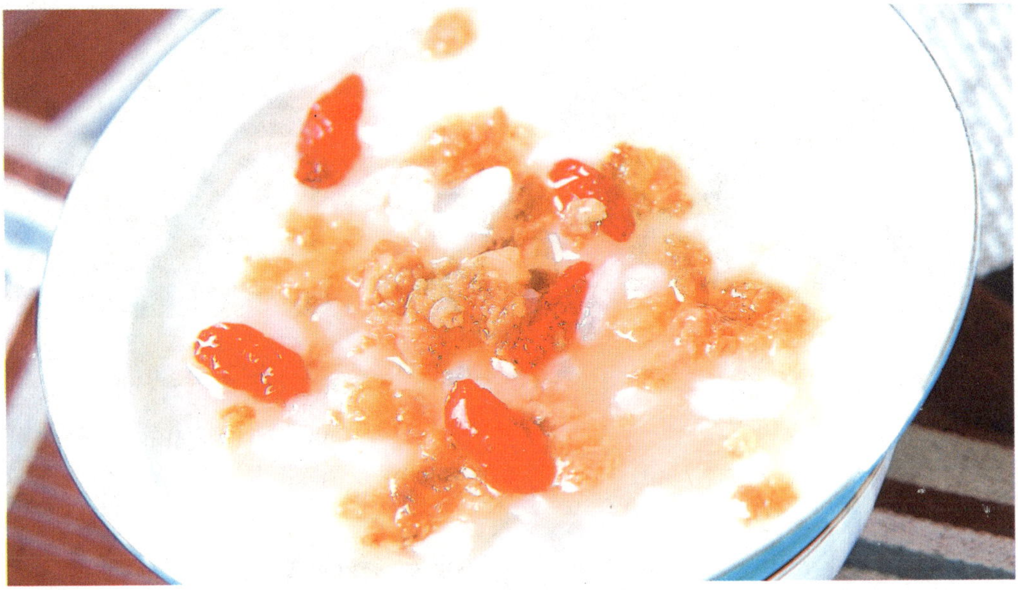

枸杞鸡粥

原料 大米200克，鸡肉250克，猪瘦肉50克，枸杞子30克。

调料 姜末、精盐、味精、料酒、香油、植物油各适量。

制作步骤

❶ 将鸡肉洗净，放入盛有姜片、葱段、料酒及适量清水的锅中煮至刚熟，捞出晾凉，剁成小块；木耳洗净，撕成小朵，放入沸水锅中焯熟，捞出晾凉。

❷ 取大碗，加入精盐、味精、香油、鸡汤调匀成味汁，再放入鸡块、木耳、葱段拌匀，撒上香菜，即可上桌食用。

降糖食疗偏方2

三莲鸡肉汤

原料 光鸡半只，莲花2朵，莲子60克，莲藕500克，红枣10枚。

调料 生姜2片，精盐、植物油各适量，胡椒粉少许，料酒1大匙。

制作步骤

❶ 将莲花去梗、莲子去心、莲藕去节、红枣去核。

❷ 将光鸡除去肥油和鸡皮，斩块。

❸ 用半大匙植物油起锅，放鸡块和姜片稍爆锅。

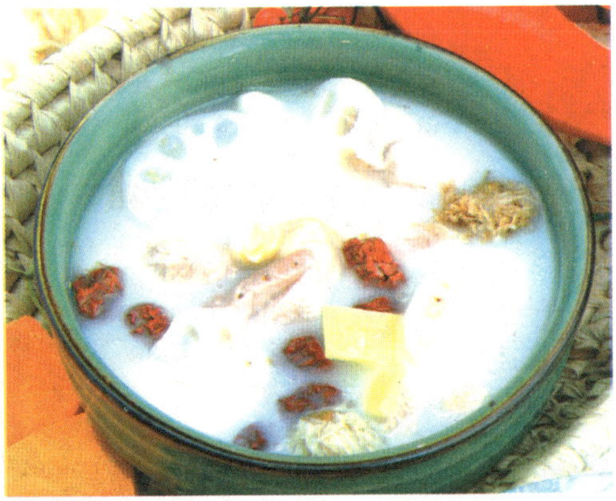

❹ 再把爆过的鸡块、莲子、莲藕、红枣一起入锅，加料酒、清水适量。先用大火煮沸后，再小火慢煲90分钟。最后放入莲花续煲10分钟，用精盐、胡椒粉调味即可。

降糖食疗偏方 3

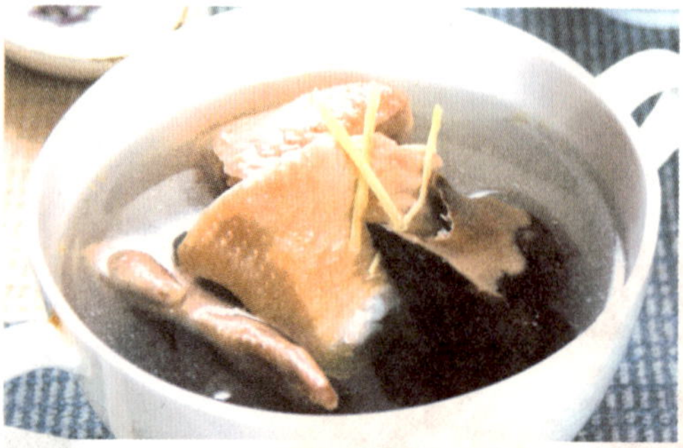

香菇鸡汤

原料 鸡半只，香菇10朵。

调料 葱、姜、精盐、料酒各适量。

制作步骤

❶ 将香菇浸于温水中泡发好，捞出洗净，浸泡香菇的水沉淀，备用。

❷ 将鸡洗净，剁成小块，入沸水锅中焯一下，捞出待用。

❸ 汤锅置火上，放入鸡块、香菇、葱、姜、料酒煮开，待鸡块煮熟，撇去浮沫，倒入香菇水，待汤再开，放入精盐，用文火煮片刻，起锅盛于汤碗内即成。

降糖食疗偏方 4

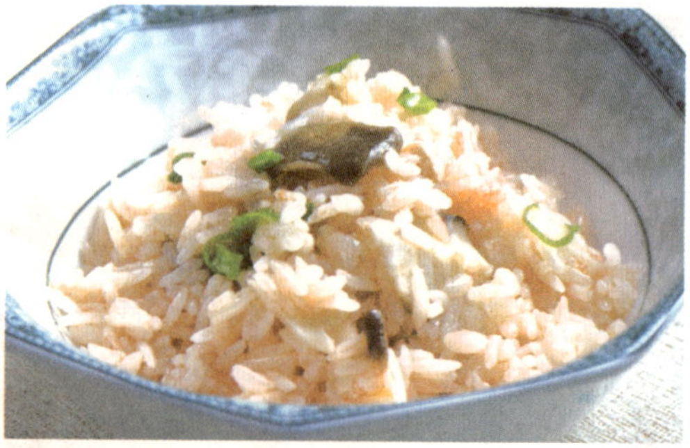

蘑菇鸡丁饭

原料 米饭500克，鸡肉250克，洋葱末、鲜蘑各100克。

调料 精盐、胡椒粉、番茄沙司各适量，奶油、番茄酱各150克。

制作步骤

❶ 将鲜蘑洗净、去蒂，片成薄片；鸡肉洗净、切丁，放入沸水锅中煮熟，捞出备用。

❷ 锅中加入奶油烧热，先下入洋葱末炒至微黄，再加入番茄酱炒成红色，然后放入熟鸡肉丁、蘑菇片炒透，再撒入精盐、胡椒粉略炒，加入米饭翻炒均匀，出锅装碗，最后浇上番茄沙司即可。

降糖食疗偏方 5

双虾鸡肉汤

原料 鸡脯肉、虾仁各200克，鸡蛋2个，小菠菜3个。

调料 葱段、姜片各15克，精盐、料酒、味精、麻油各适量。

制作步骤

❶ 将鸡脯肉洗净，切成肉泥，放在碗内，加清水半杯、料酒1大匙、精盐少许、蛋清1个搅匀，锅里放清水，将鸡泥搓成荔枝大的丸子下锅，温水烧至八九成热时捞出，放入清水内。

❷ 虾仁洗净，切成虾泥，放在碗内加清水半

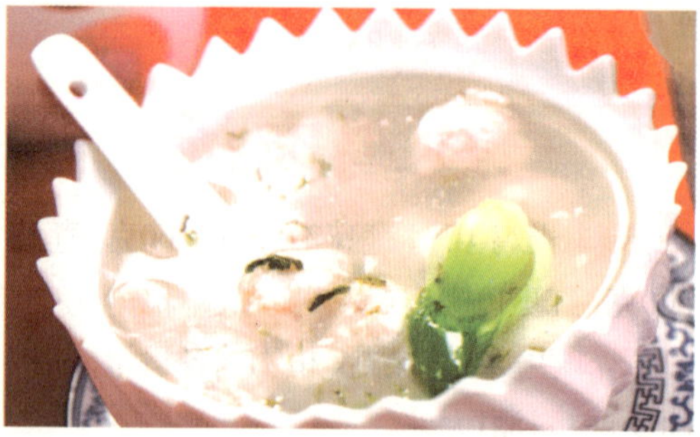

杯、料酒1大匙、精盐少许、蛋清1个搅匀，将虾泥搓成荔枝大的虾圆，放入下鸡圆的汤锅内，小火煨至虾圆全部漂起。

❸ 将葱段、姜片放入下虾圆的锅内，烧沸后将葱姜捞出不要，再下精盐、料酒、鸡圆、择洗干净的小菠菜拌一下，淋上麻油即成。

降糖食疗偏方6

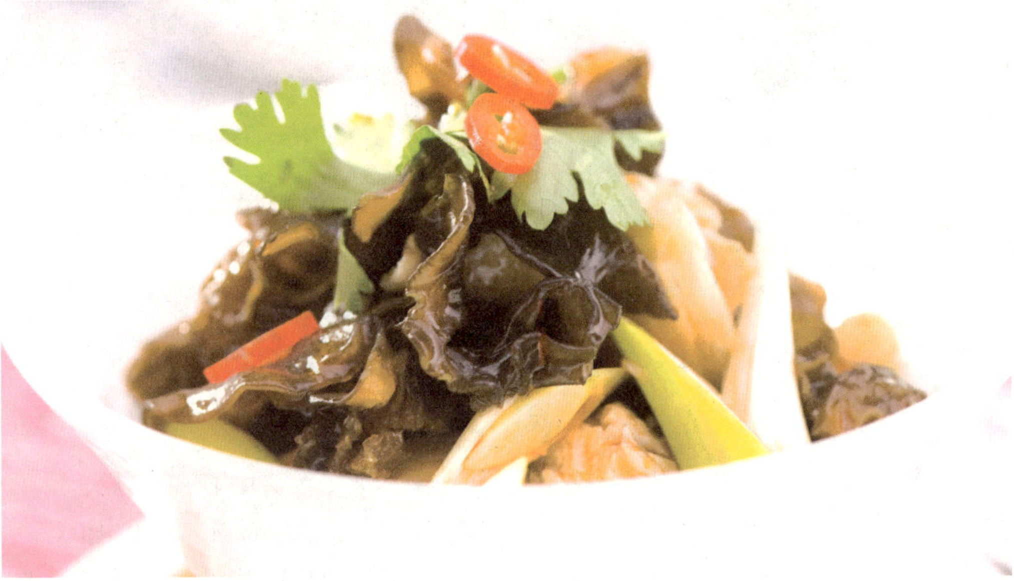

木耳拌鸡

原料 水发木耳50克，净鸡肉250克。

调料 香菜段、姜片、葱段、精盐、味精、花椒油、香油、酱油、料酒、红油各适量，鸡汤2小匙。

制作步骤

❶ 将鸡肉洗净，放入加有姜片、葱段、料酒及适量清水的锅中煮至刚熟，捞出晾凉，剁成小块；木耳洗净，撕成小朵，放入沸水锅中焯熟，捞出晾凉。

❷ 取大碗，加入精盐、味精、酱油、花椒油、香油、红油、鸡汤调匀成味汁，再放入鸡块、木耳、葱段拌匀，撒上香菜即可。

降糖食疗偏方7

薏米冬瓜炖土鸡

原料 净土鸡1只，冬瓜500克，薏米50克。

调料 陈皮丝、葱花、姜末各15克，精盐、胡椒粉、酱油各1大匙，高汤精1/2大匙，植物油2大匙。

制作步骤

❶ 将土鸡用清水洗净，剁成大块；冬瓜去皮、去瓤，洗净，切成菱形块；薏米用清水淘洗干净。

❷ 锅中加入植物油烧热，先下入鸡肉块煸炒，再加入酱油、葱花、姜末、精盐、高汤精、

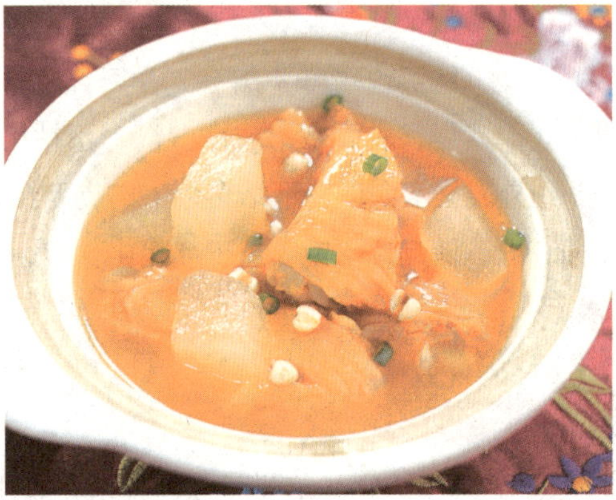

胡椒粉调味。

❸ 然后放入冬瓜块、陈皮丝，加入适量清水炖几分钟，再倒入电压力锅中，放入薏米炖10分钟，出锅装碗即可。

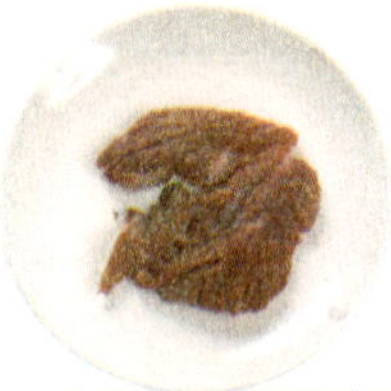

牛肉 niurou

牛肉是中国人的第二大肉类食品，仅次于猪肉。牛肉的蛋白质含量高，而脂肪含量低，享有“肉中骄子”的美称。

别名	中医食性	不适用者	适用者
黄牛肉、水牛肉	性温、味甘	内热者、皮肤病、肝病、肾病患者	一般人群均可

营养分析

牛肉中含有丰富的蛋白质、脂肪，并且氨基酸组成更接近人体需要。此外，还含有维生素A、维生素E、B族维生素、烟酸、镁、钙、铁、锌、磷、胆甾醇等成分，其肌氨酸含量比其他食品都高。

营养优势

牛肉中含有的镁可以提高胰岛素合成代谢的效率，有利于控制血糖；牛肉中含大量的铁，多食用牛肉有助于缺铁性贫血的治疗。牛肉中含有的锌是一种抗氧化剂，有利于防衰防癌。

营养吃法

牛肉不易熟烂，因此在烹饪时放一个山楂、一块橘皮或一点茶叶可以使其易烂。做红烧牛肉时，加少许雪里蕻，可使肉味更鲜美，而清炖牛肉能更好地保存营养成分。

选购储存

①**购买**：新鲜牛肉有光泽、红色均匀、具有正常的气味；有弹性，指压后凹陷立即恢复；表面微干或微湿润，不粘手，但有些注水严重的肉也完全不粘手，可见到外表呈水湿样，不结实；牛肉皮无红点是好肉，有红点者是坏肉。

②**储存**：牛肉应置于冰箱中保存，保存时间不宜超过一周。

搭配宜忌

宜：牛肉宜与芋头同食，可以养血补血；牛肉可与南瓜同食，可以健胃益气。

忌：牛肉不宜与板栗同食，同食会引起呕吐；牛肉不能与鲶鱼同食，同食会中毒；牛肉不宜与橘子同食，同食不利于营养素的吸收。

降糖食疗偏方 1

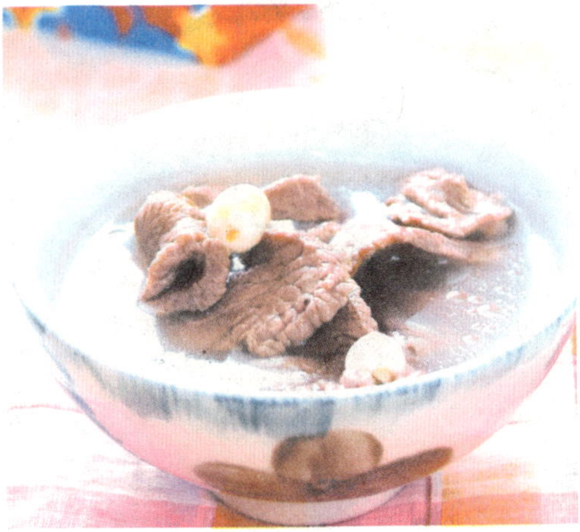

莲子牛肉汤

原料 牛肉75克，莲子50克。

调料 精盐、味精各适量。

制作步骤

❶ 将牛肉洗净，切成片。

❷ 莲子去皮、去心，洗净备用。

❸ 锅置火上，添入适量清水，放入莲子、牛肉煮至熟烂，再加入精盐、味精调味，出锅装碗即可。

降糖食疗偏方 2

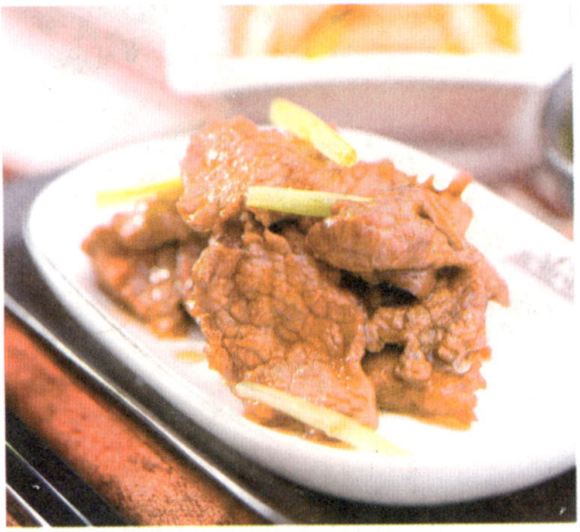

干烧牛肉片

原料 牛肉400克，芹菜30克。

调料 姜丝15克，豆瓣酱1小匙，辣椒粉、花椒粉、醋各1/2小匙，味精1小匙，料酒1大匙。

制作步骤

❶ 将牛肉切成薄片；芹菜择洗干净，切段。

❷ 牛肉片上大火煸炒，加姜丝、豆瓣酱、辣椒粉然后略炒至油变红。

❸ 加料酒、味精、芹菜翻炒几下，淋适量醋，装盘，撒花椒粉即可。

降糖食疗偏方 3

萝卜炖牛肉

原料 牛腩300克，白萝卜1个。

调料 葱段、姜片各10克，精盐1小匙，味精1/2小匙，五香粉1/3小匙，料酒、酱油各2大匙，清汤500克，植物油1大匙。

制作步骤

❶ 白萝卜、牛腩分别洗净，均切成块，放入沸水锅中焯透，捞出冲凉，沥干水分。

❷ 坐锅点火，加入植物油烧热，先下入葱段、姜块炒香，再烹入料酒，添入清汤烧沸。

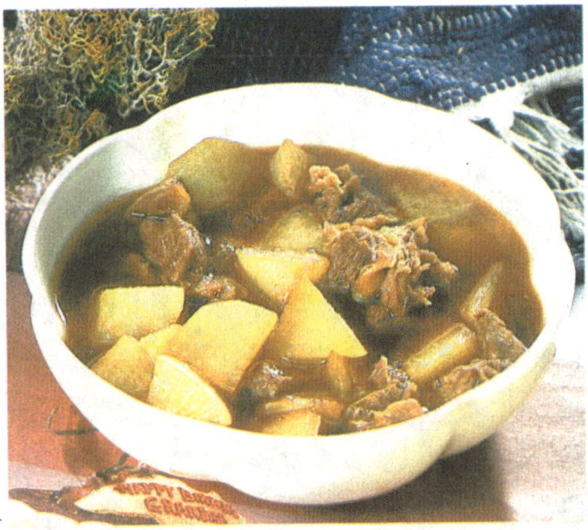

❸ 然后放入牛腩块炖至熟烂，加入白萝卜块、五香粉、酱油、精盐、味精煮匀，拣出葱段、姜片，撇净浮沫，出锅装碗即可。

降糖食疗偏方 4

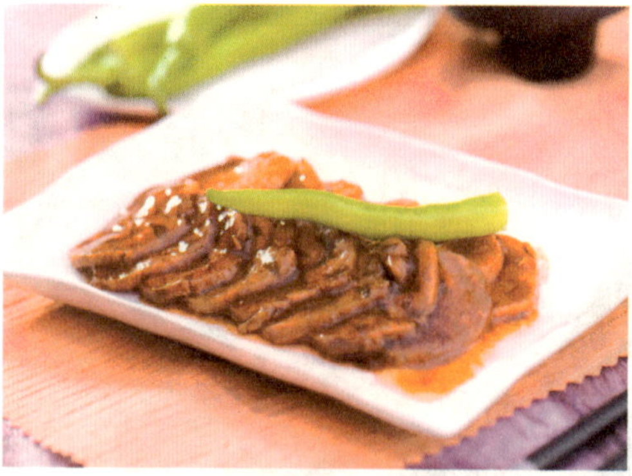

扒牛肉条

原料 熟牛腩肉500克。

调料 葱末、姜末、蒜片各少许，精盐、味精、料酒、酱油各少许，水淀粉、清汤各适量，花椒油1大匙，植物油2大匙。

制作步骤

❶ 熟牛腩肉切成长条片，放入沸水锅中烫透，捞出沥净水分，整齐地码入盘中。

❷ 锅中加油烧热，下入葱、姜、蒜炝锅，加入精盐、味精、料酒、酱油及清汤烧沸，加入牛肉条扒至汤汁稠浓时，勾芡，淋花椒油，大翻勺，装盘即可。

降糖食疗偏方 5

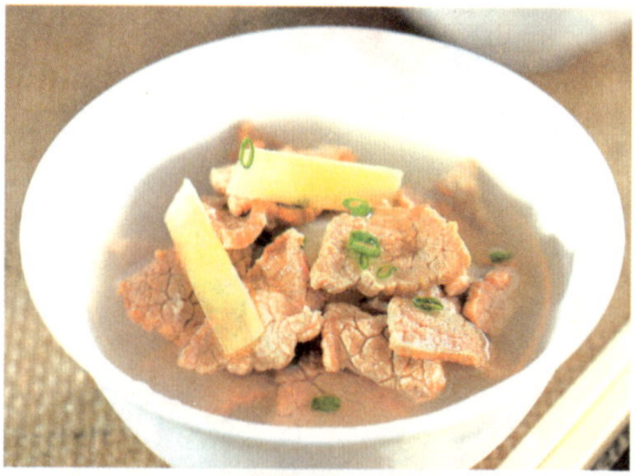

清汤小牛肉

原料 牛肉500克。

调料 姜块25克，大葱15克，精盐1小匙，胡椒粉少许，料酒1大匙。

制作步骤

❶ 姜块去皮，取少许切成片，剩余姜块切成丝；大葱洗净，切成碎末。

❷ 牛肉洗净，放入清水锅中，加入姜片、料酒烧沸，转小火煮20分钟，捞出晾凉。

❸ 将牛肉切成片，放入碗中，加入姜丝，淹入煮牛肉的原汤，放入蒸锅内，用中火蒸10分钟，再加入精盐、葱末、胡椒粉调味即可。

降糖食疗偏方 6

凉瓜炒牛肉

原料 苦瓜片350克，牛肉片150克，红椒丝100克。

调料 姜丝、蒜末、料酒、水淀粉、香油、植物油各适量，精盐、生抽各1小匙。

制作步骤

❶ 苦瓜片加入少许精盐略腌，挤干水分。

❷ 牛肉片放入碗中，加入少许生抽、植物油、姜丝、水淀粉腌20分钟，备用。

❸ 坐锅点火，加油烧热，先放入牛肉片翻炒至变色，再加入苦瓜片略炒，然后加入蒜末、

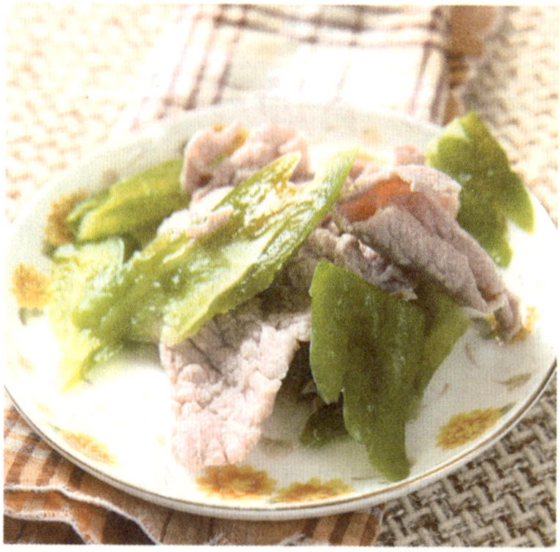

红椒丝翻炒至苦瓜片变软，再加入剩余的姜丝、料酒、生抽、香油炒熟，即可出锅装盘。

降糖食疗偏方7

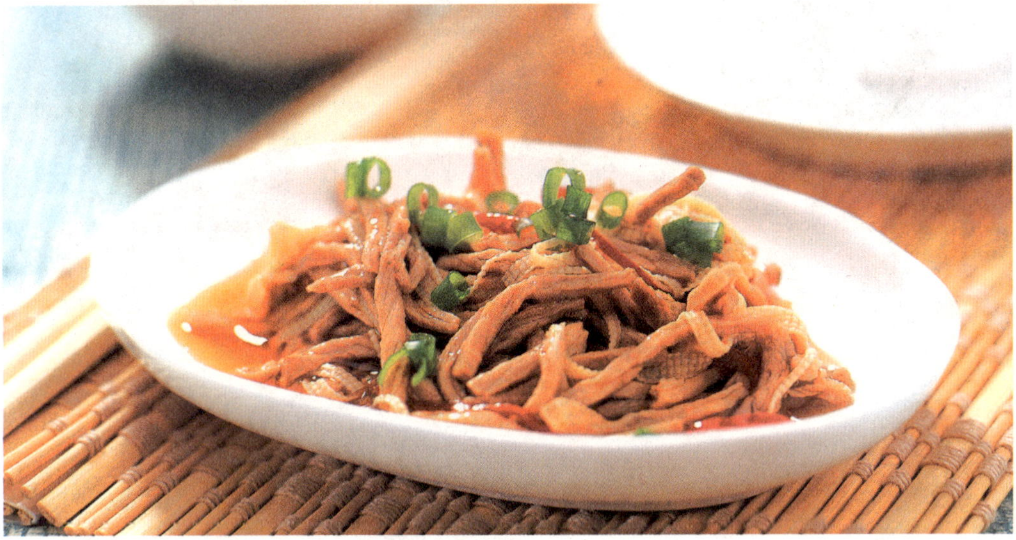

豆腐干炒牛肉丝

原料 牛里脊肉400克，豆腐干丝150克。

调料 姜2片，蒜2粒，葱、红辣椒各1棵；调味料A：醪糟、淀粉各1大匙，酱油1小匙；调味料B：精盐1小匙，植物油90克。

制作步骤

❶ 蒜切末，姜切丝，红辣椒切片，葱洗净切末，豆腐干丝洗净用温水泡软。

❷ 牛里脊切丝，加调味料A腌拌。

❸ 锅中倒入4大匙油烧热，放入腌拌好的牛肉丝，以大火烧至牛肉七分熟时，盛出沥干油。

❹ 另起锅，倒入2大匙油烧热，爆香配料，放入豆腐干丝炒熟，加入牛肉拌炒，再加入调味料B炒匀，起锅前撒入葱末即可。

降糖食疗偏方8

洋葱牛肉丝

原料 洋葱200克，牛里脊肉150克，鸡蛋清1个。

调料 精盐、味精、淀粉各1/2小匙，胡椒粉、食用苏打各少许，鸡精、酱油各1小匙，水淀粉适量，植物油3大匙。

制作步骤

❶ 将洋葱去外皮，洗净，切成丝，备用。

❷ 将牛里脊肉去筋，洗净，切成丝，加入食用苏打、鸡蛋清、胡椒粉、精盐、淀粉码味上浆待用。

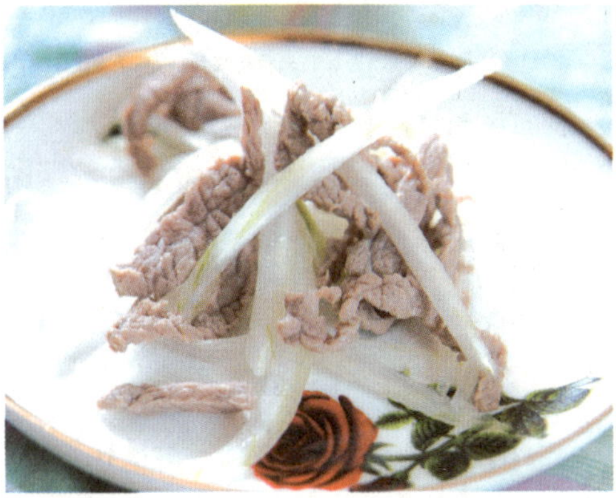

❸ 炒锅置火上，倒入植物油烧至四成热，下入牛肉丝炒散，再放入洋葱丝，加入精盐、酱油、味精、鸡精快速翻炒至洋葱丝断生，用水淀粉勾芡收汁，出锅装盘即成。

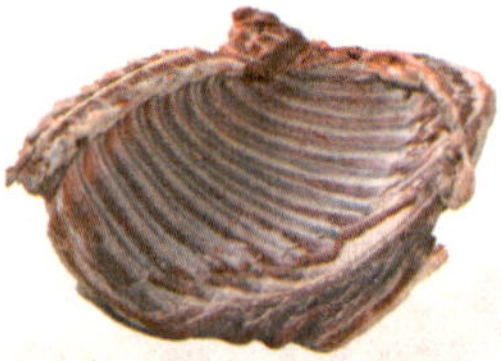

羊肉 yangrou

羊肉可分为山羊肉、野羊肉和绵羊肉。羊肉相对于牛肉、猪肉来说，肉味更浓、肉质更细嫩，但脂肪和胆固醇含量更少。

别名	中医食性	不适用者	适用者
羖肉、羝肉、羯肉	性温、味甘	发热、高血压、肝病及其他感染病者	一般人群均可

营养分析

羊肉中含有丰富的脂肪、蛋白质、维生素A、硫胺素、核黄素、烟酸、胆固醇、镁、钙、铁、锌、磷、钠、硒、胆甾醇等多种营养成分。

营养优势

羊肉可增加消化酶的分泌，有助于人体对食物的消化和吸收，并能保护肠胃、增加肠胃功能、暖胃生津、增加免疫力、养肾补肾、补肝益血、去湿明目。糖尿病患者亦可适量食用，对身体有利。

营养吃法

炖煮羊肉时放数个山楂或一些绿豆，炒制时加入一些葱、姜、孜然等佐料可以去除膻味。因为羊肉中易带有寄生虫和细菌，所以涮羊肉时一定要熟透再食用。

选购储存

① **购买**：选购羊肉时应选择外观完整，肉质色泽红润，脂肪呈白色或微黄色，表面湿润且富有弹性，质地硬而脆。

② **储存**：羊肉不能长时间保存，因此储存时间不适宜超过2天；将羊肉剔去筋膜，再用保鲜膜、报纸、毛巾按顺序包好，放入冰箱中保存，可长时间保存。

搭配宜忌

宜：羊肉与豆腐同食，可清热泻火、除烦止渴；羊肉与白萝卜同食，可消积、化痰。

忌：羊肉忌与竹笋、赤小豆同食，易引起中毒；羊肉忌与豌豆苗、南瓜同食，易发生黄疸；羊肉忌与海螺、百合同食，易腹泻；羊肉与西瓜同食，会伤元气。

降糖食疗偏方1

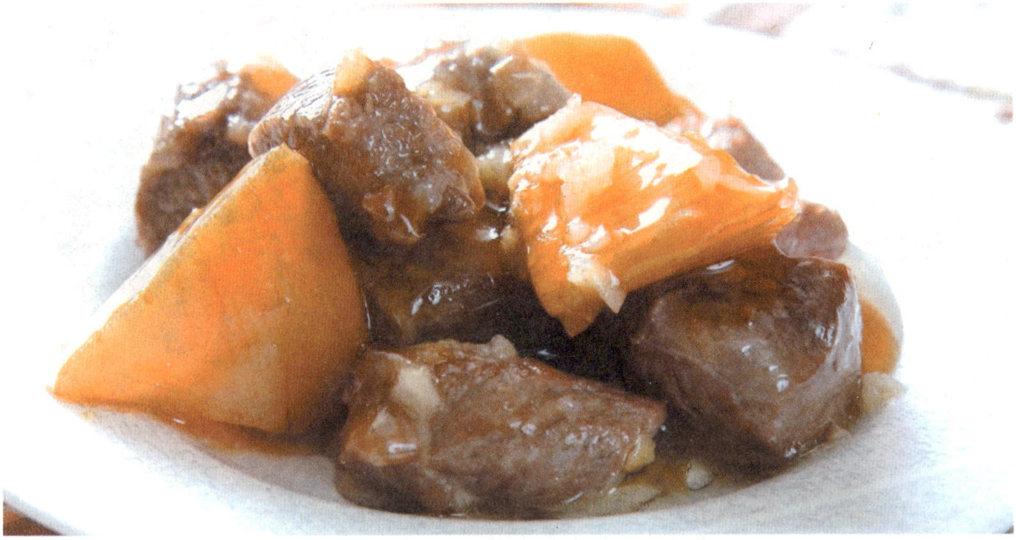

冬笋煨羊肉

原料 羊肉400克，冬笋肉300克。

调料 姜末、蒜蓉各少许，精盐、味精、老抽、胡椒粉各适量，料酒1大匙，水淀粉2大匙，清汤、植物油各500克。

制作步骤

❶ 冬笋肉洗净，切成三角块，放入沸水中焯烫一下，捞出沥干，再放入热油中冲炸一下，捞出沥油。

❷ 羊肉洗净，切块备用。

❸ 坐锅点火，加油烧热，先爆香蒜蓉、姜末，再放入羊肉爆透，烹入料酒，添入清汤，然后加入精盐、味精，加盖煨至八分熟，再放入冬笋、老抽煨至熟透，最后用水淀粉勾芡，撒入胡椒粉调匀即成。

降糖食疗偏方2

凉拌羊肉丝

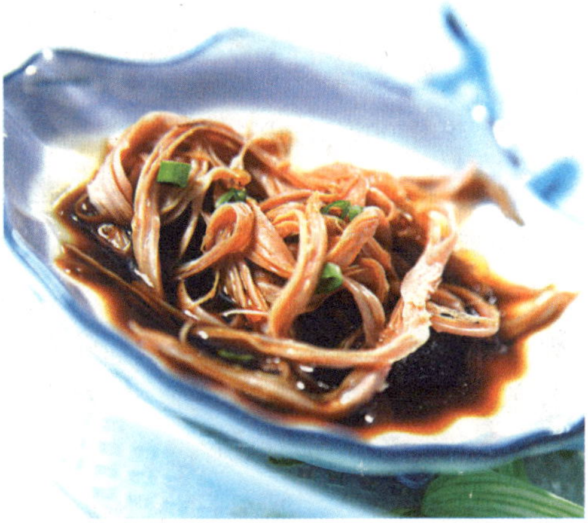

原料 嫩羊肉500克。

调料 葱段、姜块各10克，辣椒粉适量，精盐1小匙，味精、胡椒粉各1/2小匙，料酒、香油各2小匙，酱油1大匙。

制作步骤

❶ 将嫩羊肉洗净血污，放入清水锅中，置大火上煮30分钟至熟嫩，取出羊肉，晾凉，切成细丝，盛入盘中。

❷ 把葱段、姜块洗净，剁成细末，放在碗内，淋上烧热的香油炝出香味。

❸ 用酱油、精盐、胡椒粉、味精、料酒、辣椒粉调成味汁，浇在羊肉丝上即成。

降糖食疗偏方 3

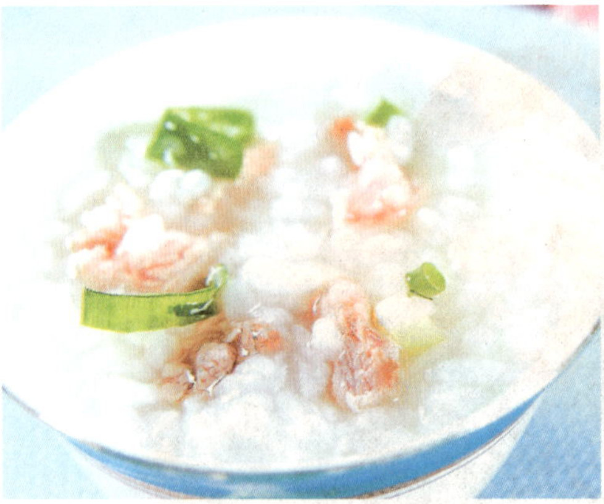

羊肉粥

原料 大米100克，羊肉150克。

调料 葱末、姜末、精盐各少许。

制作步骤

❶ 将羊肉洗净，切成薄片。

❷ 大米淘洗干净，备用。

❸ 铝锅上火，加入适量清水，先放入羊肉片、大米、姜末、葱末、精盐用大火烧沸，再转小火熬煮成粥，即可出锅装碗。

降糖食疗偏方 4

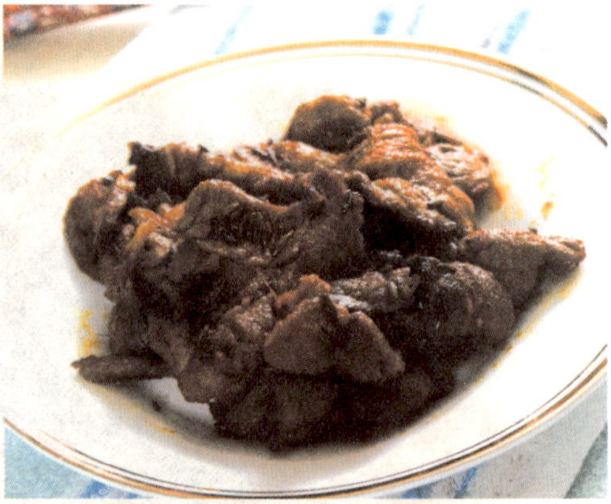

孜然羊肉

原料 羊腿肉500克。

调料 葱花、姜末、精盐、味精、孜然粉、辣椒粉、料酒、植物油各适量。

制作步骤

❶ 将羊肉洗净，切成4厘米长、3厘米宽的大薄片，加入精盐、料酒、味精、葱花、姜末拌匀备用。

❷ 锅置火上，加入植物油烧热，先放入羊肉轻轻煸炒片刻，再加入孜然粉、辣椒粉炒至羊肉中的水分快干，即可装盘上桌。

降糖食疗偏方 5

羊肉山药汤

原料 羊肉500克，淮山药150克。

调料 葱段、姜片各10克，精盐1/2小匙，胡椒粉少许，料酒4小匙，羊肉汤750克。

制作步骤

❶ 将羊肉剔去筋膜，洗净，在表面略划几刀，放入清水锅中烧沸，焯去血水，捞出沥水；淮山药去皮、洗净，切成片。

❷ 锅中加入羊肉汤，放入羊肉、山药片、姜片、葱段、胡椒粉、精盐、料酒，用大火烧沸，撇去浮沫。

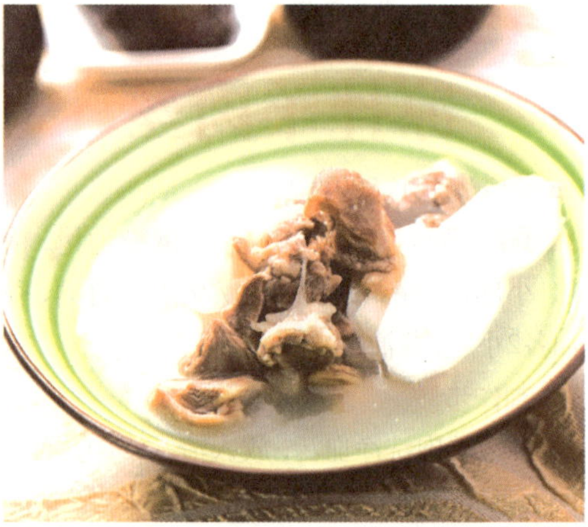

❸ 转小火炖至熟烂，捞出羊肉晾凉，切成片，装入碗中，再将汤汁中的葱段、姜片拣去不用，连山药一同倒入羊肉碗内即成。

降糖食疗偏方6

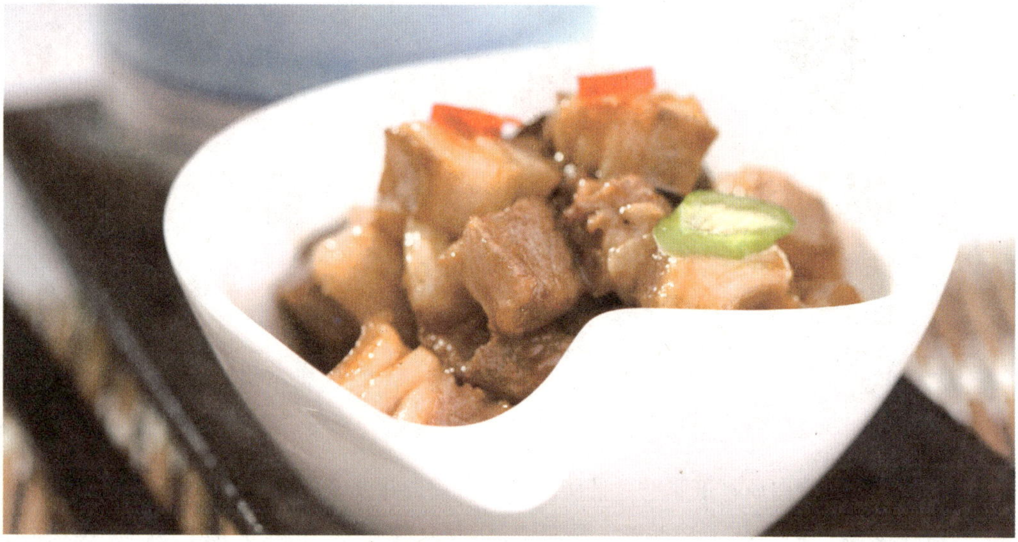

香菇扒羊肉

原料 羊肋肉500克，香菇200克。

调料 葱末、姜末、蒜片各5克，精盐、味精、香油各1/2小匙，酱油1大匙，水淀粉2小匙，老汤300克，植物油2大匙。

制作步骤

❶ 羊肋肉洗净，放入清水锅中煮熟，捞出冲净，切成小块。

❷ 香菇去蒂、洗净，放入沸水锅中焯烫一下，捞出沥干。

❸ 锅中加油烧热，先下入葱末、姜末、蒜片炒香，再添入老汤，加入酱油、精盐烧沸，然后放入香菇片、羊肉块扒至入味，再加入味精，用水淀粉勾芡，淋入香油，即可出锅装盘。

降糖食疗偏方7

清蒸羊肉

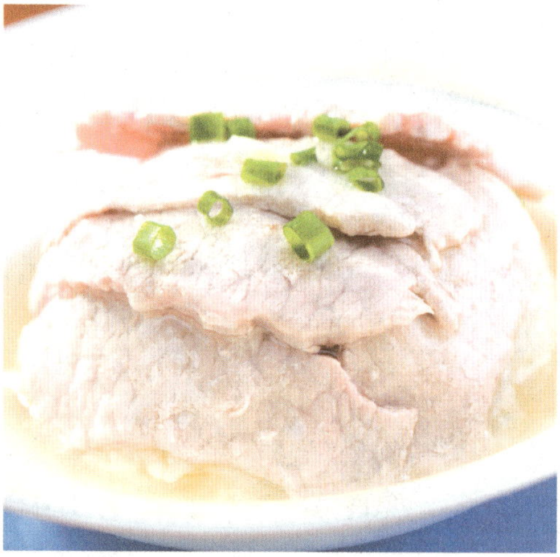

原料 羊肉1000克。

调料 葱、姜、八角、花椒各少许，精盐1小匙，味精1/2小匙，鸡汤500克，香油2小匙。

制作步骤

❶ 羊肉洗净，切成块，放入清水锅中，加入葱、姜片、八角、花椒煮透，捞出晾凉。

❷ 煮熟的羊肉去筋皮，切成片，码成梯形，垫入碗底，加入葱、姜、鸡汤，入笼蒸约15分钟。

❸ 将蒸好的羊肉取出，拣去葱、姜，汤汁过滤，上火烧热，加入精盐、味精调味，淋入香油，浇淋在羊肉碗中即成。

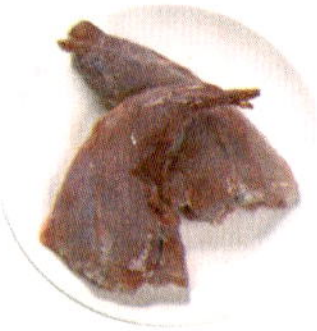

兔肉 turou

兔肉营养丰富，肉质嫩滑，味道鲜美，容易被人体消化和吸收，享有"荤中之素"、"美容肉"、"保健肉"等的称号。

别名	中医食性	不适用者	适用者
菜兔肉、野兔肉	性凉、味甘	有明显阳虚症状、脾胃虚寒者	一般人群均可

营养分析

兔肉是高蛋白质、低脂肪、低胆固醇的食物，并含有维生素A、维生素E、硫胺素、核黄素、烟酸、镁、钙、铁、锌、铜、锰、钾、磷、钠、硒等多种维生素和矿物质。

营养优势

兔肉含有比其他肉类更高的磷脂，常食有健脑益智、提高记忆力的作用。兔肉中含有丰富的无机盐和钙，有助于儿童骨骼的发育。兔肉对美容养颜、高血压、糖尿病、冠心病、肥胖症都有较好的食疗功效。

营养吃法

切兔肉时，应顺着肉上的纤维纹理切，这样烹调后可使肉味更鲜嫩；兔肉用苏打粉加水浸泡30分钟，可去掉血腥味；兔肉亦可以放入水中浸泡4小时，可去除血腥味和草腥味。

选购储存

❶ **购买：**兔肉应选择色泽鲜艳均匀，呈红色且略带灰色，肉质柔软，脂肪呈白色或微黄色，肌肉纤维坚实且有韧性，用手触摸不黏手，且富手弹性的兔肉为佳。注意劣质的兔肉色泽暗淡，肌肉松弛，脂肪缺少，有异味。

❷ **储存：**先将兔肉焯水沥干，然后用盐均匀地涂抹在兔肉上，用竹签将兔肉撑开风干，亦可以吊起来，放一把小吊风扇，可吹赶苍蝇。

搭配宜忌

宜：兔肉搭配枸杞子食用，对糖尿病、耳鸣、腰酸背痛有一定的治疗作用。

忌：兔肉忌与芥末同食，易使血容量和心率下降；兔肉忌与鸡蛋、姜、小白菜、橘子同食，易导致腹泻；兔肉忌与芹菜同食，易引起脱发、脱皮。

降糖食疗偏方 1

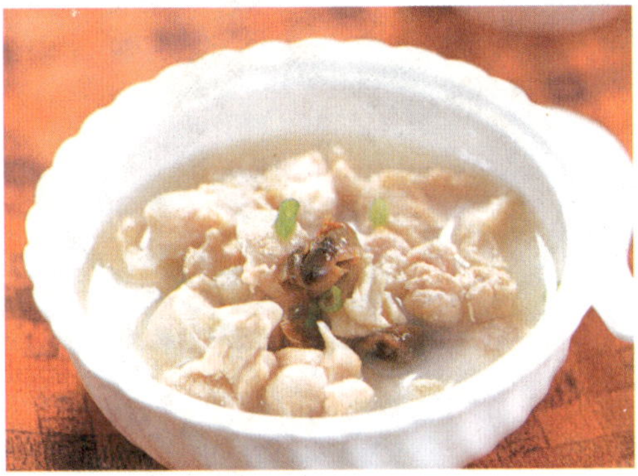

淮杞兔肉汤

原料 兔肉300克，淮山、枸杞子各20克，龙眼肉5粒。

调料 花椒、葱段、姜片各15克，精盐、鸡精、料酒各适量。

制作步骤

❶ 将花椒、姜片、葱段用沸水冲泡，晾凉成调料水；兔肉洗净血水，捞出，剁成块。

❷ 淮山去皮、洗净，切成块；龙眼肉洗净，同淮山一起放入碗中，加入清水蒸30分钟，取出。

❸ 全部原料放入炖盅内，加入调料水，盖好盅盖，炖2小时，用精盐、鸡精调味即成。

降糖食疗偏方 2

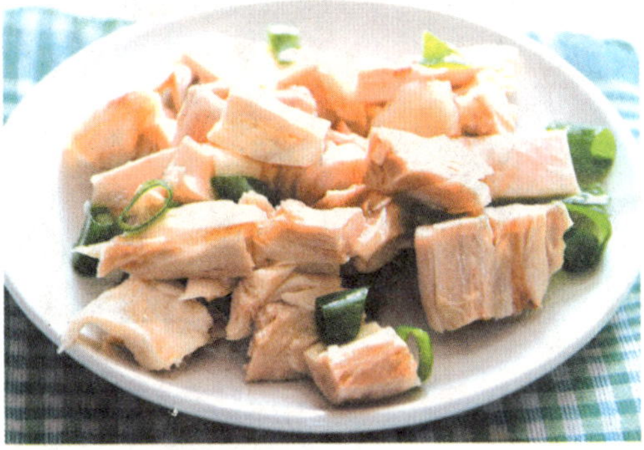

凉拌兔肉丁

原料 兔肉500克。

调料 葱花、精盐、味精、料酒、水淀粉、香油各适量。

制作步骤

❶ 将兔肉洗净，切成丁，放入大碗中，加入精盐、料酒、水淀粉搅拌均匀，备用。

❷ 将兔肉丁入笼蒸30分钟，取出晾凉，放入精盐、香油、葱花拌匀即可。

降糖食疗偏方 3

酱爆兔肉丁

原料 兔肉400克，鸡蛋清1个。

调料 葱段15克，姜片10克，精盐1小匙，味精少许，豆瓣酱、酱油、料酒、水淀粉、香油、植物油各适量。

制作步骤

❶ 将兔肉洗净，切成丁，放入碗中，加入精盐、料酒、鸡蛋清拌匀，再放入水淀粉上浆，备用。

❷ 锅中加入植物油烧热，下入兔丁滑油、拨散，倒入漏勺沥油，待用。

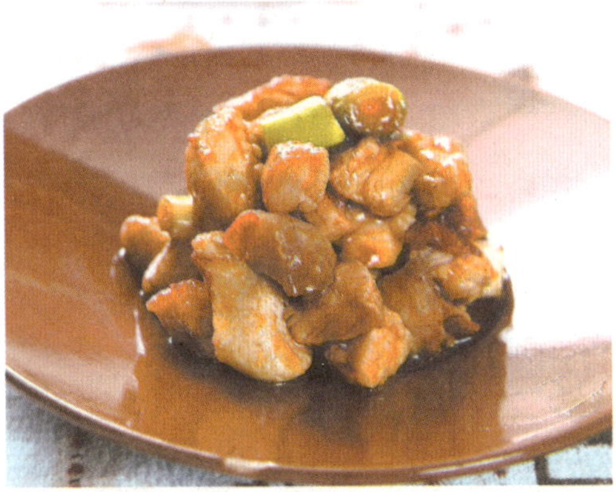

❸ 锅中留底油，下入葱段、姜片略煸，再放入豆瓣酱煸炒，然后加入料酒、酱油、味精，用水淀粉勾薄芡，倒入兔丁炒匀，淋入香油，装盘即成。

降糖食疗偏方 4

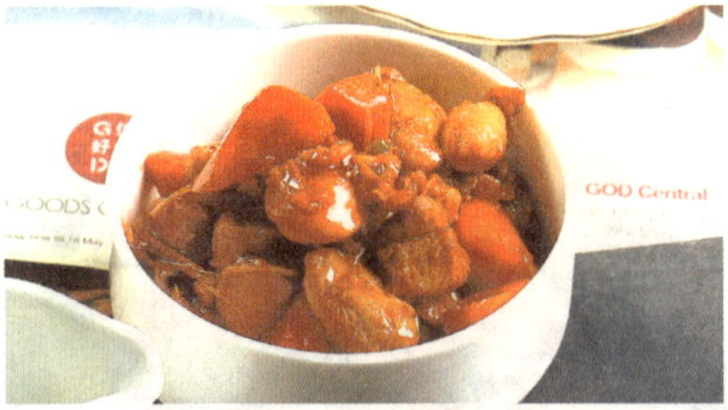

胡萝卜烧兔肉

原料 兔肉300克，带骨鸡肉150克，胡萝卜100克。

调料 葱末、蒜末、姜丝、八角、小茴香、花椒粉、精盐、酱油、鸡精、高汤、植物油各适量。

制作步骤

❶ 兔肉、鸡肉洗涤整理干净，切成大块，再放入沸水锅中焯烫一下，捞出冲净。

❷ 胡萝卜洗净，切块。

❸ 坐锅点火，加入植物油烧至七成热，先下入葱末、蒜末、姜丝炒出香味，再放入兔肉块、鸡肉块、花椒粉、八角、小茴香翻炒均匀。然后加入胡萝卜块、酱油、精盐、高汤煮开，再转小火烧煮45分钟，调入鸡精，装碗即可。

降糖食疗偏方 5

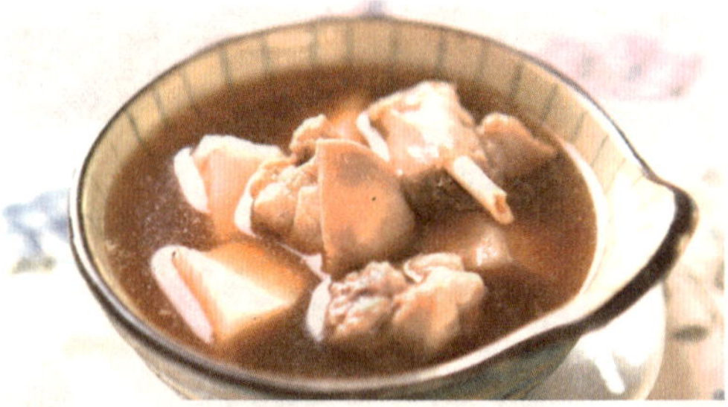

兔肉炖芋头

原料 净兔300克，芋头5个，茴香少许。

调料 精盐、酱油、料酒、植物油、葱花、姜末各适量。

制作步骤

❶ 将净兔用清水洗净，剁成大块，用沸水焯一下，以去血水。

❷ 芋头去皮、洗净，切成块。

❸ 锅中加入植物油，烧至六成热时下入葱花、姜末爆香，然后放入兔肉、香芋、酱油炒至上色，再加入料酒，倒入适量清水烧沸，然后改为小火，加入精盐煮至兔肉熟烂，出锅前撒上茴香，即可食用。

降糖食疗偏方 6

兔肉拌芦笋

原料 净兔肉150克，芦笋丝250克，红椒丝25克。

调料 味精、精盐各2小匙，花椒油5克，植物油1小匙。

制作步骤

❶ 兔肉洗净，放入锅中，加入适量清水煮约5分钟，再转小火煮约20分钟至熟透，捞出沥水。

❷ 兔肉用小木棒轻轻捶打至松软，再用手撕成均匀的丝。

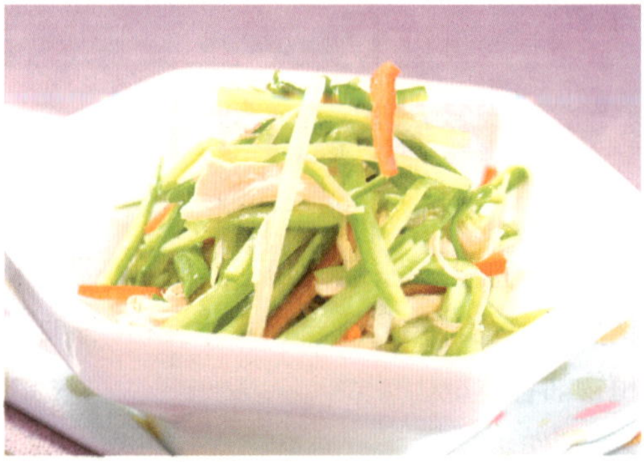

❸ 锅中加入清水、精盐、植物油，下入芦笋丝焯烫一下，捞出沥水。

❹ 将芦笋丝、红椒丝放入大碗中，加入兔肉丝拌匀，再加入精盐、味精，淋入花椒油搅拌均匀即成。

Part 5 水产品类

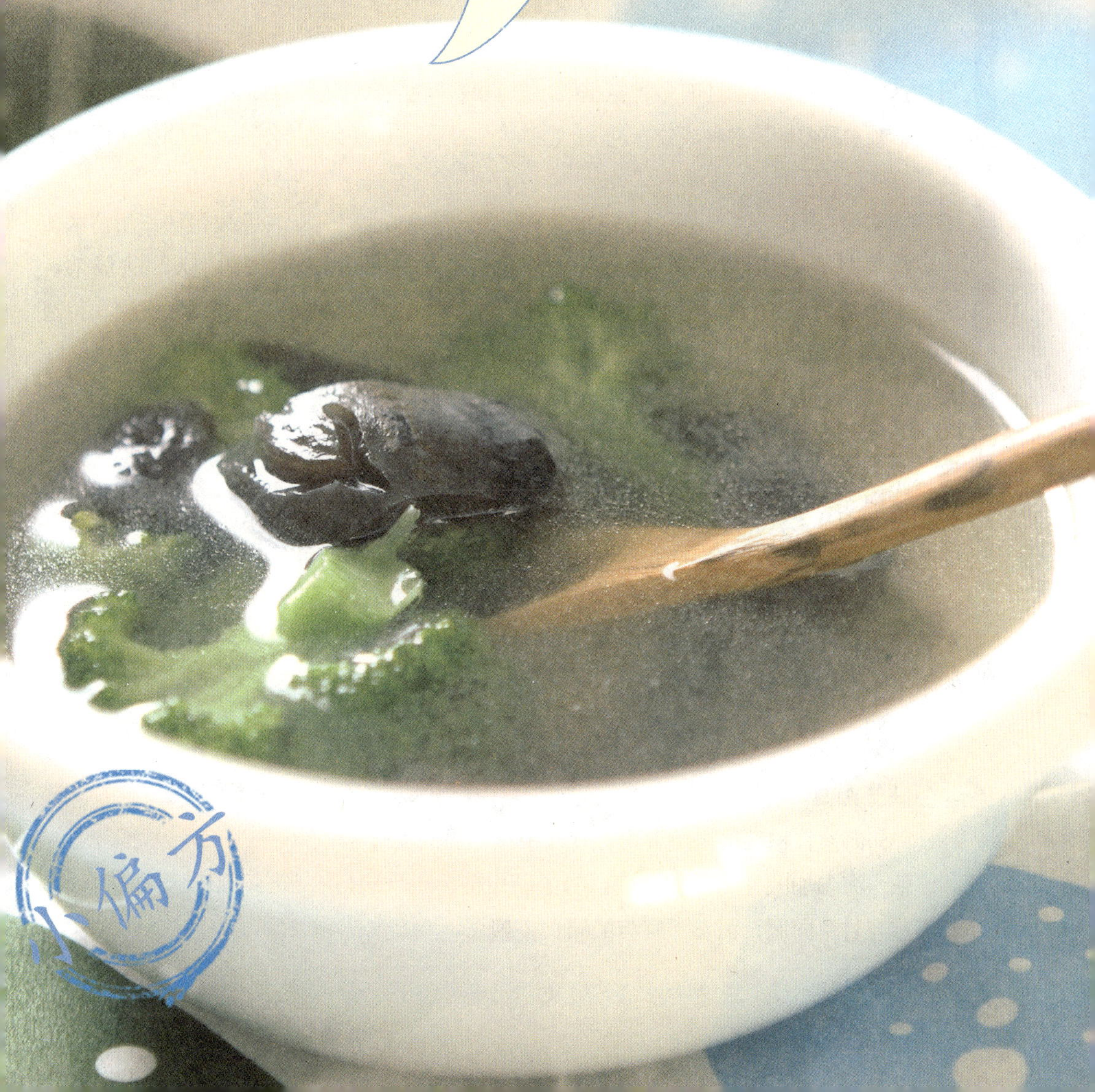

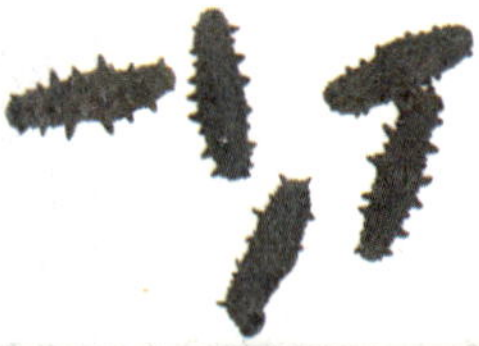

海参 haishen

海参全身长满肉刺，广布于世界各海洋中，同人参、燕窝、鱼翅齐名，是世界八大珍品之一。

别名	中医食性	不适用者	适用者
刺参、海瓜	性平，无毒 味甘、咸	感冒、咳嗽、气喘、急性肠炎患者	一般人群均可

营养分析

海参含蛋白质、钙、磷、铁，以及维生素B_1、维生素B_2、烟酸等50多种对人体有益的营养成分，其中蛋白质含量高达55%以上，海参还有多种氨基酸、牛磺酸、硫酸软骨素、刺参黏多糖等多种成分。

营养优势

海参具有增强体质、提高人体的免疫力、延年益寿、消除疲劳、调整血糖、血脂、抗肿瘤等功效；海参的胆固醇含量几乎为零，对高血压、血管硬化、冠心病、心绞痛、心肌梗死和肝炎有良好的疗效。

营养吃法

热水发泡法：用热水浸泡海参24小时，再取出内脏，然后换上新水，上火煮约50分钟，用原汤再泡24小时后即可。

冷水发泡法：用清水约浸泡3天即泡发，去肠杂、腹膜，再换清水浸泡，待泡软后即可。

选购储存

❶ **购买：**优质海参参体为黑褐色、鲜亮、呈半透明状，参体内外膨胀均匀呈圆形状，肌肉薄厚均匀，内部无硬心，手持参的一头颤动有弹性，肉刺完整。

❷ **储存：**发好的海参不能久存，最好不超过3天，存放期间用凉水浸泡，每天换水2～3次，不要沾油，或放入不结冰的冰箱中；如是干货海参保存，最好放在密封的木箱中，做好防潮。

搭配宜忌

宜：海参宜和鸭肉搭配食用，食性中和，温润美味。

忌：海参加酸性水果如葡萄、柿子、山楂会出现腹疼、恶心、呕吐等症状；海参不宜与甘草同服；海参不宜与醋同食，相克。

降糖食疗偏方 1

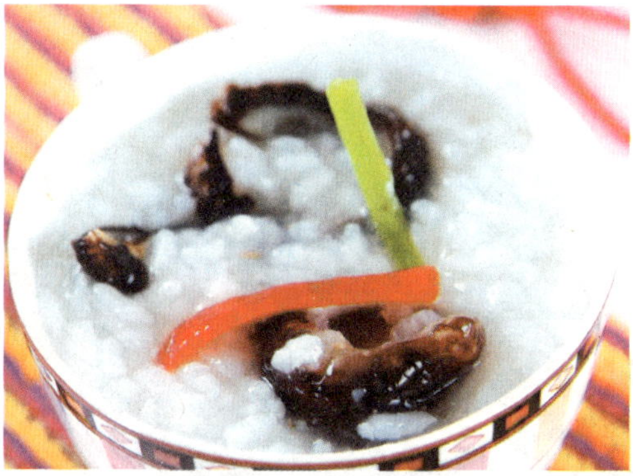

海参粥

原料 大米100克，水发海参15克。

调料 葱丝、姜丝各5克，精盐少许。

制作步骤

❶ 将水发海参洗净，切成小块。

❷ 大米淘洗干净，备用。

❸ 铝锅上火，加入适量清水，先放入大米、海参、葱丝、姜丝、精盐先用大火烧开，再转小火煲至米烂粥成，即可出锅装碗。

降糖食疗偏方 2

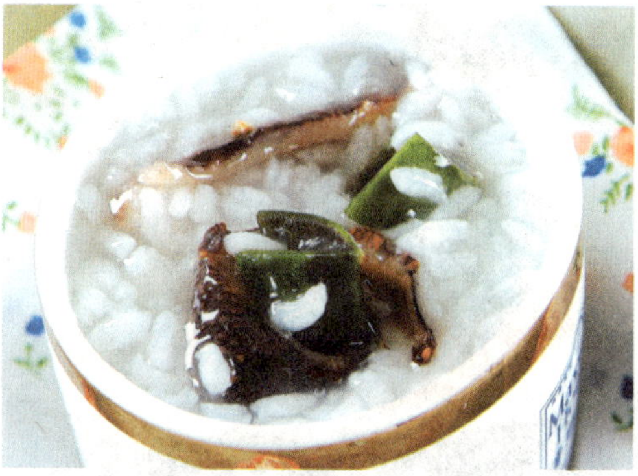

芦荟海参粥

原料 大米150克，芦荟15克，海参60克。

调料 生姜3克，大葱6克，精盐、鸡精各1/2小匙，料酒2小匙，香油5小匙。

制作步骤

❶ 将芦荟洗净，切成2厘米见方的块；海参去除肠杂，洗净，切成丁；姜洗净，切成粒；大葱洗净，切成葱花；大米淘洗干净。

❷ 将大米、芦荟、海参、姜粒、葱花、料酒一同放入锅中，加入适量清水，先用大火烧沸。

❸ 再改用小火煮约35分钟，然后加入精盐、鸡精、香油调匀，即可出锅装碗。

降糖食疗偏方 3

洋葱烧海参

原料 水发海参500克，洋葱片50克。

调料 姜末3克，精盐、味精、老抽各1小匙，蚝油2小匙，料酒、水淀粉各1大匙，上汤200克，胡椒粉、香油各少许，植物油100克。

制作步骤

❶ 将海参洗涤整理干净，切成条，下入沸水中焯烫一下，捞出沥干，备用。

❷ 坐锅点火，加油烧热，先放入洋葱片煸炒至呈金黄色，再添入上汤，烧沸后放入海参、姜末，加入料酒、精盐、味精、蚝油、老抽调匀，待汤汁浓稠时，用水淀粉勾芡，撒上胡椒粉，淋入香油，即可出锅装盘。

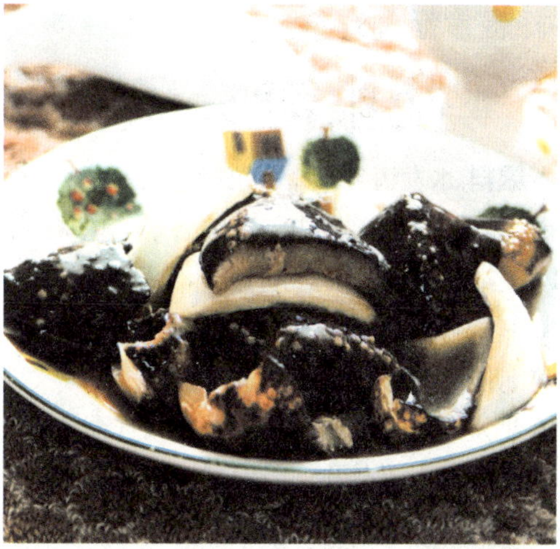

降糖食疗偏方4

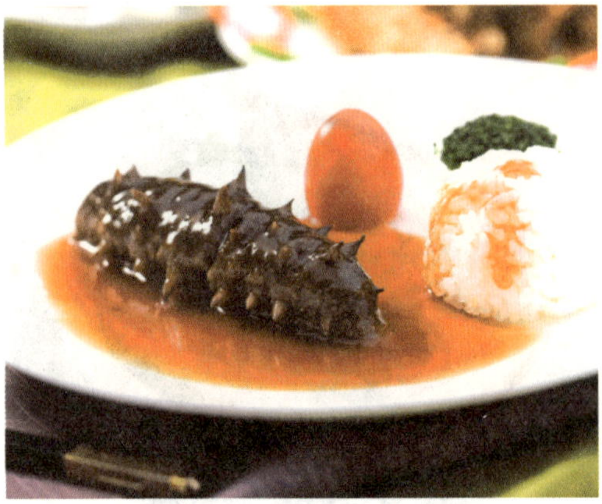

鲍汁扣海参

原料 水发海参1只（约70克），西蓝花1朵，白米饭1小碗。

调料 鲍汁85克，水淀粉1小匙。

制作步骤

❶ 将水发海参、西蓝花分别洗涤整理干净，再放入沸水锅中焯烫至熟，捞出沥干。

❷ 将海参、西蓝花摆在盘中，再将白米饭扣在海参旁边。

❸ 坐锅点火，加入鲍汁烧沸，用水淀粉勾薄芡，均匀地浇在海参上即可。

降糖食疗偏方5

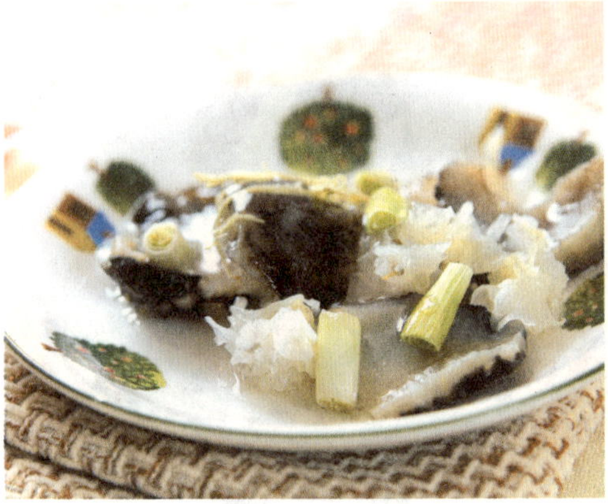

牡丹海参

原料 水发海参500克，发好的银耳适量。

调料 葱段、姜丝、精盐、味精、酱油、水淀粉、香油、清汤、明油各适量。

制作步骤

❶ 将海参切成大抹刀片，用开水焯烫一下，摆入盘周围，每片放银耳一朵，做成“牡丹”型，备用。

❷ 坐锅点火，先下入葱段、姜丝煸炒，再加入海参、清汤、精盐、味精、酱油烧沸，用水淀粉勾芡，淋入香油，浇在“牡丹”上即可。

降糖食疗偏方6

胡椒海参汤

原料 水发海参5个，香菜段15克。

调料 葱25克，精盐、味精各1小匙，料酒1大匙，生姜水2小匙，胡椒粉、香油、酱油各少许，熟猪油5小匙，鸡汤750克。

制作步骤

❶ 把发好的海参去除腹内黑膜，洗净泥沙，片成大片，放入沸水锅中焯透，捞出控干水分。

❷ 锅置大火上，加入熟猪油烧热，先下入葱丝稍炒，再烹入料酒，加入鸡汤、味精、生姜水、酱油、精盐和胡椒粉，放入海参片烧沸。

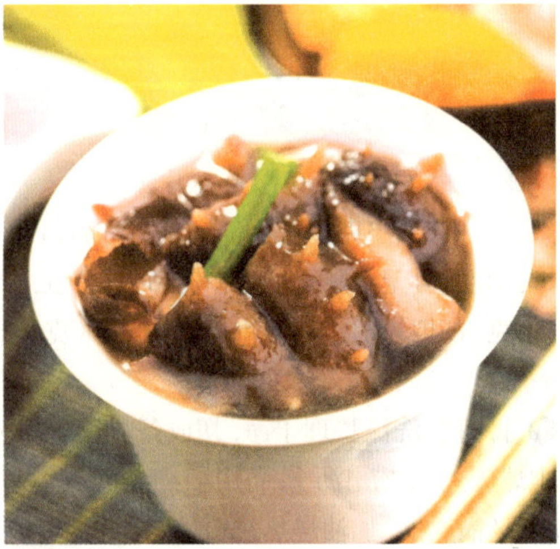

❸ 撇去浮抹，淋入香油，盛入大汤碗中，撒上葱丝和香菜段即可。

降糖食疗偏方7

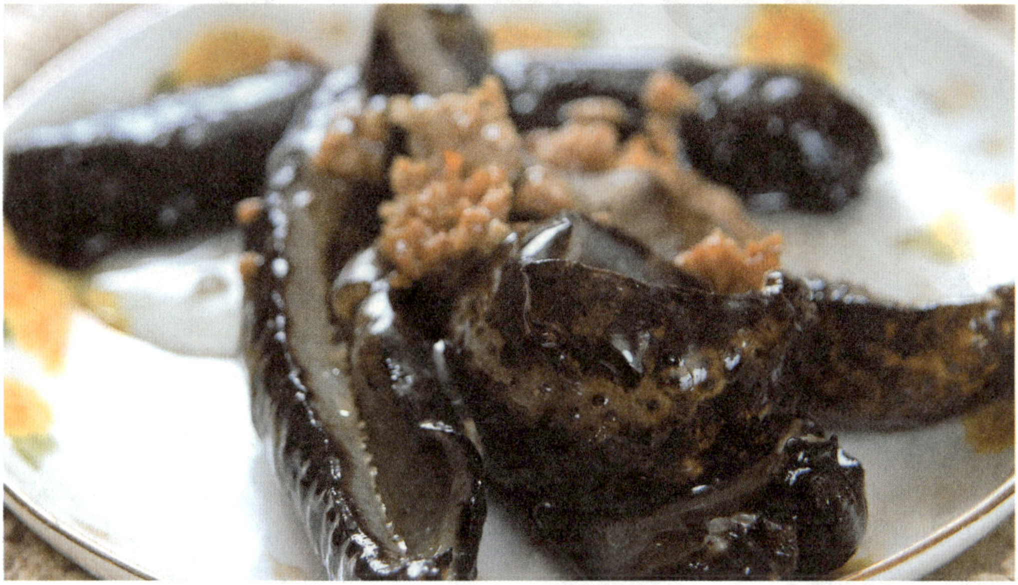

肉末烧海参

原料 水发海参500克，瘦猪肉100克。

调料 葱末、姜末、味精各少许，八角1个，料酒、花椒油各2小匙，水淀粉2大匙，酱油、熟猪油各3大匙，清汤100克。

制作步骤

❶ 将海参去肠、洗净，顺长切开，放入加有酱油、料酒及适量开水的锅中烧沸，捞出沥干水分；猪肉洗净，切成肉末、备用。

❷ 锅中加入熟猪油烧至五成热，先下入葱姜米、肉末、八角煸炒至肉末变白，再放入酱油、料酒、清汤、海参烧至入味，调入味精，用水淀粉勾芡，淋上花椒油即可。

降糖食疗偏方8

海参西蓝花汤

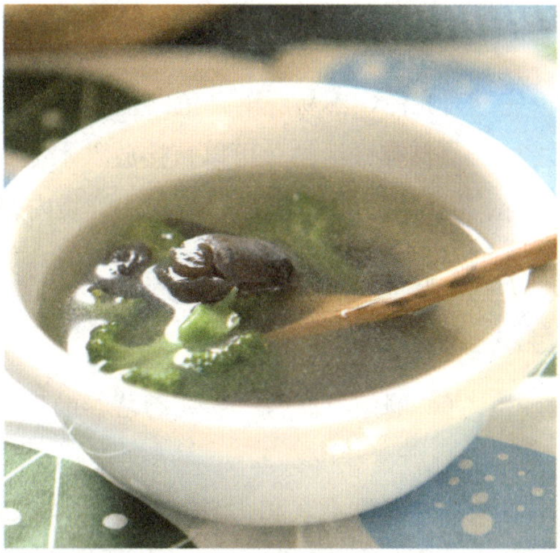

原料 海参300克，西蓝花50克。

调料 精盐、鲍鱼汁各1小匙，料酒1大匙，高汤2杯，姜片少许。

制作步骤

❶ 将海参逐个洗净泥沙，撕去腹内的黑膜，片成大片，再放入沸水中焯一下，捞出沥水。

❷ 西蓝花放入盐水中浸泡15分钟，洗净，切成小朵。

❸ 汤锅中加高汤烧沸，放入海参、姜片、精盐、鲍鱼汁、料酒大火煮沸，转小火煲煮至海参入味，放入西蓝花煮3分钟，即可食用。

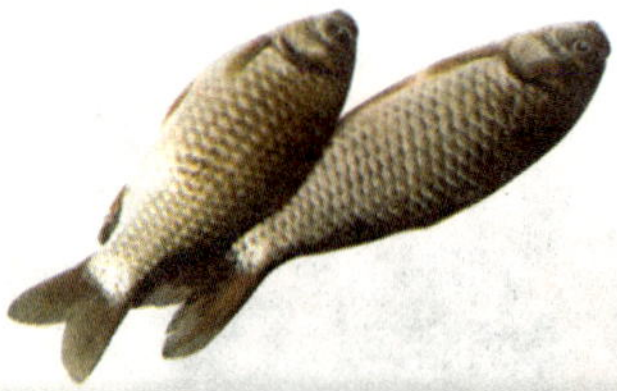

鲫鱼 jiyu

鲫鱼肉质细嫩，肉味甜美，营养价值很高，为我国重要食用鱼类之一，以2～4月份和8～12月份的鲫鱼最肥美。

别名	中医食性	不适用者	适用者
鲋鱼、鲫瓜子	性平，味甘，无毒	感冒患者	一般人群均可

营养分析

鲫鱼肉质细嫩，肉味甜美，营养价值很高，含有丰富的优质蛋白质，仅次于对虾，并含有大量的钙、磷、铁等矿物质。

营养优势

鲫鱼药用价值极高，具有和中补虚、除湿利水、补虚羸、温胃进食、补中生气、益气健脾、利尿消肿、清热解毒、通乳汁等功效，对支气管炎、哮喘、糖尿病患者有较好的食疗作用。

营养吃法

鲫鱼红烧、干烧、清蒸、汆汤均可，但以汆汤最为普遍。将鲫鱼剖洗干净后，放入盆中并倒入一些料酒，不仅能除去鱼腥味，还能使鱼肉更鲜美。

选购储存

❶ **购买：**优质的鲫鱼，眼球突出，角膜透明，鱼鳃色泽鲜红，鳃丝清晰，鳞片完整有光泽、不易脱落，鱼肉坚实、有弹性。

❷ **储存：**活鲫鱼可以直接放入水盆中，每天换水，可存活大约2周；若想长期保存，可将鲫鱼收拾干净，装入保鲜袋内，放入冰箱冷冻。

搭配宜忌

宜：鲫鱼与豆腐一起炖汤营养最丰富。陈皮和鲫鱼共煮汤，可温中散寒、补脾开胃。

忌：鲫鱼不宜和大蒜、砂糖、芥菜、沙参、蜂蜜、猪肝、鸡肉、野鸡肉、鹿肉，以及中药麦冬、厚朴一同食用；吃鲫鱼前后忌喝茶。

降糖食疗偏方1

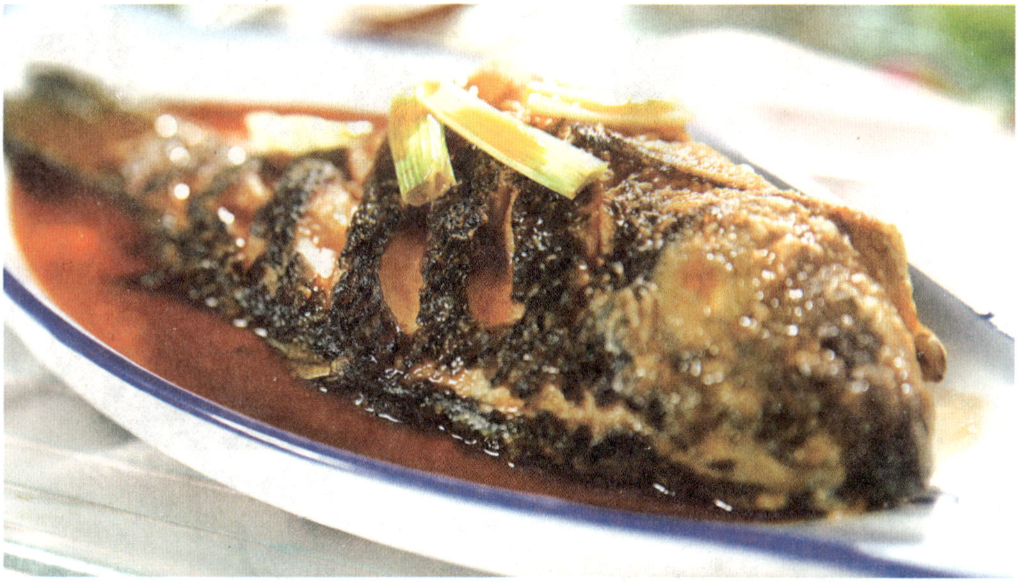

葱焖鲫鱼

原料 净鲫鱼500克。

调料 大葱段50克，姜末15克，精盐1/2小匙，味精少许，料酒2小匙，酱油、米醋各1大匙，清汤300克，植物油2大匙。

制作步骤

❶ 将鲫鱼洗净，在鱼身两面剞上斜一字花刀。

❷ 锅置大火上，加入植物油烧至六成热，放入鲫鱼稍煎，再下入姜末、葱段炒香。

❸ 然后加入料酒、酱油、精盐、米醋、清汤焖至熟透入味，最后加入味精，出锅装盘即成。

降糖食疗偏方2

白汁鲫鱼

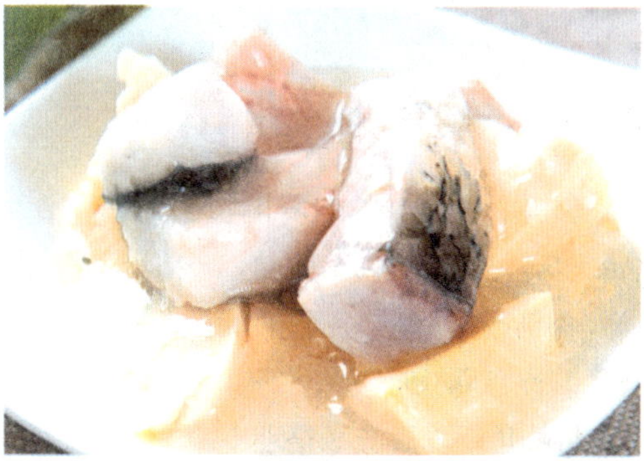

原料 鲫鱼1条(约1500克)，鲜笋肉200克。

调料 葱段、姜片各少许，精盐1/2大匙，料酒3大匙，熟猪油100克。

制作步骤

❶ 将鲫鱼剖腹，除去内脏和鳃，剁下鱼头，顺嘴斩成2片，再各斩成2块；鱼身后段斩成约4厘米长的块，前段骨多肉少，竖切2片，再斩成小块，然后一起下入沸水锅中焯烫一下，再用清水漂洗干净。

❷ 鲜笋切成滚刀块，备用。

❸ 炒锅置大火上，加入熟猪油烧至五成热，先下入葱段、姜片略炸，再放入鱼块、精盐、料酒、笋块和适量清水浸平鱼身，烧沸后改用微火焖约25分钟，再转用大火烧至汤汁稠浓，出锅装盆即成。

降糖食疗偏方 3

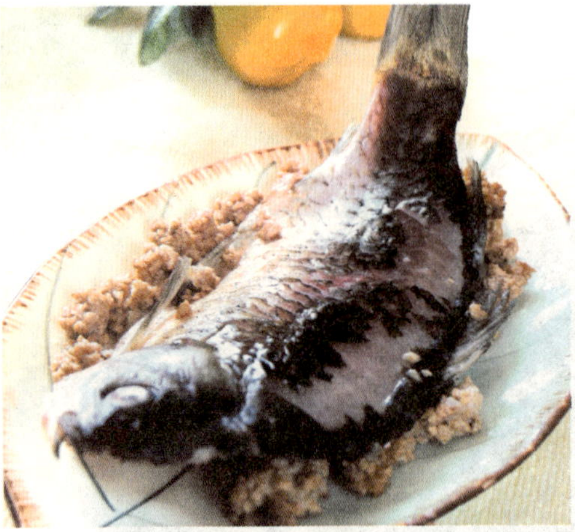

腐皮蒸鲫鱼

原料 鲫鱼1尾，豆腐皮2张，碎肉适量。

调料 葱段、花椒、酱油、料酒各适量。

制作步骤

❶ 将鲫鱼宰杀后洗涤整理干净，备用。

❷ 将锅底用料酒洗净，用竹箅垫底，再铺上一张豆腐皮，然后铺上碎肉，再放上鲫鱼，加入葱段、花椒、酱油，最后用另一张豆腐皮遮盖好，上火蒸熟，取出后去除豆腐皮不用，即可上桌食用。

降糖食疗偏方 4

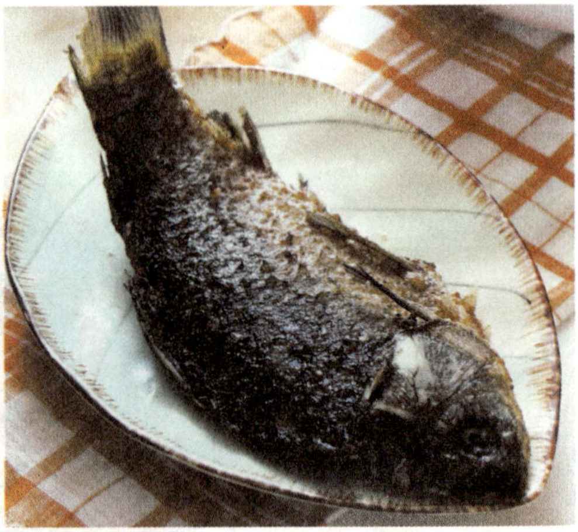

火烤鲫鱼

原料 净鲫鱼一条。

调料 葱、姜、蒜、精盐、味精、料酒、老抽、白醋、生油各适量。

制作步骤

❶ 将鲫鱼去鳞、去鳃、除内脏，洗净，剖成2片，依个人口味加入上述调料腌渍入味，备用。

❷ 将木炭烧红，用烤叉将腌制后的鲫鱼片刷上生油叉好，放在炭火上烤至呈金黄色时，装入盘中即可。

降糖食疗偏方 5

萝卜鲫鱼

原料 活鲫鱼1尾，白萝卜丝100克。

调料 葱段、姜片、精盐、味精、米醋、料酒、肉清汤、熟猪油各适量。

制作步骤

❶ 将鲫鱼宰杀后洗涤整理干净，放入沸水锅中焯烫一下，立即捞出；萝卜丝放入沸水中略焯一下，捞出冲凉，沥干备用。

❷ 坐锅点火，加入熟猪油烧热，先放入葱段、姜片炒香，再放入鲫鱼煎至两面微黄，然后加入料酒、米醋和适量清水，烧开后撇去浮沫，再加入肉清汤、白萝卜丝，用大火烧8分钟，最后加入精盐、味精调匀，拣去葱段、姜片，盛入碗中即可。

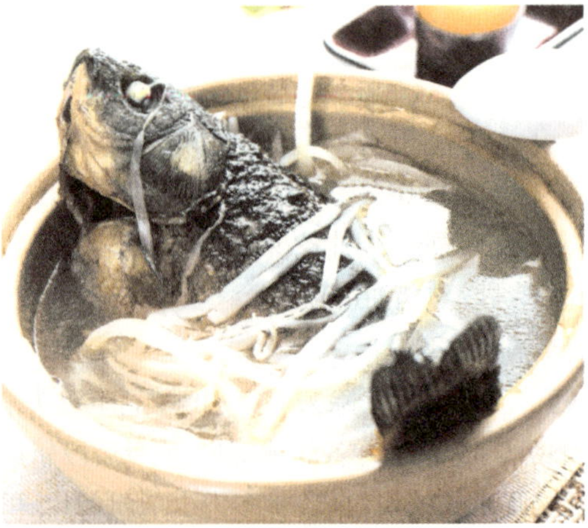

降糖食疗偏方6

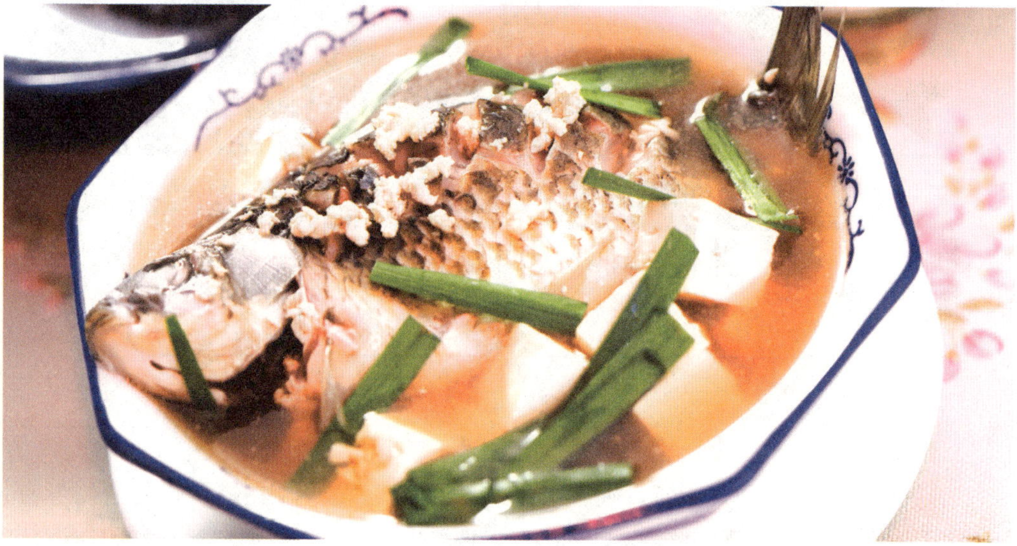

鲫鱼豆腐汤

原料 鲫鱼1条，豆腐1块，猪肉馅50克，韭菜段少许。

调料 葱花、姜末、葱段、姜片、蒜片、精盐、味精、料酒、高汤、植物油各少许。

制作步骤

❶ 豆腐洗净，切成骨牌块，放入沸水锅中焯烫一下，捞出沥水。

❷ 鲫鱼洗涤整理干净，两面剞上花刀。

❸ 将猪肉馅放入碗中，加入葱花、姜末、精盐、料酒调拌均匀，酿入鲫鱼腹内。

❹ 锅中加油烧热，下入葱段、姜片、蒜片炝锅，再加入高汤烧沸，放入鲫鱼、豆腐，然后加入精盐炖至熟烂，撒入韭菜段，加入味精调味，出锅装碗即可。

降糖食疗偏方7

香煨鲫鱼

原料 活鲫鱼1条(约350克)。

调料 葱段、姜片各50克，冰糖100克，精盐、香油各2小匙，酱油2大匙，香醋、料酒各3大匙。

制作步骤

❶ 将鲫鱼宰杀，洗涤整理干净，沥干备用。

❷ 将砂锅垫上底，先放入葱段、姜片各一半，再放入鲫鱼，上面再盖上余下的葱段、姜片，加入料酒、精盐、冰糖、酱油、香醋和适量清水，盖上瓷盘，用大火烧沸，撇去浮沫，

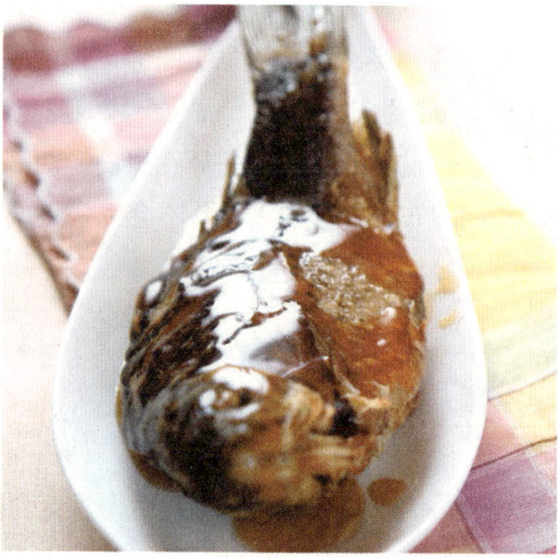

再改用微火煨10小时，煨至鱼刺酥烂，收浓汤汁，淋入香油，出锅装盘即可。

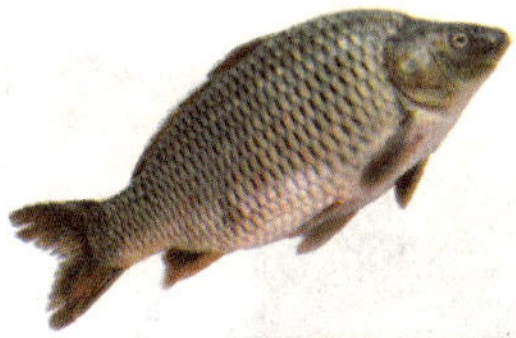

鲤鱼 liyu

鲤鱼因鱼鳞上有十字纹理而得名。鲤鱼体态肥实，肉质细嫩。是人们日常喜爱食用并且很熟悉的水产品。

别名	中医食性	不适用者	适用者
鲤子、黄鲤、赤鲤、拐子、龙门鱼、白鲤	性平，味甘，无毒	恶性肿瘤、红斑性狼疮、哮喘患者	一般人群均可

营养分析

鲤鱼富含蛋白质、脂肪、碳水化合物及多种氨基酸，维生素A、硫胺素、核黄素、烟酸等多种维生素，其中维生素A含量非常丰富，还含有钙、钾、钠、镁、铁、锰、锌、铜、磷、硒等矿物质。

营养吃法

在鲤鱼鱼腹两侧各有一条如细线一样的白筋，去掉此白筋，可以去除其腥味。

烹制鱼虾等水产时不用放味精，因为它们本身就具有很好的鲜味。

营养优势

鲤鱼含有的不饱和脂肪酸及卵磷脂等元素，可调节血糖、血压，有利于动脉硬化、冠心病及糖尿病的预防和治疗。鲤鱼可以养脾补胃、消肿通乳、清热解毒、止咳下气。食用鲤鱼的眼睛，具有明目的效果。

选购储存

❶ **购买：** 鲤鱼体呈纺锤形、青黄色，最好的鱼潜在水池的下层，呼吸时鳃盖起伏均匀，生命力旺盛；品质一般的鲤鱼游在水的上层，鱼嘴贴近水面，尾部下垂。

❷ **储存：** 在鲤鱼的鼻孔里滴一两滴白酒，然后把鱼放在通气的篮子里，上面盖一层湿布，在2～3天内鱼不会死去；或者将鲤鱼宰杀剖洗干净后装入保鲜袋，放入冰箱冷冻，可延长保存时间。

搭配宜忌

宜：鲤鱼宜与米醋、香菇、花生、赤小豆、大白菜、黑豆、天麻同食。

忌：鲤鱼与鸡肉一同食用，营养会相抵消；鲤鱼与南瓜同食，会引致中毒；鲤鱼勿与中药中的朱砂同服。

降糖食疗偏方 1

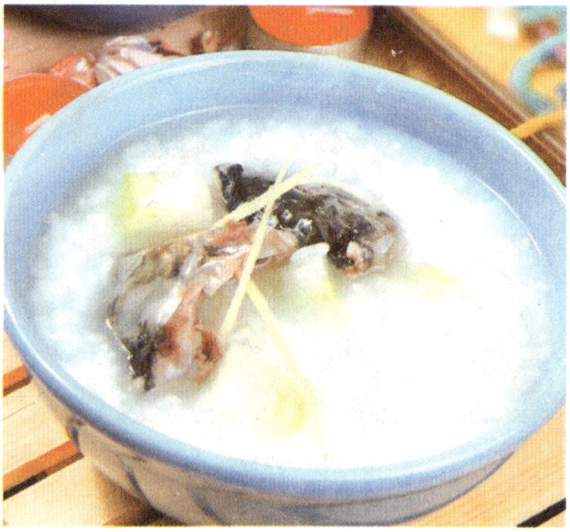

冬瓜鲤鱼头粥

原料 鲤鱼头1个，新鲜连皮冬瓜、大米各100克。

调料 精盐少许。

制作步骤

❶ 先将鲤鱼头洗净去鳃及内脏；冬瓜皮洗净切成小块。

❷ 将鲤鱼、冬瓜皮一同加水煮，取汁去渣。

❸ 再与洗净的大米同煮为稀粥，放入少许精盐即可。

降糖食疗偏方 2

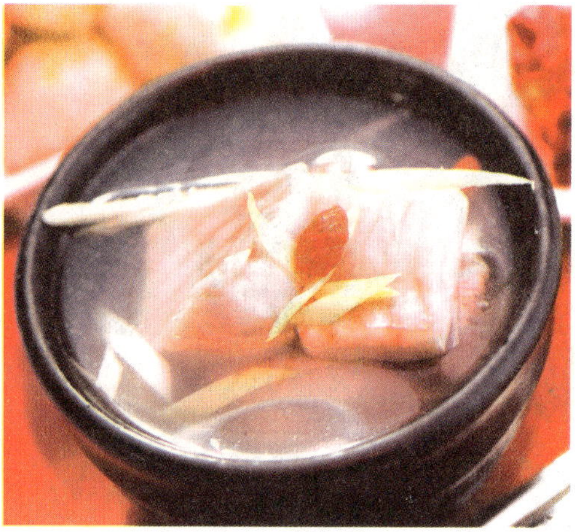

青蒜鲤鱼汤

原料 鲤鱼1条，青蒜2根。

调料 姜丝10克，米酒1小匙，精盐1大匙。

制作步骤

❶ 鲤鱼去鳞、鳃及内脏，切大块。

❷ 蒜苗斜切段。

❸ 将鱼、姜丝放入开水锅中煮，水开后稍煮一会儿，加入米酒、精盐，撒下青蒜即可。

降糖食疗偏方 3

鱼段肉粥

原料 大米200克，鲤鱼段300克。

调料 香菜末、葱段、葱花、姜丝、精盐、料酒、酱油、植物油、熟猪油各适量。

制作步骤

❶ 将大米淘洗干净，放入盆中，加入少许精盐搅拌均匀；鱼段洗净，放入盆中，用精盐腌制15分钟，备用。

❷ 锅中加油烧至七成热，下入鱼段煎至两面呈金黄色后，烹入料酒、葱段和适量清水，煮至鱼肉七八分熟时，捞出，去骨取肉，放入盆中，加猪油、酱油拌匀；将鱼骨放回原汤中，汤熬至色白稠浓，滤净待用。

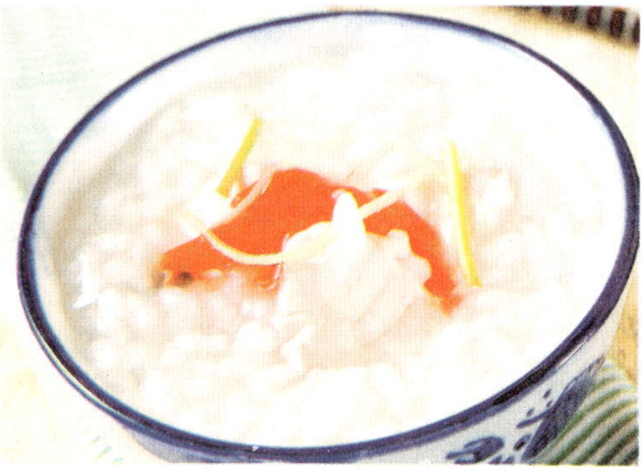

❸ 另起锅，加入鱼汤烧沸，再倒入大米煮至米烂汤稠，然后放入鱼肉搅匀烧滚，盛入碗中，撒上姜丝、葱花、香菜末即可。

降糖食疗偏方 4

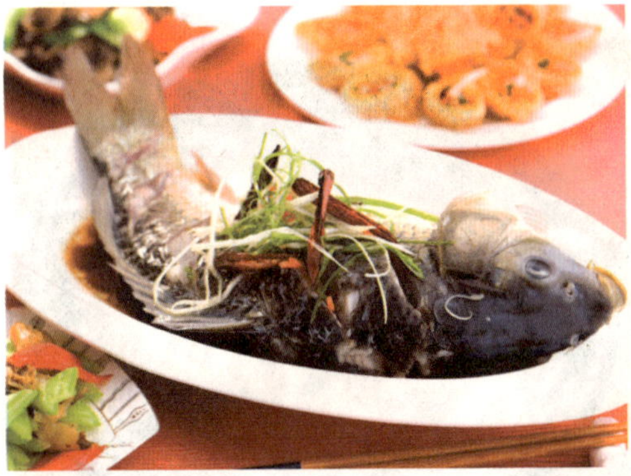

葱油鲤鱼

原料 鲤鱼1条(约800克)。

调料 葱白、姜块各20克，青、红椒各10克，精盐1小匙，料酒1大匙，植物油适量。

制作步骤

❶ 鲤鱼去鳞、去鳃，除内脏，洗净，剞上花刀，加入精盐、料酒腌至入味，放入碗中，入蒸锅蒸约8分钟至熟透入味，取出。

❷ 葱白洗净，切成细丝；姜块去皮，洗净，切成细丝；青、红椒去蒂及籽，洗净，切成细丝，将葱丝、姜丝、青、红椒丝撒在鱼身上，再浇入烧热的植物油，即可上桌食用。

降糖食疗偏方 5

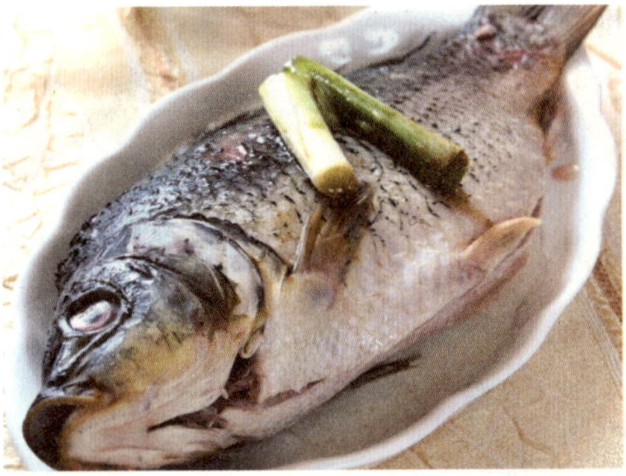

白煮鲤鱼

原料 鲤鱼1尾。

调料 葱段、蒜泥、精盐、味精、白醋、米醋、猪油各适量。

制作步骤

❶ 将鲤鱼宰杀后洗涤整理干净，放入砂锅中，加入适量清水，用小火煮20分钟至熟，取出，装入盘中。

❷ 将白醋、精盐、猪油、葱段放入碗中调匀，浇在鲤鱼上，配以米醋、蒜泥调成的酱汁，一同上桌食用即可。

降糖食疗偏方 6

大酱鲤鱼

原料 鲤鱼1条，大酱150克。

调料 葱丁15克，葱花、姜末、蒜泥、葱段、姜片、精盐、味精、料酒、植物油各适量。

制作步骤

❶ 将鲤鱼去鳞、内脏，洗净后在鱼身两面从鳃下直刀剞到脊骨，平行间隔约1.5厘米数刀剖至尾部，备用。

❷ 锅置火上，加入适量清水、葱段、姜片烧沸，再放入鲤鱼，转用小火焖约3分钟，捞出，装盘待用。

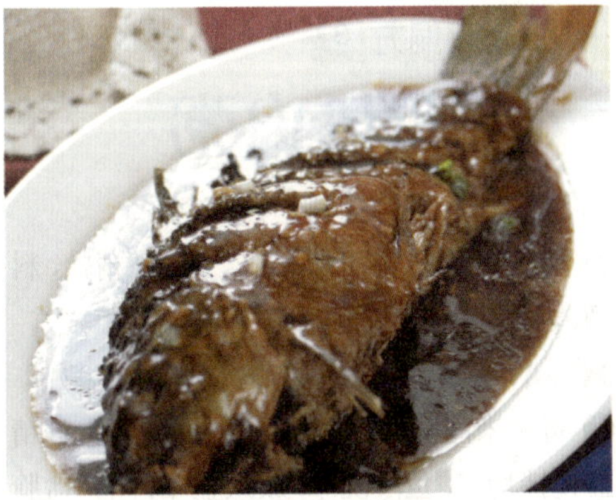

❸ 锅中加油烧热，先放入葱花、姜末、蒜泥、大酱炒香，再加入料酒、清水、精盐、味精烧沸，然后淋入植物油，均匀浇在鱼身上即成。

降糖食疗偏方7

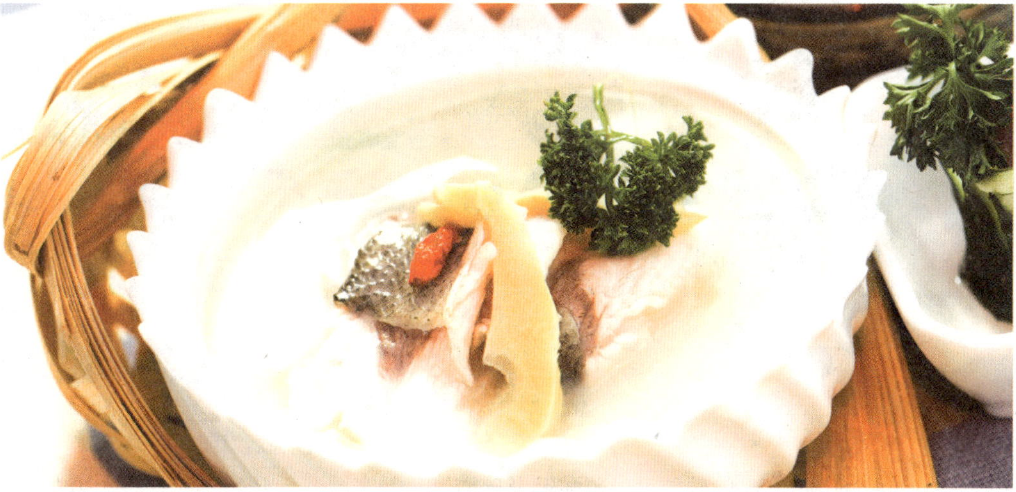

奶汤鲤鱼

原料 净鲤鱼肉500克，冬笋尖100克，鸡蛋清2个，青蒜苗、香菜段各10克。

调料 姜片、葱段各10克，精盐、味精、胡椒粉、料酒各1小匙，淀粉、熟猪油各2大匙，鲜汤适量。

制作步骤

❶ 将鲤鱼肉洗净，带皮切成0.5厘米厚的片，加入鸡蛋清、料酒、精盐、味精和淀粉抓匀上浆；冬笋尖洗净，切成薄片；青蒜苗洗净，切成段。

❷ 锅置火上，加入熟猪油烧热，下入姜片、葱段炸香后，添入鲜汤煮5分钟，捞出葱段、姜片。

❸ 下入鱼片、笋片，用中火煮至熟透，加入精盐、味精、胡椒粉调味，撒上蒜苗段、香菜段，出锅即可。

降糖食疗偏方8

鲤鱼炖冬瓜

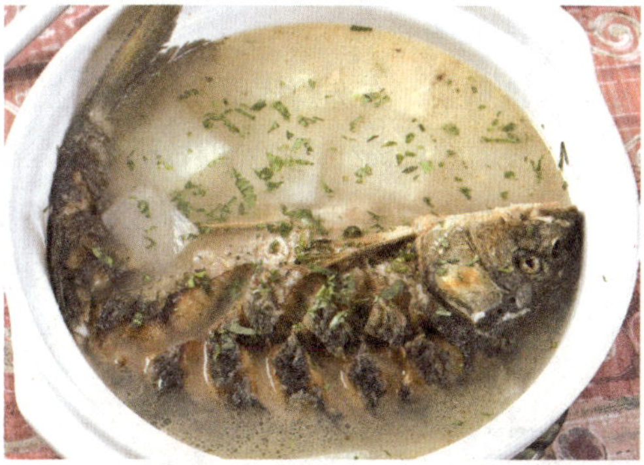

原料 鲤鱼1条(约750克)，冬瓜200克。

调料 香菜末、葱段、姜片、精盐、胡椒粉、料酒、高汤、植物油各适量。

制作步骤

❶ 冬瓜去皮、去瓤，洗净，切成片，放入加有少许精盐的沸水中焯烫一下，捞出过凉、沥水；鲤鱼洗涤整理干净，擦净表面水分，在鱼身两侧剞上棋盘花刀。

❷ 锅中加油烧热，放入鲤鱼煎至两面呈金黄色时，捞出沥油。

❸ 锅留少许底油烧热，下入葱段、姜片炝锅。然后烹入料酒、高汤和煎好的鲤鱼煮沸。捞出葱、姜不用，用小火炖10分钟。

❹ 放入冬瓜片，加入精盐续炖至熟烂入味。撒上胡椒粉、香菜末即可装盘食用。

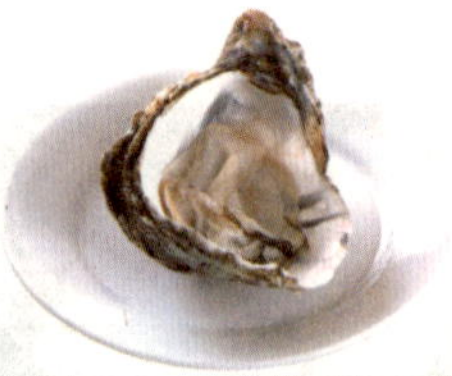

牡蛎 muli

牡蛎为一种软体动物，生活在浅海泥沙中，肉质鲜美，壳烧成灰可入药。

别名	中医食性	不适用者	适用者
生蚝、蛎黄、海蛎子、青蚵	性微寒，味咸	体质虚寒者	一般人群均可

营养分析

牡蛎含80%～95%的碳酸钙、磷酸钙及硫酸钙，并富含维生素、矿物质、牛磺酸等营养成分，以及8种人体必需氨基酸，其中亮氨酸、精氨酸、瓜氨酸含量最丰富，是迄今为止人类所发现的含量最高的海洋物种之一。

营养优势

牡蛎中的营养物质有利于胰岛素的分泌和利用；有利于智力发育，提高脑力活动效率，改善心脏和血液循环功能，保肝解毒；有利于骨骼、牙齿生长、光润皮肤、延缓皮肤老化。

营养吃法

牡蛎每次食量约50克，不宜过量。牡蛎的吃法多样，不仅能清蒸、鲜炸、生炒，还可以制成煎蚝饼、串鲜蚝肉或汤品。牡蛎伴豆瓣酱，可有效去腥。

选购储存

❶ **购买**：在选购优质牡蛎时应注意选体大肥实，颜色淡黄，个体均匀，而且干燥，表面颜色褐红。煮熟的牡蛎，壳是稍微打开的，这表示煮之前是活的。

❷ **储存**：新鲜的牡蛎在温度很低的情况下（如0℃以下）的时候，还可以多存活5~10天，但是牡蛎肥度就会降低，口感也会变化，所以尽量不要存放，现买现吃。

搭配宜忌

宜：牡蛎与鲫鱼同食，可用于失眠心悸、脾胃虚弱、少食乏力、气血虚弱等症。

忌：牡蛎和蚕豆酱、柠檬等含有大量维生素C的水果同食会引起中毒；牡蛎与啤酒同食易引发痛风；牡蛎恶麻黄、吴茱萸、辛夷。

降糖食疗偏方1

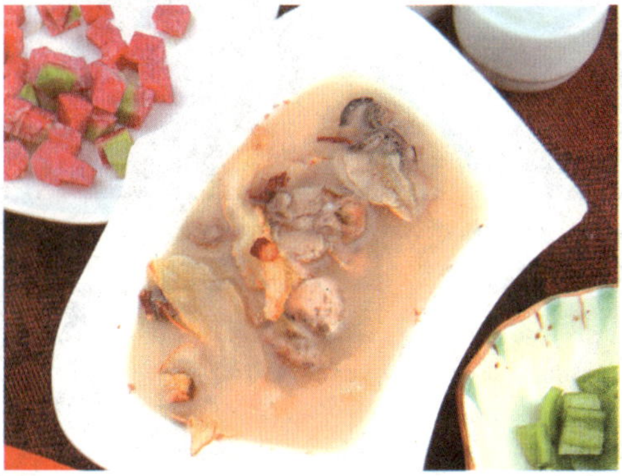

党参玉竹牡蛎汤

原料 鲜牡蛎肉100克，党参、玉竹各30克。

调料 精盐适量。

制作步骤

❶ 将党参、玉竹洗净。

❷ 鲜牡蛎肉洗净，沥干水分，备用。

❸ 锅置大火上，加入适量清水，再放入党参、玉竹、牡蛎肉煮沸后，然后转小火续煲1小时，再放入精盐调味即成。

降糖食疗偏方2

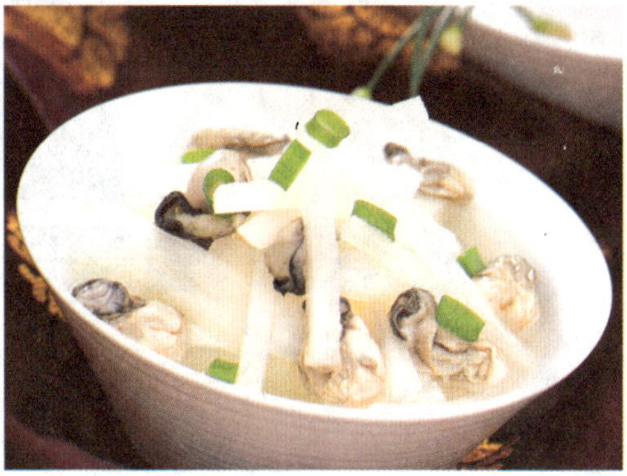

牡蛎萝卜汤

原料 鲜活牡蛎500克，白萝卜150克。

调料 葱花15克，精盐1小匙，胡椒粉少许，清汤适量，料酒2大匙。

制作步骤

❶ 将鲜活牡蛎刷洗干净，放入沸水锅内焯烫一下，捞出牡蛎过凉，去掉外壳，取牡蛎肉；白萝卜去皮、洗净，切成小条。

❷ 净锅置火上，倒入清汤烧煮至沸，先下入萝卜条煮至透明。

❸ 放入牡蛎肉、料酒汆烫2分钟，加上精盐、胡椒粉调味，撒入葱花，出锅装碗即可。

降糖食疗偏方3

牡蛎炖豆腐

原料 牡蛎150克，豆腐1块，白菜叶50克，香菜段10克。

调料 葱段、姜片、精盐、味精、鸡精、料酒、胡椒粉、香油、植物油各适量，鲜汤1000克。

制作步骤

❶ 将豆腐切成骨牌块，放入开水锅中汆透，捞出；牡蛎肉洗净，下入开水中略烫一下，捞出漂凉；白菜叶洗净。

❷ 锅中加油烧热，下入葱段、姜片炸香，再加入鲜汤，放入白菜叶、豆腐块、牡蛎烧沸，然后

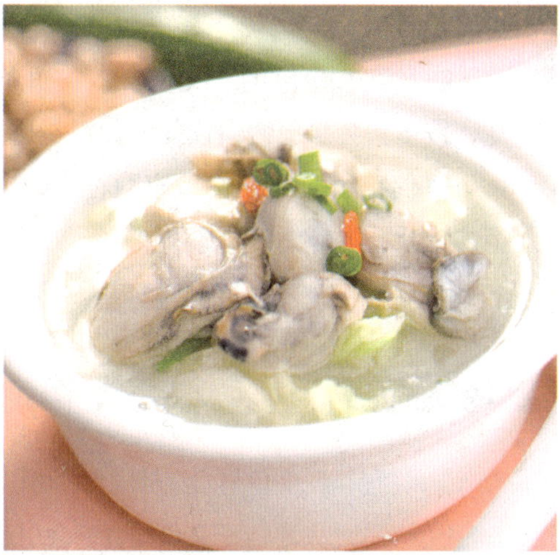

调入精盐、味精、鸡精、胡椒粉、料酒炖至入味，出锅装碗，淋入香油，撒上香菜段即成。

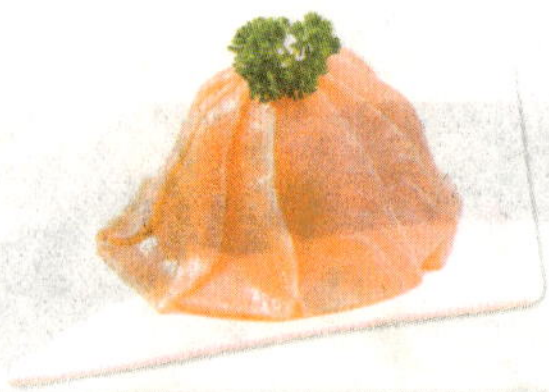

三文鱼 sanwenyu

三文鱼是西餐较常用的鱼类原料之一，深受人们喜爱。三文鱼肉质细嫩、鲜美，既可直接生食，也可烹制菜肴。

别名	中医食性	不适用者	适用者
鲑鳟鱼、萨门鱼	性平，味甘	过敏体质、痛风、高血压患者	一般人群均可

营养分析

三文鱼含有蛋白质、维生素A、维生素E、胆固醇、胡萝卜素、硫胺素、核黄素、烟酸、钙、镁、铁、锰、锌、铜、钾、磷、钠、硒等维生素和矿物质，以及非常丰富的不饱和脂肪酸。

营养优势

从中医的角度来看，三文鱼肉可以补虚劳，健脾胃。三文鱼中含有大量的不饱和脂肪酸，可以有效地预防糖尿病、心脑血管疾病、老年痴呆及视力减退等多种慢性疾病的发生和发展。

营养吃法

烹饪之前，将冷冻三文鱼放置在冷藏箱内使其缓慢解冻，切不可用热水解冻。

三文鱼不需要做得特别烂，只要烧至七八成熟即可，这样既味道鲜美，又可去除腥味。

选购储存

❶ **购买：** 新鲜的三文鱼会带着润泽的感觉，鱼鳃是鲜红的，摸上去会感觉有弹性，按下去会自己慢慢恢复，但尽量选择当天到的冰鲜鱼。

❷ **储存：** 新鲜三文鱼应贮存于0℃～4℃。而冷冻三文鱼需要储存在-18℃的冰柜内。

搭配宜忌

宜：三文鱼与西红柿同食，可以滋润肌肤，还有抗衰老的功效。

忌：大枣与三文鱼同食，会引起消化不良，导致肠胃功能受损。

降糖食疗偏方1

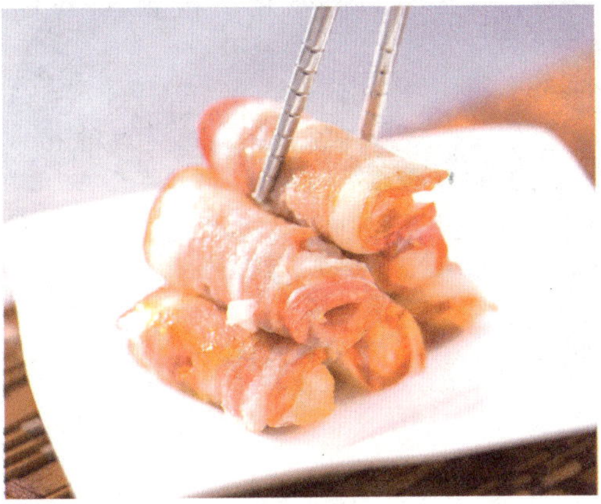

培根三文鱼卷

原料 三文鱼1块（约200克），培根5片。

调料 料酒1小匙，精盐、胡椒粉各少许。

制作步骤

❶ 培根对半切开；三文鱼洗净后用纸巾吸干水分，切成长4厘米、宽2厘米的段，放入碗中，用料酒、精盐和胡椒粉腌15分钟。

❷ 将鱼块放在培根片的中央，左右折叠后，用牙签扎在折叠部分固定。

❸ 烤盘中铺入锡纸，将做好的培根鱼卷码入盘中，烤箱设置为200℃，烘烤12分钟即成。

降糖食疗偏方2

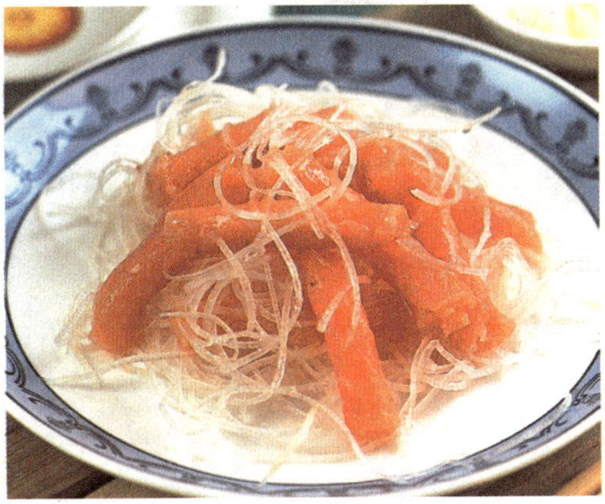

银丝三文鱼

原料 三文鱼500克，萝卜100克。

调料 辣根适量，精盐1小匙，味精少许。

制作步骤

❶ 三文鱼去头、去皮，取净肉两块(刺的两侧)，先平片成大片，再切成细丝，放入清水中浸泡10分钟，捞出冲洗干净，沥干水分；白萝卜去皮、洗净，切成细丝。

❷ 将切好的三文鱼肉条、白萝卜丝放入容器中，加入精盐、味精、辣根调拌至均匀入味，装盘上桌即可。

降糖食疗偏方3

椒盐三文鱼

原料 三文鱼肉200克，青椒丁、红椒丁各30克，香菜末15克。

调料 葱花、姜末、蒜末各5克，精盐、味精、胡椒粉、香油各少许，料酒2小匙，淀粉2大匙，花椒盐、植物油各适量。

制作步骤

❶ 鱼肉洗净，切成2厘米见方的块，再拍匀淀粉，下入八成热的油中炸至金黄色，捞出沥油。

❷ 锅中留少许底油烧热，先下入青椒丁、红椒丁、葱花、姜末、蒜末炒香，再放入鱼肉，

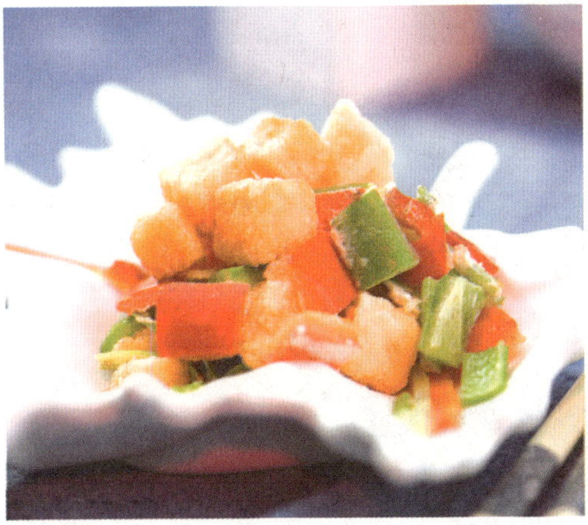

加入精盐、味精、香油、胡椒粉、料酒翻炒均匀。然后撒入香菜末，淋入香油，出锅装盘，跟花椒盐一同上桌蘸食即可。

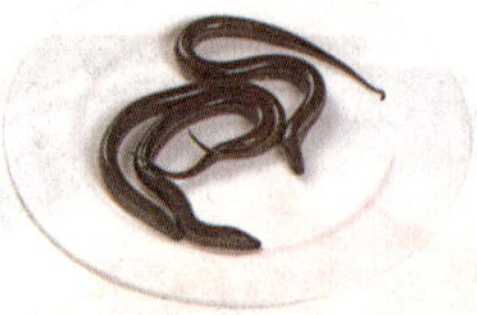

鳝鱼 shanyu

鳝鱼味鲜肉美，刺少肉厚，常生活在稻田、小河、小溪、池塘、河渠、湖泊等淤于质水底层。

别　名	中医食性	不适用者	适用者
黄鳝、蛇鱼、海蛇、长鱼、无鳞公子	性大温，味甘，无毒	皮肤瘙痒、红斑狼疮、肠胃不佳者	一般人群均可

营养分析

鳝鱼肉中蛋白质含量较高，此外还含有钙质、磷、铁等矿物质，以及硫胺素、维生素B_2、烟酸（维生素PP）、维生素C等多种维生素，鳝鱼含有的维生素A量高得惊人。

营养优势

鳝鱼中含有丰富的DHA（二十二碳六烯酸）和卵磷脂，有补脑健身、补气养血、温阳健脾、滋补肝肾的功效；它所含的特种物质“鳝鱼素”能降低血糖和调节血糖，对糖尿病有较好的治疗作用。

营养吃法

黄鳝宰杀后应立即烹煮食用，否则很容易引致中毒，不利于人体健康。黄鳝每次食量不宜超过50克。

将鳝鱼背朝下铺在砧板上，用刀背从头至尾打一遍，这样可使烹调时受热均匀、更易入味。

选购储存

❶**购买**：鳝鱼一般喜欢静卧在水底，如果氧气不足，会浮出水面呼吸氧气，这也就意味着黄鳝将会很快死去了，因此，不要购买浮出水面的黄鳝。

❷**储存**：鳝鱼最好现杀现烹，不要吃死鳝鱼。如果需要存放一二天时，可以买几条泥鳅跟鳝鱼一起放在盆里，这样可以保持鳝鱼鲜活的品质。

搭配宜忌

宜：黄鳝与青椒、白菜同食，有降血糖的作用；黄鳝还宜与豆腐、木瓜、金针菇、松子、人参同食。

忌：黄鳝与菠菜同食，会引起腹泻；鳝鱼与狗肉同食，温热助火，不利于常人。

降糖食疗偏方 1

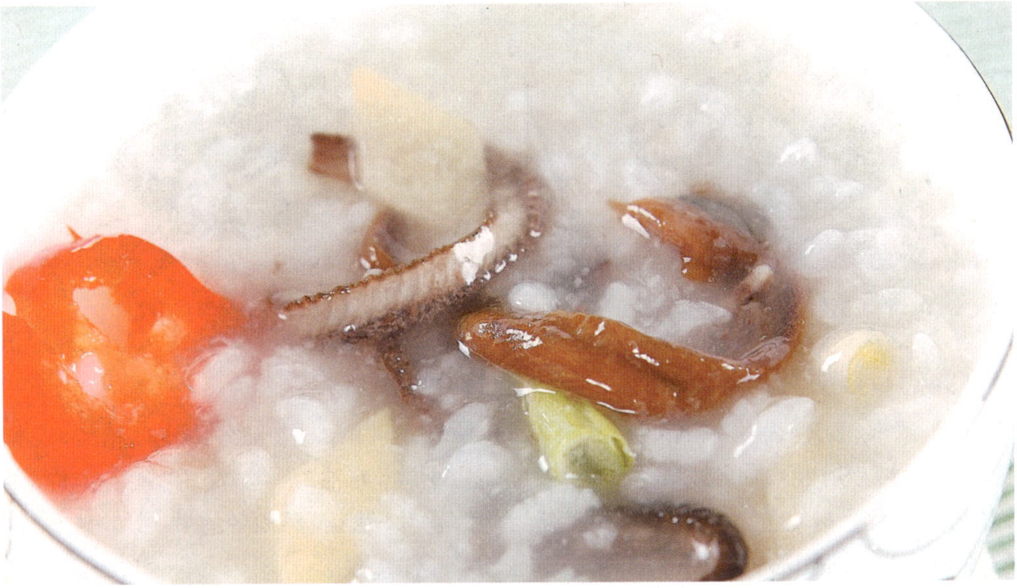

鳝鱼粥

原料 大米100克，鳝鱼500克。

调料 葱末、姜末、精盐、味精、料酒、胡椒粉、酱油、熟猪油各适量。

制作步骤

❶ 将鳝鱼洗涤整理干净，放入沸水锅中，加入少许精盐略焯，捞出沥干，切成丝。

❷ 坐锅点火，加入熟猪油烧热，先下入鳝丝煸透，再加入料酒、酱油、味精、姜末翻炒至入味，出锅装碗。

❸ 另起锅，放入清水及淘洗干净的大米，待熬煮至粥成时，加入炒鳝丝煮沸，然后加入精盐、葱末拌匀，撒上胡椒粉即可。

降糖食疗偏方 2

炒鳝段

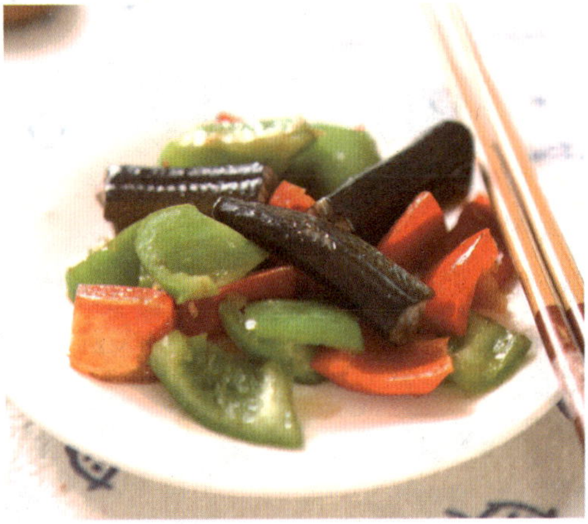

原料 鳝鱼2条，青辣椒、红辣椒各1个。

调料 料酒、植物油各1大匙，胡椒粉、醋、淀粉各少许，豆豉3大匙，蒜末适量。

制作步骤

❶ 鳝鱼加少许醋、淀粉抓洗，除去鳝鱼身上的黏液及内脏，切小段。

❷ 青辣椒、红辣椒分别洗净，去蒂、去籽，切菱形片；豆豉用水洗净。

❸ 炒锅加植物油烧至四成热时倒入鳝段，并淋料酒，炒匀后盛出。

❹ 炒锅加植物油，烧至六成热时倒入蒜末爆香，加豆豉、青辣椒片、红辣椒片、鳝段、胡椒粉一起翻炒均匀即可。

降糖食疗偏方 3

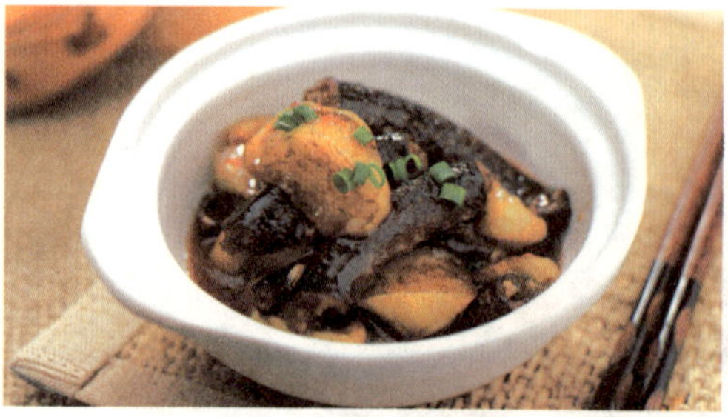

黄鳝茄子煲

原料 黄鳝300克，茄子150克。

调料 葱末、姜片、蒜片、米醋、醪糟、豆瓣酱、酱油、水淀粉、植物油各适量。

制作步骤

❶ 黄鳝去掉内脏和杂质，用清水洗净，切成段，加入酱油、醪糟拌匀，腌10分钟；茄子去蒂、去皮，洗净、切成块。

❷ 净锅置火上，加入植物油烧热，分别放入黄鳝段、茄子块炸至熟，捞出沥油。

❸ 锅中留底油烧热，先爆香姜片、蒜片，再放入黄鳝、茄子、米醋、酱油、醪糟、豆瓣酱炒匀，盛入煲中，用小火焖10分钟，撒上葱末即成。

降糖食疗偏方 4

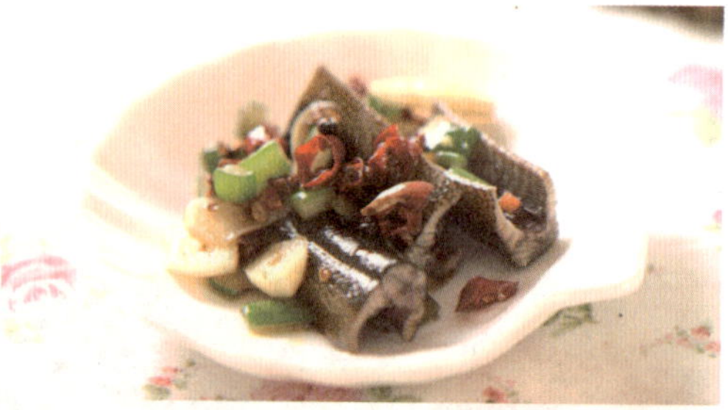

麻辣鳝段

原料 鳝鱼2条。

调料 辣椒、植物油各1大匙，精盐、花椒各1小匙，麻油2小匙，淀粉、醋各少许，姜片、蒜片、葱花、料酒各适量。

制作步骤

❶ 鳝鱼加少许醋、淀粉抓洗，除去鳝鱼身上的黏液后，去内脏，切小段。

❷ 炒锅烧热，加植物油，六成热时放入姜片、蒜片、葱花爆香，然后放入鳝段翻炒至熟。

❸ 最后放入料酒、花椒、辣椒、精盐、适量水稍煮片刻，出锅前淋上麻油即可。

降糖食疗偏方 5

鳝背牛肉煲

原料 活鳝鱼250克，牛肉100克，洋葱块、冬笋块各10克。

调料 葱花、姜末、胡椒粉、精盐、鸡精、味精、酱油、淀粉、料酒、植物油、鲜汤各适量。

制作步骤

❶ 将鳝鱼宰杀，去头、尾、内脏及骨，洗净后切段，用精盐、料酒、胡椒粉、淀粉腌渍片刻。

❷ 将牛肉洗净、切片，用精盐、味精、料酒、淀粉腌渍入味。

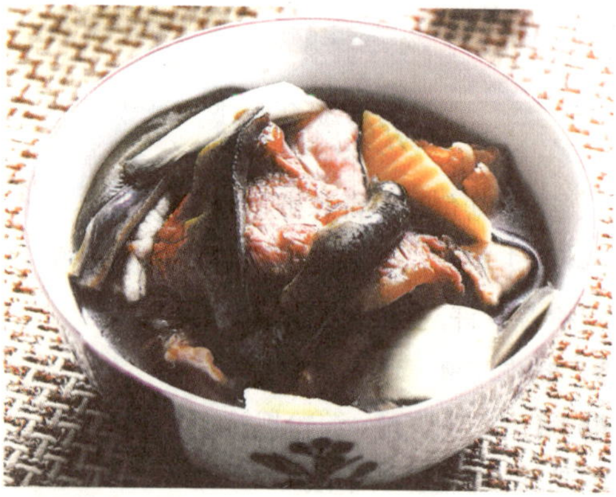

❸ 锅中加油烧热，爆香姜末，再加入鲜汤、鳝背、牛肉、洋葱、冬笋、精盐、鸡精、味精、料酒烧开，然后转小火烧熟，撒上葱花即可。

降糖食疗偏方7

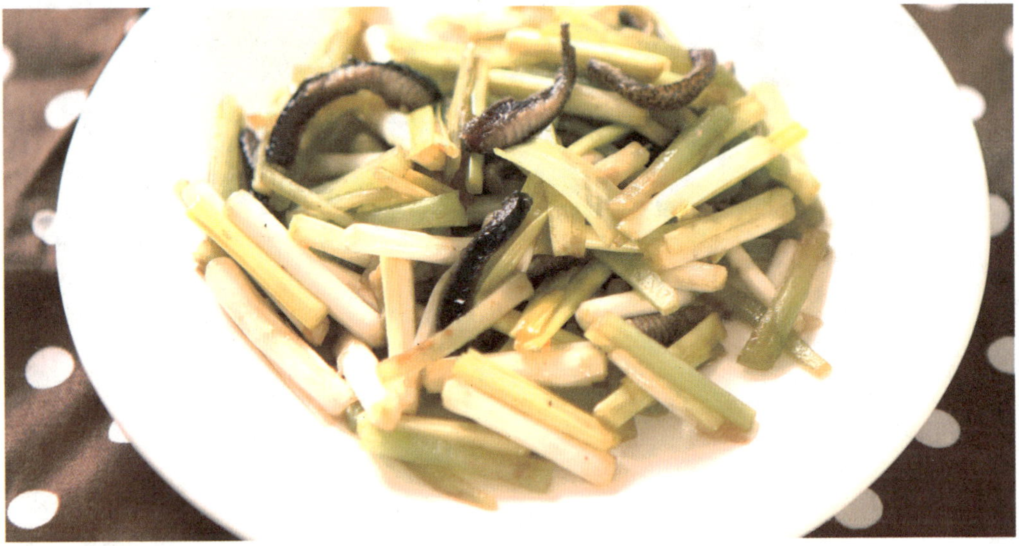

韭黄溜鳝鱼丝

原料 鳝鱼2条，笋20克，香菇3朵，韭黄150克。

调料 植物油、酱油各2大匙，料酒、香油各1大匙，醋、水淀粉、精盐、胡椒粉各少许，姜末、蒜末各适量。

制作步骤

❶ 将鳝鱼洗净，切丝；韭黄洗净，切小段；笋、香菇切丝。

❷ 炒锅烧热，加植物油，放入鳝鱼丝、韭黄段、笋丝、香菇丝翻炒，加料酒、酱油、醋、精盐、胡椒粉和水淀粉，翻炒均匀后盛出。

❸ 在炒好的鳝鱼上撒姜末、蒜末，再将香油、少许植物油烧热淋在上面，拌匀，即可食用。

降糖食疗偏方8

芹菜鳝丝

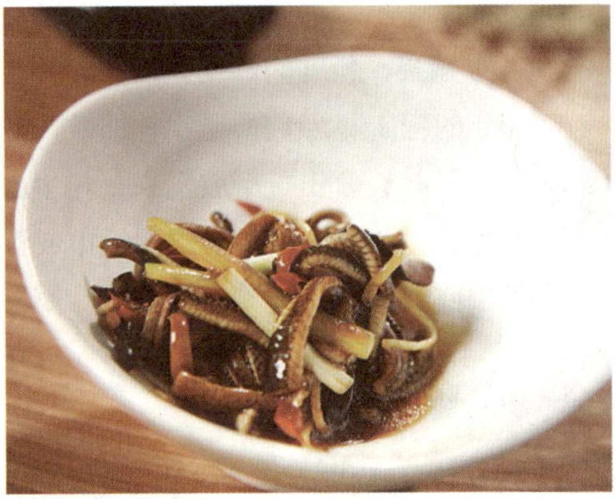

原料 净鳝鱼片300克，青蒜苗50克，净芹菜心40克，姜丝10克，泡辣椒2根。

调料 精盐、米醋、味精、花椒粉、料酒各适量，酱油1大匙，水淀粉、鲜汤各3大匙，植物油100克。

制作步骤

❶ 芹菜心切段；青蒜苗择洗干净，切段；泡辣椒去蒂及籽，顺切成丝；鳝鱼片洗净，斜切成长丝，加入水淀粉、精盐抓匀上浆。

❷ 精盐、料酒、酱油、水淀粉、米醋、味精、鲜汤放碗中调匀成味汁，待用。

❸ 锅中加油烧至六成热，先下入鳝鱼丝炒散，再放入泡辣椒、青蒜苗、芹菜、姜丝快炒片刻，然后烹入味汁炒匀，撒上花椒粉即成。

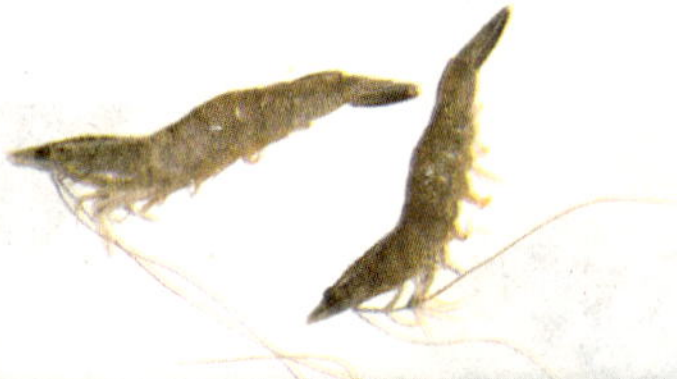

虾 xia

虾肉肥嫩鲜美，不腥无刺，是滋补壮阳之妙品。虾具有超高的食疗价值，并用作中药材。

别名	中医食性	不适用者	适用者
虾米、草虾、长须公	性温，味甘	患有皮肤病疮肿者忌食	一般人群均可

营养分析

虾的营养极为丰富，含有大量的蛋白质，以及维生素A、维生素B_{12}、锌、碘、镁、硒、磷等维生素及矿物质。但需要注意的是，虾的胆固醇含量较高，应适量食用。

营养优势

虾能够壮阳补阳，增强人体免疫力及性功能，对治疗男士阳痿、早泄，女士乳房胀痛等问题有不错的效果。虾中含有的天然虾青素能预防糖尿病和抑制糖尿病并发症。

营养吃法

虾可生吃，剥壳蘸芥末食用，鲜嫩美味，但要注意不宜多吃，易导致腹泻。最家常的食用方法是白灼，蘸醋吃，能保持虾原来的香味。虾虽美味营养，但食量不宜过多，每天控制在100克以下为宜。

选购储存

❶ **购买：** 新鲜的虾皮壳发亮、虾头尾完整，头尾与身体紧密相连，虾身较挺，有一定的弯曲度。肉质坚实、细嫩，手触摸时感觉硬，有弹性，无异味。

❷ **储存：** 拿出一个胶盒来，在里面放一些湿纸巾或湿毛巾作为垫底，把虾放入里面后，再在上面铺上一层湿纸巾或湿毛巾，这么做是为了利用冰箱内的冷气，让湿纸巾或湿毛巾保持一定的湿度，来保持虾的持久保鲜。

搭配宜忌

宜：虾与枸杞同食，有补肾壮阳之效，对阳痿、遗精、早泄等症有一定疗效。

忌：虾与含维生素C的食物（如番茄）相克，食少肚痛难忍，食多死亡；虾与南瓜同食，会引起痢疾。

降糖食疗偏方1

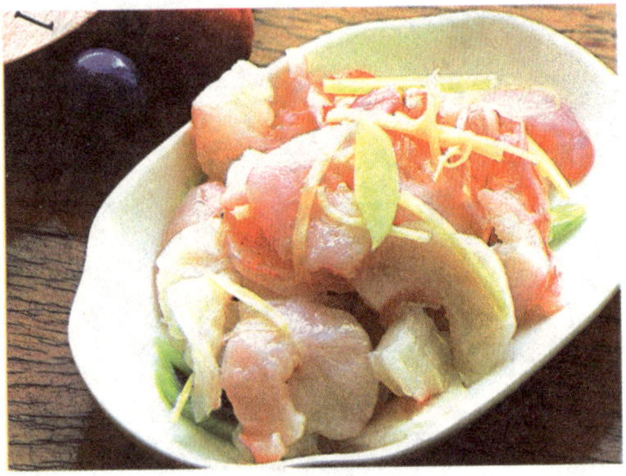

黄瓜炝虾片

原料 鲜虾仁200克，黄瓜50克。

调料 姜丝5克，精盐、鸡精各1/2小匙，花椒油1大匙。

制作步骤

❶ 虾仁挑除沙线，洗净、沥干水分，片成薄片。

❷ 黄瓜去蒂、洗净，切成象眼片。

❸ 锅中加入清水烧沸，放入虾片焯透，捞出过凉，沥净水分。

❹ 黄瓜片放入盘中垫底，再放上虾片，加入精盐、鸡精、姜丝、花椒油拌匀即可。

降糖食疗偏方2

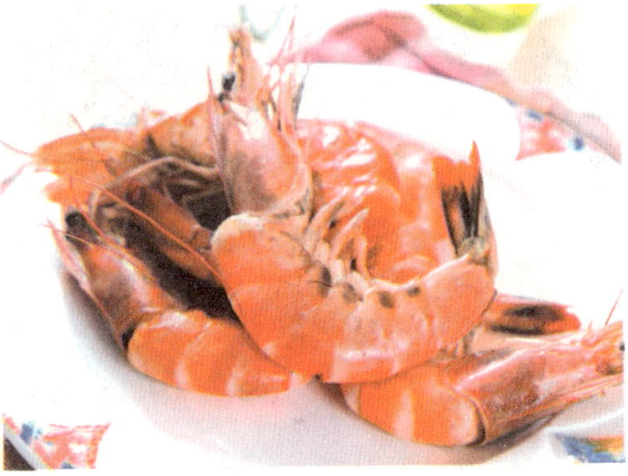

白灼基围虾

原料 活基围虾300克。

调料 姜片、葱段各少许，精盐1/2小匙，酱油汁2小匙，料酒、植物油各1小匙。

制作步骤

❶ 将活基围虾洗净；酱油汁放入小碗中，备用。

❷ 炒锅置火上，注入清水，下入姜片、葱段，再投入基围虾，然后放入精盐、料酒烧沸，撇去浮沫，用小火煮5分钟至熟，捞起沥干水分，淋上植物油拌匀，拣去姜片、葱段，装入盘中，同酱油汁一起上桌即成。

降糖食疗偏方3

萝卜丝炖大虾

原料 青萝卜500克，大虾10只。

调料 香菜末、葱段、葱花、姜丝、精盐、味精、胡椒粉、料酒、香油各适量，浓高汤750克，植物油150克。

制作步骤

❶ 青萝卜洗净去根及外皮，切成细丝，放入盆中，加入少许精盐拌匀并漂洗片刻，捞出沥水；大虾洗净，去除沙包及沙线，再剪去虾枪、虾须和虾腿。

❷ 锅中加入少许植物油烧至六成热，下入葱花炝锅，再放入萝卜丝，大火煸炒至软，出锅盛放在盘内待用。

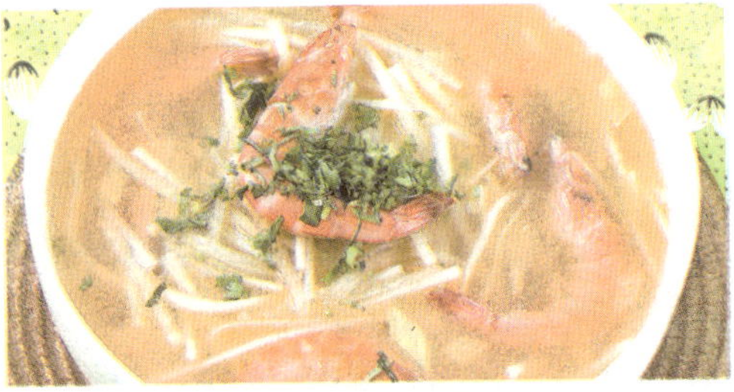

❸ 净锅加入植物油烧至七成热，下入葱段、姜丝爆香；放入大虾两面略煎，加入料酒、浓高汤、萝卜丝、精盐，用小火炖至入味，调入味精、胡椒粉，撒上香菜末，淋入香油即可。

降糖食疗偏方 4

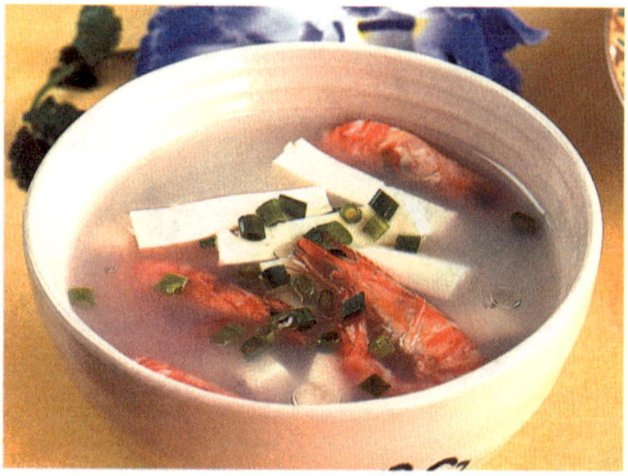

大虾豆腐汤

原料 大虾6只，豆腐200克。

调料 葱花少许，精盐、味精各1小匙，清汤500克，植物油适量。

制作步骤

❶ 将豆腐洗净，切成条。

❷ 大虾洗净，去除沙线，放入沸水锅中焯烫一下，捞出沥水。

❸ 锅中加入清汤，放入豆腐条、大虾烧沸，撇去浮沫。

❹ 再加入精盐、味精煮3分钟至入味，然后撒上葱花，淋入明油，即可出锅装盘。

降糖食疗偏方 5

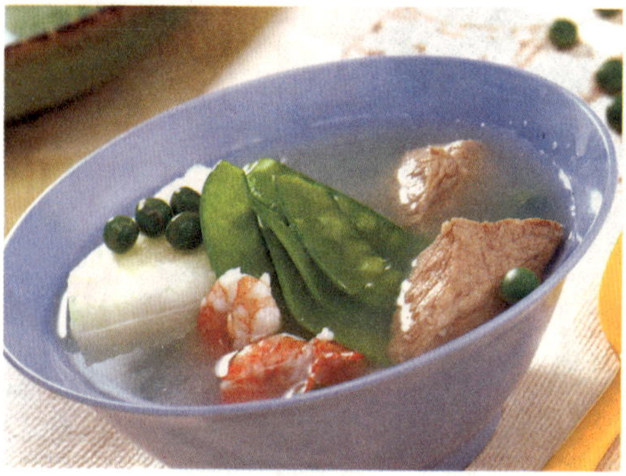

冬瓜虾仁汤

原料 冬瓜400克，虾仁200克，猪瘦肉、豌豆各100克。

调料 精盐、胡椒粉各适量。

制作步骤

❶ 冬瓜洗净、去皮，切成块；豌豆、虾仁洗净。

❷ 将猪瘦肉切成块，用沸水焯一下，捞出沥水。

❸ 锅中加适量清水烧开，放入冬瓜块、猪瘦肉块、虾仁、豌豆，先用大火煮沸，然后改用小火煲约40分钟。

❹ 出锅前加精盐、胡椒粉调味，即可食用。

降糖食疗偏方 6

鲜虾烩豆腐

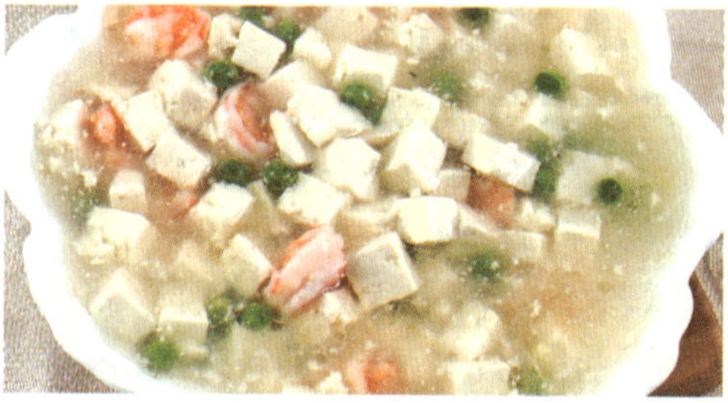

原料 豆腐350克，鲜虾150克，豌豆25克，鸡蛋清1个。

调料 葱末、姜末、精盐、味精、胡椒粉、香油、料酒、水淀粉、植物油(约耗20克)各适量，上汤400克。

制作步骤

❶ 豆腐切成小方丁，放入沸水锅中焯烫一下，捞出沥干；豌豆用清水洗净。

❷ 鲜虾除去虾壳及虾线，洗净，沥干水分。放入大碗中，加入精盐、料酒、味精、鸡蛋清和淀粉拌匀上浆。放入四成热的油锅中，滑散至熟，捞出沥油。

❸ 锅留底油烧热，下入葱末、姜末炒香，加入料酒及上汤烧沸，捞出葱姜，再放豆腐丁用中火烧烩几分钟。加入精盐、味精、虾仁、豌豆，烧至豌豆刚熟，撒胡椒粉，用水淀粉勾薄芡，淋入香油推匀即成。

降糖食疗偏方7

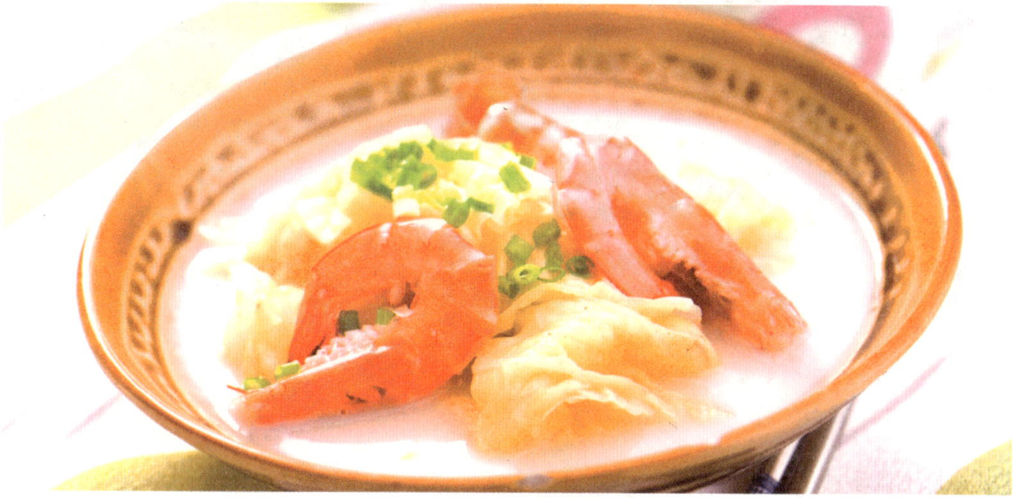

大虾炖白菜

原料 白菜500克，对虾200克。

调料 葱段、葱花、姜片各5克，香菜段30克，精盐1/2小匙，胡椒粉少许，香油1小匙，植物油2大匙，高汤适量。

制作步骤

❶ 将对虾去沙袋、沙线，剪去虾枪、虾须和虾腿，洗净；大白菜去掉老帮留菜心，洗净，用刀拍切成劈柴块。

❷ 锅中加入植物油烧热，下入葱花炒香，再放入白菜块煸炒至软，盛出。

❸ 锅中加入植物油烧热，先下入葱段、姜片炒出香味，放入大虾两面略煎，用手勺压出虾脑。

❹ 再烹入精盐，加入适量高汤烧沸，然后放入白菜块，转小火炖至菜烂虾熟，撒入胡椒粉、香菜段，淋入香油即可。

降糖食疗偏方8

凤尾对虾

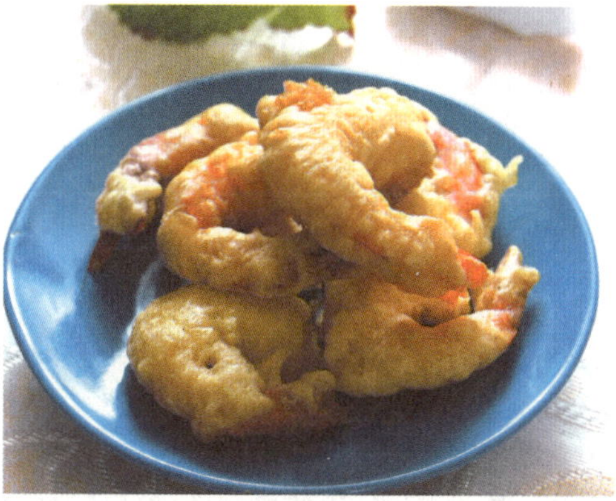

原料 对虾6只(约500克)，鸡蛋3个。

调料 精盐、料酒各1小匙，花椒盐、味精、白胡椒粉各少许，葱姜汁2小匙，淀粉1大匙，植物油1000克(约耗100克)。

制作步骤

❶ 将对虾洗净、去壳(留尾壳)、去沙线，剖开脊背，割断筋络，再加入葱姜汁、白胡椒粉、精盐、料酒、味精浸渍约10分钟，取出后用洁布吸干水分；鸡蛋磕入碗中调匀，加入淀粉搅匀成蛋糊，备用。

❷ 锅中加入植物油烧热，手提虾尾逐只沾满蛋糊，再放入热油锅内炸呈金黄色，捞出沥油，然后放在砧板上，每只斜片2刀后装盘，撒上花椒盐即成。

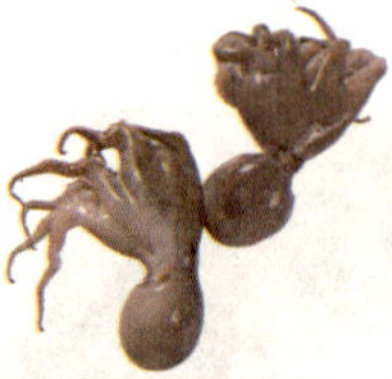

章鱼 zhangyu

章鱼属于软体动物门头足纲八腕目。章鱼有8个腕足，腕足上有许多吸盘；有时会喷出黑色的墨汁，帮助逃跑。

别名	中医食性	不适用者	适用者
八角鱼、真蛸、八爪鱼	性平，味甘，无毒	有荨麻疹、过敏史的人及癌症患者	一般人群均可

营养分析

章鱼含有丰富的蛋白质、脂肪、碳水化合物、钙、磷、铁、锌、硒等矿物质，以及维生素E、维生素B、维生素C等维生素，还富含牛磺酸、精氨酸、天然花青素等营养成分。

营养优势

食用章鱼对调节血压有很大的作用，适用于各种血压不稳定引起的症状，可预防动脉硬化、脑血栓等；章鱼体内的活性物质章鱼胺具有保持血糖平衡的功效。此外，章鱼还具有补气益血、去除风湿、美容养颜的作用。

营养吃法

章鱼胆固醇含量高，肥胖人士不宜多吃，每餐30～50克便足。如果购买的是章鱼干，则烧食是比较适合的方式。章鱼与鱿鱼相同，与芹菜等搭配炒食味道鲜美，野味可口，且营养搭配均衡。

选购储存

❶ **购买：**优质的章鱼干体形完整，肉体坚实、肥大，爪粗壮，体色柿红带白，有清香味，身干，淡口。如色泽紫红带暗的为次品。

❷ **储存：**章鱼多为干品出售，购买后可放在冰箱冷藏，可保存几个月。

搭配宜忌

宜：章鱼搭配猪蹄，能够润泽肌肤、健美益气养血；章鱼搭配莲藕及红枣，具有补中益气、养血健骨、滋润肌肤的功效。

忌：章鱼与柿子同食，可引起呕吐、腹痛、腹泻等症状。

降糖食疗偏方 1

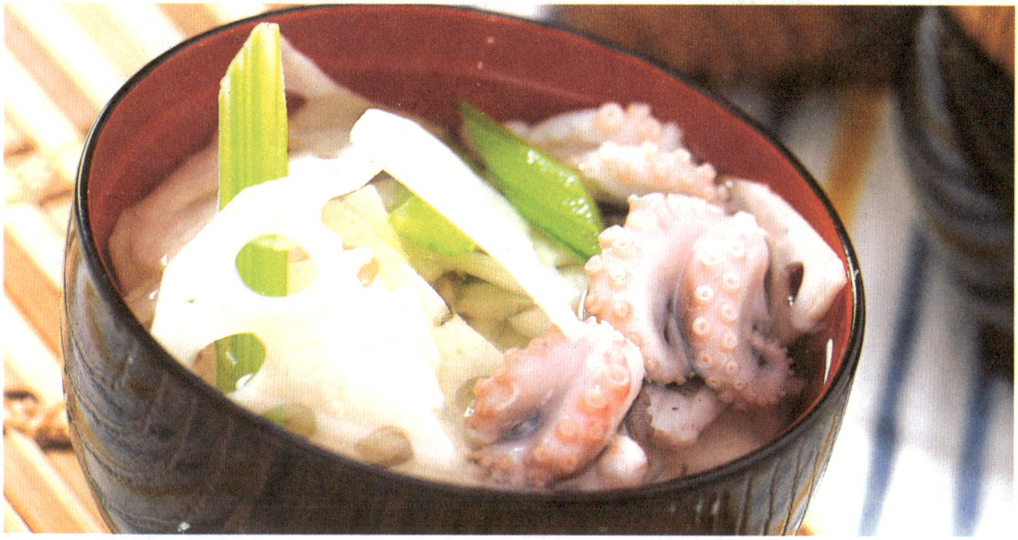

香芹藕片章鱼汤

原料 章鱼200克，莲藕100克，香芹150克。

调料 姜片少许，精盐、胡椒粉各适量，味精1/2小匙，料酒1大匙，柴鱼高汤8杯，植物油2大匙。

制作步骤

❶ 将八爪鱼洗净，切成段，放入热水锅中焯烫，捞出沥水，备用。

❷ 将莲藕去皮、洗净，切薄片；香芹洗净，切段，待用。

❸ 锅中加入植物油烧热，下入姜片、八爪鱼翻炒，再烹入料酒，倒入柴鱼高汤煮沸，然后放入香芹、藕片、精盐、味精、胡椒粉煮5分钟即可。

降糖食疗偏方 2

生鱼片粥

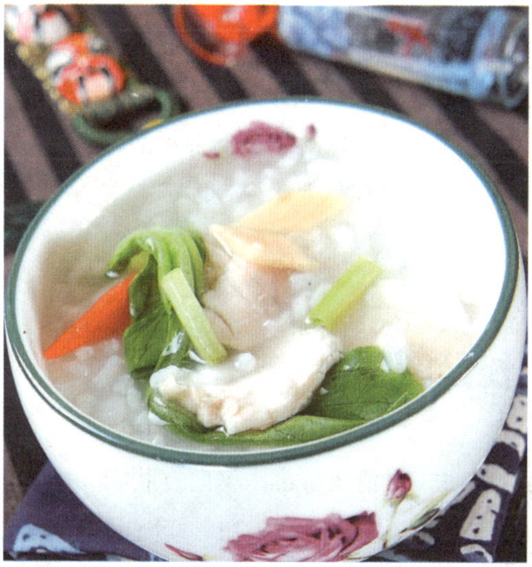

原料 大米300克，章鱼肉250克。

调料 葱花、姜末各10克，精盐、味精、植物油各适量。

制作步骤

❶ 将大米淘洗干净，放入清水中浸泡6小时。

❷ 章鱼肉洗净，切成薄片，分装在几个小碗内，加入姜末、葱花和植物油拌匀。

❸ 坐锅点火，加入适量清水，先放入大米煮沸，再改用小火熬煮至粥熟。

❹ 然后撒入精盐、味精调好口味，趁热冲入鱼碗中即成。

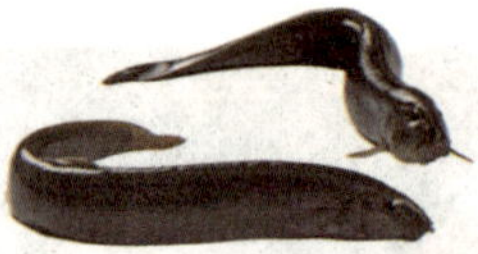

泥鳅 niqiu

泥鳅有沙鳅、真鳅、黄鳅之分，常生活在水田、池塘、沟渠的静水底层淤泥中，肉质鲜美，营养丰富，并具有药用价值。

别名	中医食性	不适用者	适用者
鱼鳅、蝤、鳅鱼	性平、味甘	无	一般人群均可

营养分析

泥鳅的脂肪含量较低，胆固醇含量更少，其含有优质蛋白质，以及钙、磷、铁、硫黄素、核黄素、烟酸等多种维生素及矿物质，其中维生素A、维生素B_1含量较高。

营养优势

泥鳅属高蛋白、低脂肪食品，可以帮助人体抵抗血管衰老，故有益于老年人及心血管病人。泥鳅有调中益气、祛湿消毒、滋阴清热、补肾补血等功效，对糖尿病有辅助治疗作用。

营养吃法

泥鳅在清水里养几天，去除其体内的泥浆，然后去其内脏和鳃，炖熟后再吃。

泥鳅可以用来炖汤，味道鲜美，风味独特。尤其是与土豆一起炖食，风味独特诱人。

选购储存

❶ **购买：** 如果是熟食，则购买前注意闻一下味道，看有没有变质。若选购新鲜泥鳅，可从外形体态上来鉴别，鳅体较长，前段稍圆，后段侧扁者为好泥鳅。

❷ **储存：** 泥鳅保存时，一般置于冰箱冷藏室中保存即可，无特殊存储要求。

搭配宜忌

宜：泥鳅与甜椒同时食用，对糖尿病患者能起到很好的降糖作用；泥鳅与豆腐同食，可清热解毒、美白皮肤。

忌：泥鳅忌与狗血、螃蟹同食，同食会引起中毒。

降糖食疗偏方1

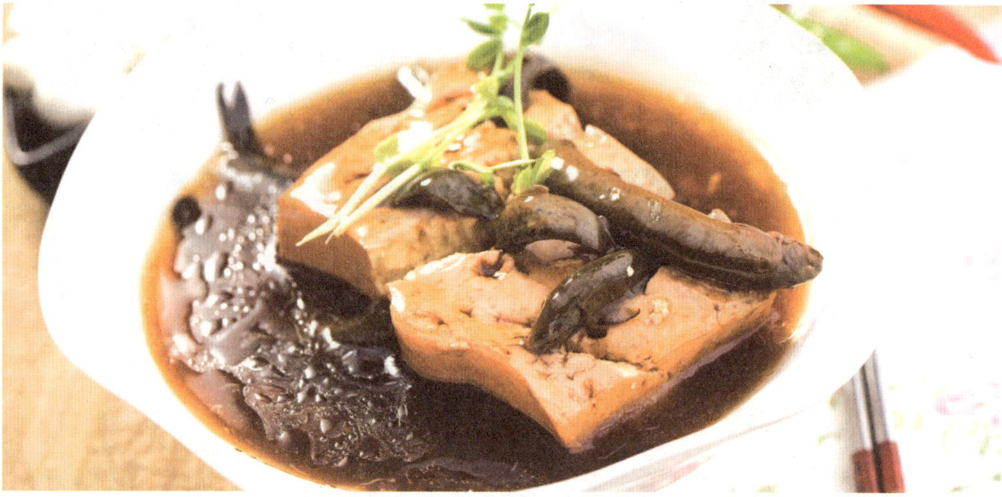

泥鳅钻豆腐

原料 豆腐500克，活泥鳅5条(约200克)。

调料 香葱花10克，葱末、姜末、蒜末各5克，花椒10粒，精盐、味精各1/2小匙，酱油、料酒各1大匙，胡椒粉少许，香油1/2大匙，熟猪油2大匙。

制作步骤

❶ 豆腐洗净，切成大片；泥鳅放入清水盆中，加入少许精盐调匀，静养2小时，使其吐净腹中污物，捞出冲净。

❷ 坐锅点火，加油烧热，先下入葱、姜、蒜、花椒炒香，再烹入料酒，添入适量清水，加入酱油、精盐、豆腐、泥鳅用中火慢慢烧沸。

❸ 然后撇去浮沫，转小火炖至入味，再放入味精、胡椒粉煮匀，淋入香油，撒上香葱花，即可出锅。

降糖食疗偏方2

泥鳅虾米汤

原料 泥鳅100克，虾米50克。

调料 姜5片，葱花、精盐、植物油各适量。

制作步骤

❶ 将泥鳅放入清水中，待排尽肠内污物后洗净，备用。

❷ 锅中放入植物油烧热，下入姜片、泥鳅煎至金黄色，再加入清水，放入虾米、葱花煮至滚沸，然后加入精盐调味即成。

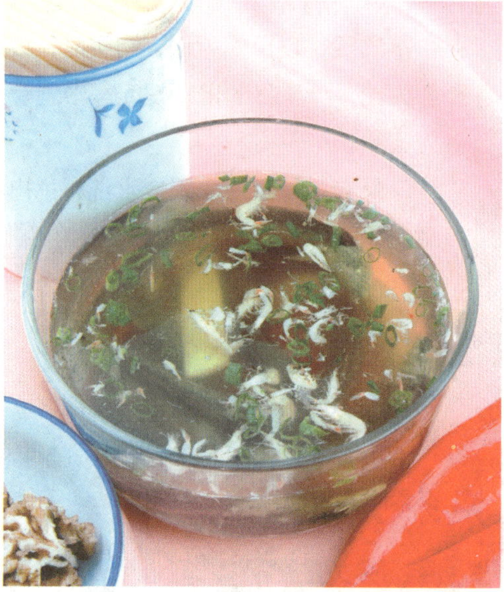

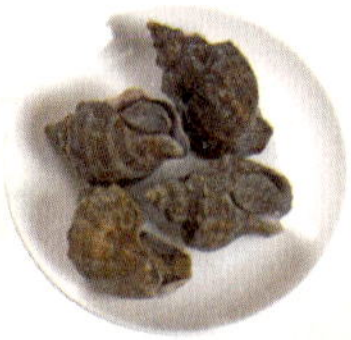

螺 luo

螺素有"盘中明珠"的美誉，螺肉不仅丰腴细腻，味道鲜美，而且是典型的高蛋白、低脂肪的天然动物性保健食品。

别名	中医食性	不适用者	适用者
蠃	性寒，味甘、咸	脾胃虚寒，便溏腹泻者	一般人群均可

营养分析

螺含有丰富的蛋白质、维生素（尤其是维生素A及B族维生素）和人体必需的氨基酸和微量元素，是典型的高蛋白、低脂肪、高钙质的天然动物性保健食品。

营养优势

螺具有清热解暑、利尿消肿、止渴清酒的功效。适宜糖尿病、癌症、高脂血症、冠心病、动脉硬化、脂肪肝患者及醉酒者食用。

营养吃法

在食用螺肉时一定要煮透，以防止病菌和寄生虫感染，一般需煮10分钟以上。

海螺在煮制前要把其头部去掉。

选购储存

❶ **购买：** 以田螺为例，购买时，要挑选个头肥大、外形匀称、外壳薄、掩片完整者为佳，一般好的田螺螺壳呈淡青色，其中，又以无肉、汁溢出，单个净重较大者为上品。

❷ **储存：** 螺最好先用冷水洗，挑出死去的螺，然后装入塑料袋里，放进冰箱的冷藏室即可。

搭配宜忌

宜：田螺与葡萄酒搭配，可除湿解毒、清热利尿，对痔疮、胃酸过多有辅助疗效。

忌：螺肉不宜与木耳、蛤蜊、木瓜、猪肉、玉米同食；不宜与中药蛤蚧、西药土霉素同食。

降糖食疗偏方1

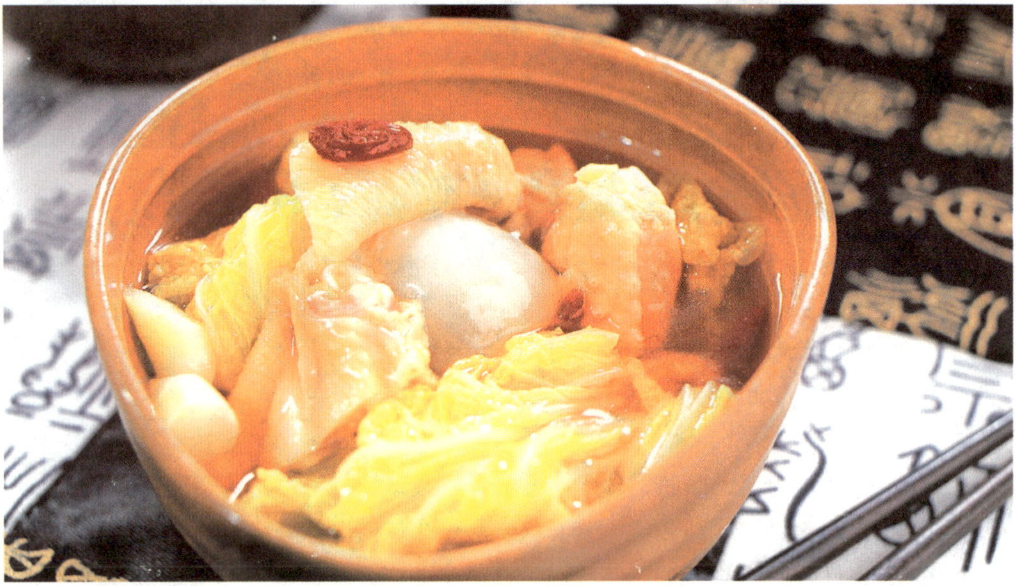

白菜螺片

原料 白菜300克，螺片100克。

调料 精盐1/2小匙，蒜片、红椒片各少许，味精1/4小匙，葱油1小匙。

制作步骤

❶ 将白菜切成菱形块；螺片洗净。

❷ 将白菜片、螺片一同放于沸水锅中分别焯2~3分钟，捞出沥水。

❸ 锅中加油烧热，放入红椒片炒香，再加入白菜片翻炒均匀，加入精盐、蒜片、味精同炒至入味。

❹ 再加入螺片快速翻炒入味，淋明油出锅即成。

降糖食疗偏方2

陈醋螺头拌菠菜

原料 海螺肉200克，菠菜100克。

调料 蒜末15克，精盐1小匙，陈醋2大匙，花椒油少许。

制作步骤

❶ 将海螺肉洗涤整理干净，片成连刀片，再放入沸水锅中焯烫一下，捞出沥干。

❷ 菠菜择洗干净，切成小段，再用沸水略焯，捞出冲凉，挤干水分。

❸ 将海螺片、菠菜段放入盆中，加入陈醋、精盐、花椒油充分拌匀，即可装盘上桌。

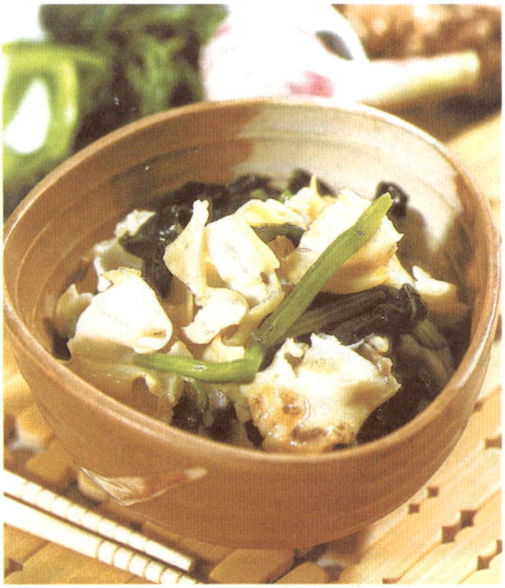

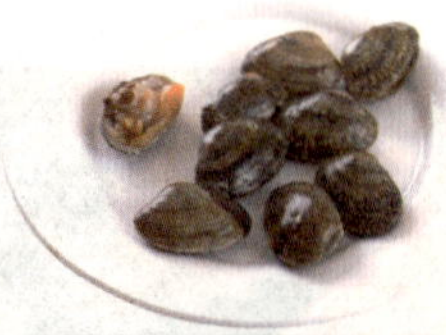

蛤蜊 geli

蛤蜊肉质鲜美无比，被称为“天下第一鲜”“百味之冠”，江苏民间还有“吃了蛤蜊肉，百味都失灵”之说。

别名	中医食性	不适用者	适用者
蛤	性寒、味咸	腹痛、腹泻、痛风患者	一般人群均可

营养分析

蛤蜊含有蛋白质、脂肪、碳水化合物，以及碘、铁、钙、磷等多种矿物质和维生素及氨基酸、牛磺酸等多种成分，是一种低热能、高蛋白、高微量元素、高铁、高钙、少脂肪的食品。

营养优势

蛤蜊是一种低热能、高蛋白的食品。具有抑制胆固醇在肝脏合成和加速排泄胆固醇的独特作用，从而使体内胆固醇下降。现代医学认为，蛤蜊肉炖熟食用，对糖尿病有辅助治疗作用。

营养吃法

蛤蜊买回家后，用清水反复清洗，然后放入大碗中，盛满清水，放入一勺盐，浸泡半小时，让蛤蜊吐沙。蛤蜊每餐食量不宜超过3~10个（约50克）。禁止进食未熟透的蛤蜊，否则会感染肝炎等疾病。

选购储存

❶ **购买**：一定要买活的蛤蜊，用手触碰外壳，能马上紧闭的，就是新鲜的，活的；不会闭壳或壳一直打开的，都是死蛤。还有一种挑选方法，在购买时，可拿两个蛤蜊相互敲击外壳，声音比较坚实的，比较新鲜，有空空声音的，则多是死蛤。

❷ **储存**：买回来的蛤蜊，放在清水中，放一点盐，不可以用淡水养。如果需要保存，可以将蛤蜊放入冰箱冷藏室。

搭配宜忌

宜：蛤蜊与韭菜混炒，可健体强身；蛤蜊与蘑菇同食，具有清热利湿、化痰散结、抗老化的功效。

忌：蛤蜊与芹菜、橙同食，会影响维生素的吸收；蛤蜊与田螺同食，会引起腹胀。

降糖食疗偏方 1

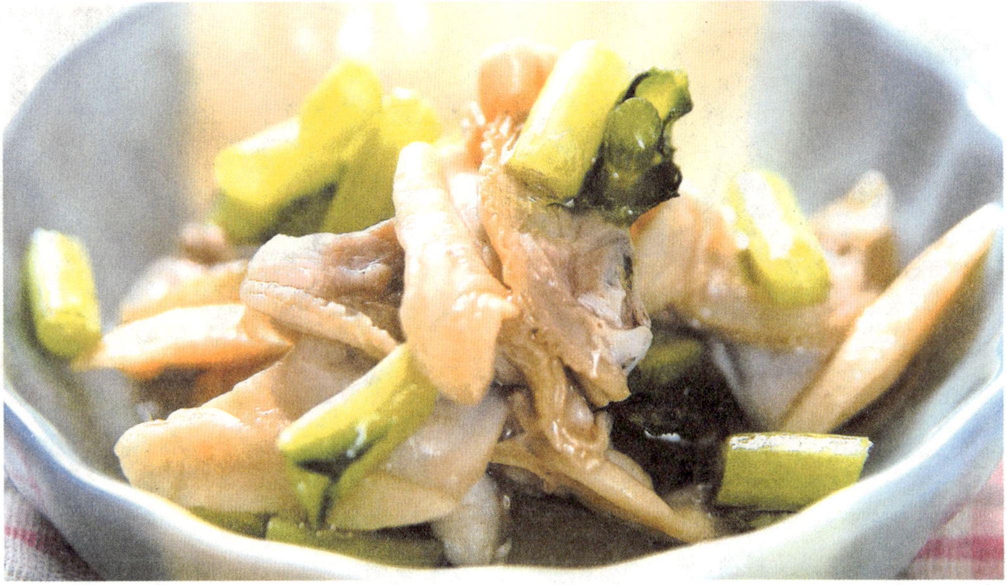

蛤仁炒茼蒿

原料 活蛤蜊500克，茼蒿茎300克。

调料 葱花、姜末、精盐、味精、胡椒粉、香油、植物油各适量。

制作步骤

❶ 将活蛤蜊放入沸水中烫至开口，捞出晾凉，剥出蛤仁，再用原汤洗净。

❷ 茼蒿切成小丁，放入沸水中焯烫一下，捞出沥干。

❸ 锅中加入植物油烧热，先下入葱花炒香，再放入茼蒿丁、蛤仁炒匀。

❹ 然后加入精盐、胡椒粉、味精、蛤仁炒至入味，撒上姜末，淋入香油即可。

降糖食疗偏方 2

大蒜菠菜拌蛤仁

原料 活蛤蜊750克，蒜泥300克，菠菜250克。

调料 姜末、精盐、味精、米醋、香油各适量。

制作步骤

❶ 蛤蜊洗净，放入沸水锅中煮至开口，捞出晾凉，剥出蛤仁，用原汤洗净。

❷ 菠菜洗净，下入沸水锅中焯烫透，捞出冲凉，切成段，放入碗中，加入精盐、味精、米醋、蒜泥拌匀，然后放入盘中央垫底。

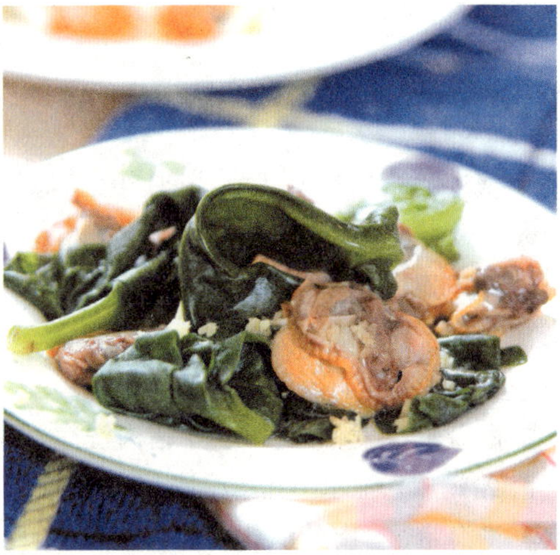

❸ 蛤仁放入碗中，加入少许味精、姜末、香油拌匀，放在菠菜上即可。

降糖食疗偏方 3

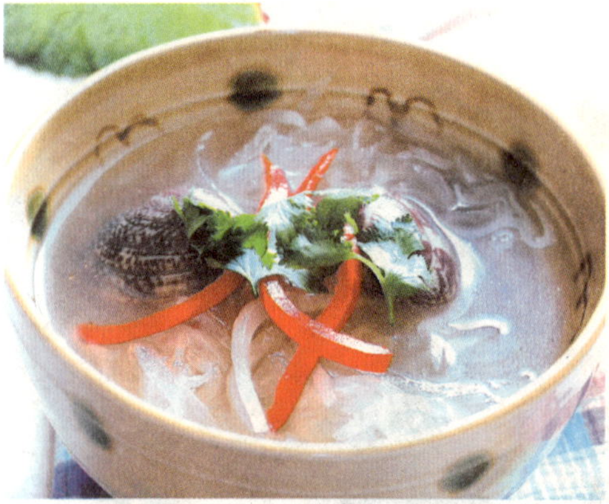

萝卜丝蛤蜊

原料 白萝卜500克，蛤蜊300克，香菜适量。

调料 红椒、精盐、料酒、清汤各适量。

制作步骤

❶ 将白萝卜洗净，切成细丝，用水漂过。

❷ 蛤蜊洗净，捞出备用。

❸ 炒锅上火，放入清汤、蛤蜊、精盐、料酒烧至蛤蜊开口，捞出装盆，再将萝卜丝投入锅中，煮至透明状时，捞出装入蛤蜊盆中待用。

❹ 锅中留汤少许，放入红椒丝烧开，起锅浇在萝卜丝上，撒入香菜即可。

降糖食疗偏方 4

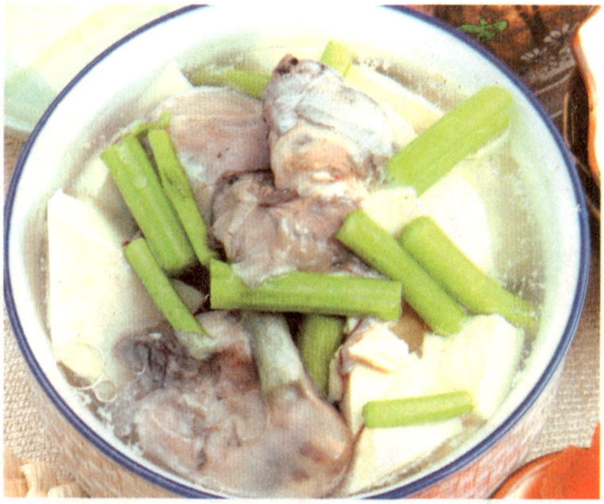

芹菜豆腐蛤蜊汤

原料 蛤蜊肉30克，芹菜200克，豆腐1块。

调料 精盐适量。

制作步骤

❶ 将蛤蜊肉用清水冲洗干净，备用。

❷ 将芹菜去根、叶，洗净，切成段。

❸ 豆腐切成小块，待用。

❹ 将蛤蜊肉放入锅中，加入适量清水煮沸半小时，再放入芹菜、豆腐同煮10分钟，加入精盐调味即成。

降糖食疗偏方 5

蛤蜊瘦肉海带汤

原料 活蛤蜊250克，猪瘦肉150克，海带100克。

调料 姜片10克，鸡粉、精盐、胡椒粉各少许，猪骨汤750克，植物油1大匙。

制作步骤

❶ 将海带泡发，洗净切丝；猪肉洗净、切片；蛤蜊放入清水中吐净泥沙，洗净备用。

❷ 将海带、猪肉分别放入沸水中焯透，捞出，沥干待用。

❸ 锅中加油烧热，先下入姜片炒香，再添入猪骨汤烧沸，然后放入海带、猪肉煮15分钟，再加入蛤蜊小火续煮5分钟，用精盐、鸡粉、胡椒粉调味即可。

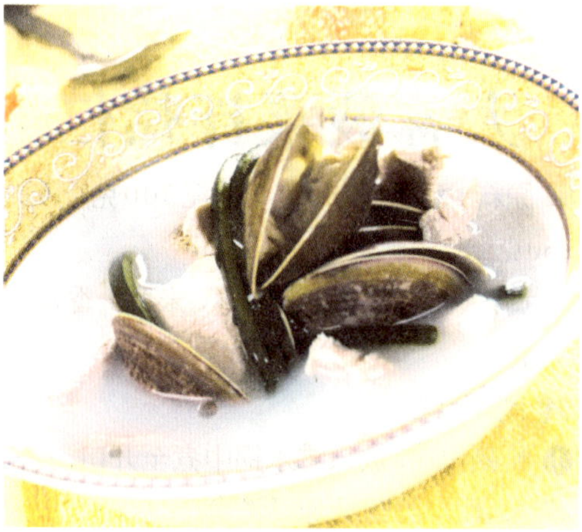

降糖食疗偏方6

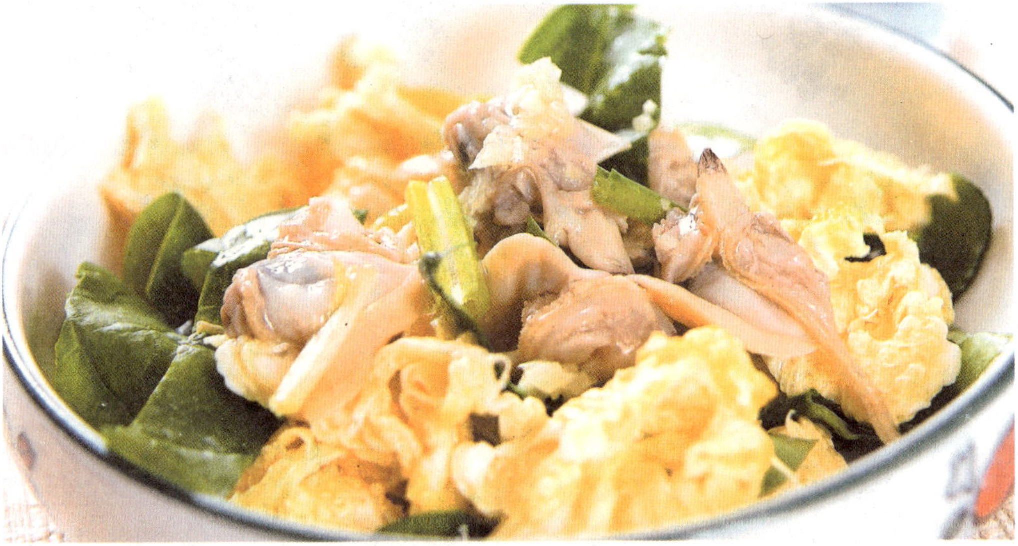

蛤仁菠菜炒鸡蛋

原料 活蛤蜊500克，菠菜250克，鸡蛋4个。

调料 葱花、姜末、精盐、味精、胡椒粉、香油、植物油各适量，蛤蜊汤75克。

制作步骤

❶ 将活蛤蜊洗净，放入清水锅中煮至开口，捞出，剥出蛤仁，用原汤洗净泥沙。

❷ 菠菜择洗干净，放入沸水锅中稍烫，捞出晾凉，切成小段。

❸ 鸡蛋磕入碗中，加入葱花、蛤蜊汤、精盐、味精、胡椒粉调匀成蛋液。

❹ 锅中加入植物油烧热，先倒入蛋液炒至八分熟，再放入菠菜段炒匀，然后放入蛤仁稍炒，撒入姜末，淋入香油即可。

降糖食疗偏方7

蛤蜊炖鲫鱼

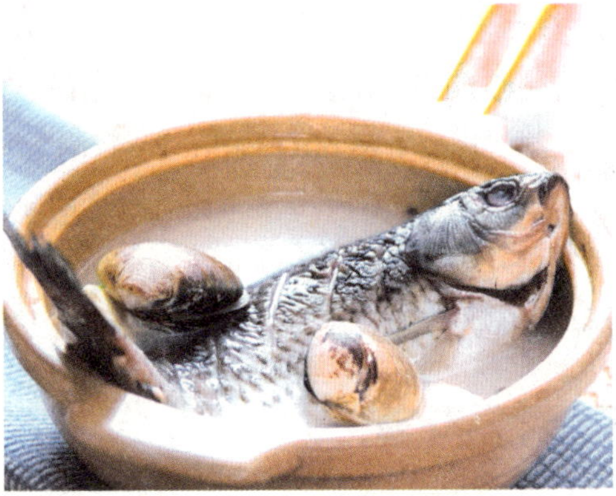

原料 活鲫鱼2条，蛤蜊300克。

调料 葱段、姜片各25克，精盐1大匙，味精、胡椒粉各1小匙，料酒1/2大匙，清汤2大匙，熟猪油500克。

制作步骤

❶ 将蛤蜊洗净外壳污泥，放入清水中，使其吐净腹内泥沙。

❷ 鲫鱼宰杀后去鳞、去鳃、除内脏，洗净，在鱼身两侧各剞几刀，备用。

❸ 锅中加入熟猪油烧热，先下入鲫鱼，两面略煎一下，再烹入料酒，加入清汤、葱段、姜片，用大火煮沸后转小火熬煮20分钟，然后放入蛤蜊、精盐、味精略煮，待蛤蜊张壳时，捞出葱、姜，出锅装碗即可。

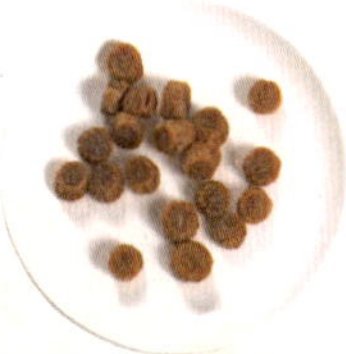

干贝 ganbei

干贝即扇贝的干制品，功效与海藻、海带接近，味道更可口、更鲜美，是女性非常理想的健康、减肥、修身之品。

别名	中医食性	不适用者	适用者
瑶柱、江珧柱、马甲柱、玉珧柱、蜜丁	性平，味甘、咸	学龄前及学龄期儿童、痛风患者	一般人群均可

营养分析

干贝富含蛋白质、碳水化合物、核黄素和钙、磷、铁等多种营养成分，蛋白质含量高达61.8%，为鸡肉、牛肉、鲜对虾的3倍，矿物质的含量远在鱼翅、燕窝之上，且富含丰富的谷氨酸钠，味道极鲜。

营养优势

干贝能提高食欲，开胃健脾、滋阴补肾，补气生血、促进甲状腺分泌，产生热量，为人体提供必要的营养；干贝的脂肪含量低，是减肥修身之妙品。此外，干贝属于低糖高蛋白食品，适合糖尿病患者食用。

营养吃法

干贝在烹调前应用温水进行泡发，或者用少量清水配入料酒、葱姜隔水蒸软，烹制成菜肴味美更佳。

干贝不可过量食用，否则，会影响肠胃的消化功能，使食物积滞于体内，同时还可能会引发皮疹。

选购储存

❶ **购买**：在选购干贝时，应选择颜色鲜黄，形状尽量完整，呈短圆柱形，坚实饱满，肉质干硬，有白霜的鲜味较浓。

❷ **储存**：干贝在存放时，应选阴凉处存放，也可直接放于冰箱内存储，存放环境适宜，可保存半年以上。

搭配宜忌

宜：干贝萝卜汤营养价值高，是一道适宜一家大小饮用的补汤；干贝蒸水蛋既能提高食欲，又能增加营养吸收。

忌：干贝与香肠不能同食，同食影响人体健康。

降糖食疗偏方 1

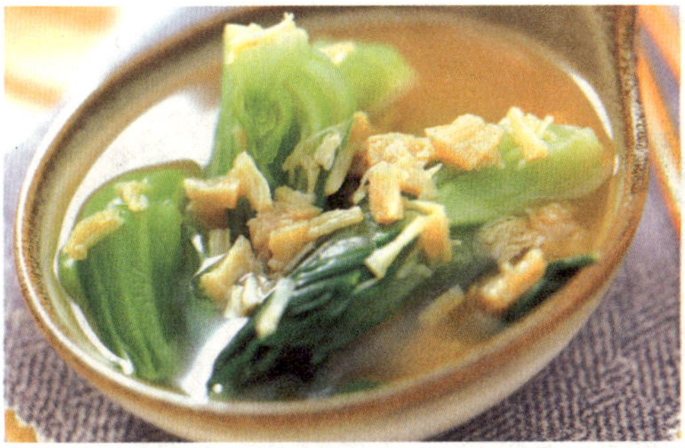

干贝油菜汤

原料 油菜心150克，水发干贝50克。

调料 精盐1小匙，鸡精1/2小匙，料酒1大匙，蚝油少许，高汤1000克。

制作步骤

❶ 将水发干贝洗净，撕成细丝。

❷ 油菜切去根部，洗净沥干。

❸ 坐锅点火，加入高汤烧沸，先下入干贝丝煮约30分钟，再放入油菜心略煮，然后加入蚝油、精盐、鸡精、料酒煮10分钟至入味，即可出锅装碗。

降糖食疗偏方 2

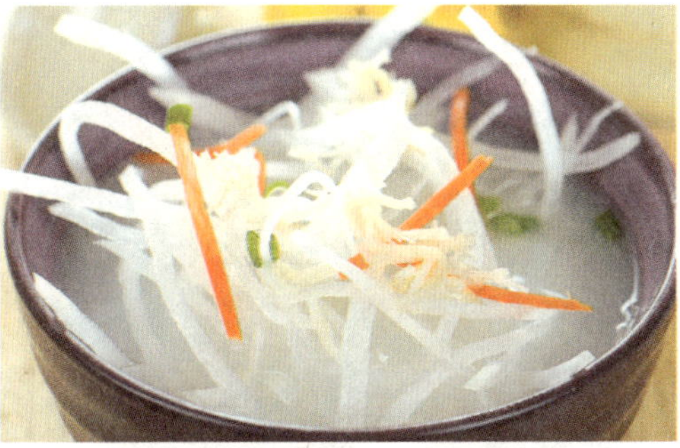

干贝萝卜汤

原料 白萝卜400克，干贝25克，香菜15克。

调料 姜丝5克，精盐、味精各1/2小匙，鲜汤800克，植物油1大匙。

制作步骤

❶ 将白萝卜去皮、洗净，切成细丝。

❷ 香菜择洗干净，切成小段。

❸ 干贝放入清水中泡至回软，洗净沥干，撕成细丝。

❹ 坐锅点火，加油烧至五成热，先下入姜丝炒出香味，再添入鲜汤，放入白萝卜丝、干贝丝煮沸，然后加入精盐、味精调好口味，再撒入香菜段，即可出锅装碗。

降糖食疗偏方 3

干贝烩丝瓜

原料 嫩丝瓜1条(约300克)，干贝25克。

调料 葱花、姜段各5克，精盐、味精、胡椒粉各少许，料酒1大匙，水淀粉2大匙，熟鸡油1小匙，植物油3大匙。

制作步骤

❶ 将丝瓜去皮及瓤，切成长约5厘米的小条，放入烧热的植物油锅中煸炒出水分，取出沥干，备用。

❷ 将干贝洗净，放入碗中，加入葱花、姜段、料酒和适量清水，入笼蒸10分钟，取出干贝，

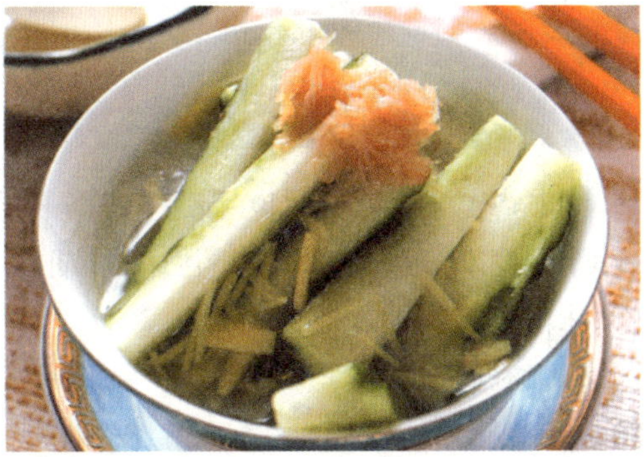

用手搓成丝状待用。

❸ 锅置火上，加入植物油烧热，放入丝瓜条略炒，再加入精盐、味精、蒸干贝的汤汁，用小火收浓汤汁，然后用水淀粉勾芡，撒上胡椒粉，淋入熟鸡油即可。

降糖食疗偏方 4

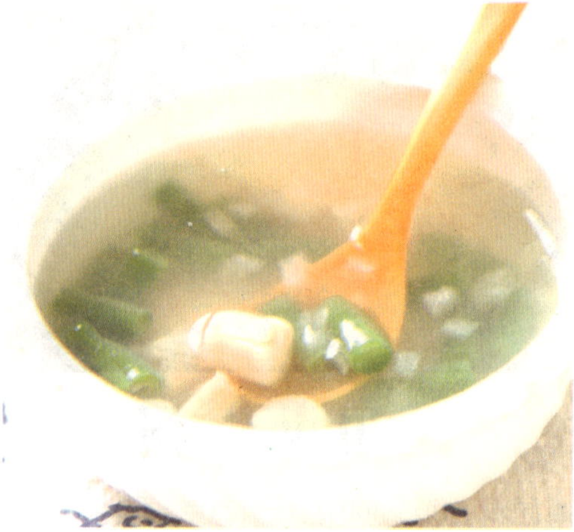

干贝豆角汤

原料 豆角200克，干贝50克，洋葱半个。

调料 精盐、蚝油、植物油各适量。

制作步骤

❶ 将豆角择洗干净，切成段。

❷ 干贝用温水泡软。

❸ 洋葱去皮、洗净，切成丁。

❹ 锅中加入植物油，烧至五成热时下入洋葱丁、豆角段炒至断生，然后加入适量清水，加入干贝、精盐、蚝油，煮熟即可食用。

降糖食疗偏方 5

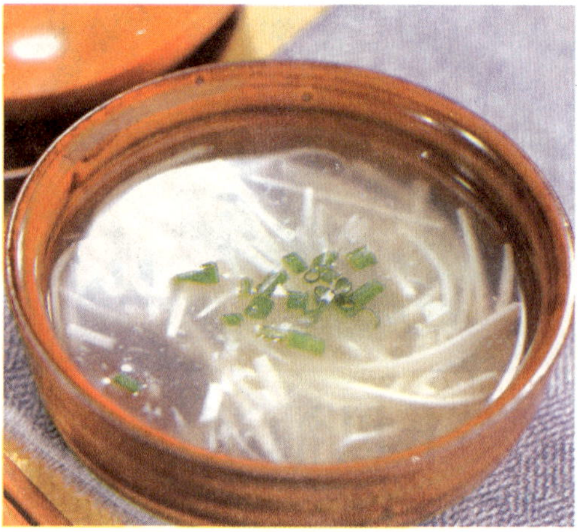

干贝银丝羹

原料 南豆腐350克，干贝100克。

调料 精盐、水淀粉各1小匙，鸡汤2杯。

制作步骤

❶ 将南豆腐切成细丝，放入水中浸泡，备用。

❷ 锅中加入鸡汤烧开，放入豆腐丝，加入干贝煮开，再加入精盐调味，用水淀粉勾芡即可出锅。

降糖食疗偏方 8

莲子干贝瘦肉汤

原料 猪瘦肉60克，干贝10克，莲子20克。

调料 葱末、姜末各少许，精盐适量，胡椒粉、味精各1/2小匙。

制作步骤

❶ 将猪瘦肉洗净，切成块，入沸水锅中焯烫，捞出备用。

❷ 将干贝用温水浸软、洗净，撕碎。

❸ 莲子去心，洗净，用清水浸泡半小时，待用。

❹ 将全部原料放入锅内，加入清水适量，先用大火煮沸，再加入葱末、姜末，然后转

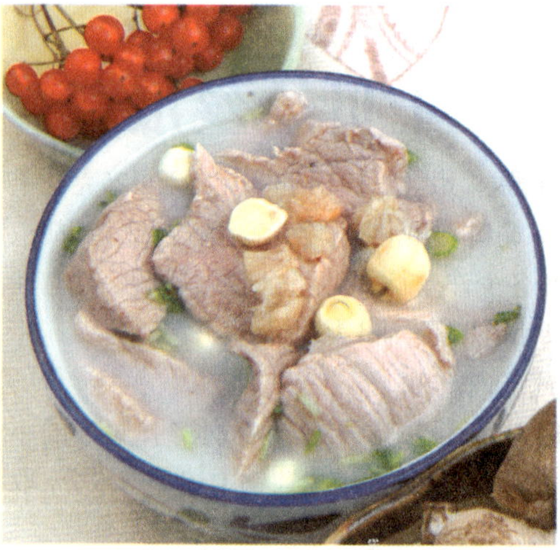

小火煲2小时，加入精盐、胡椒粉、味精调味即可。

Part 6 豆制品及蛋类

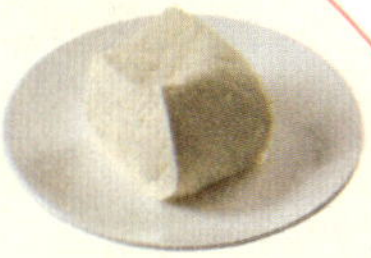

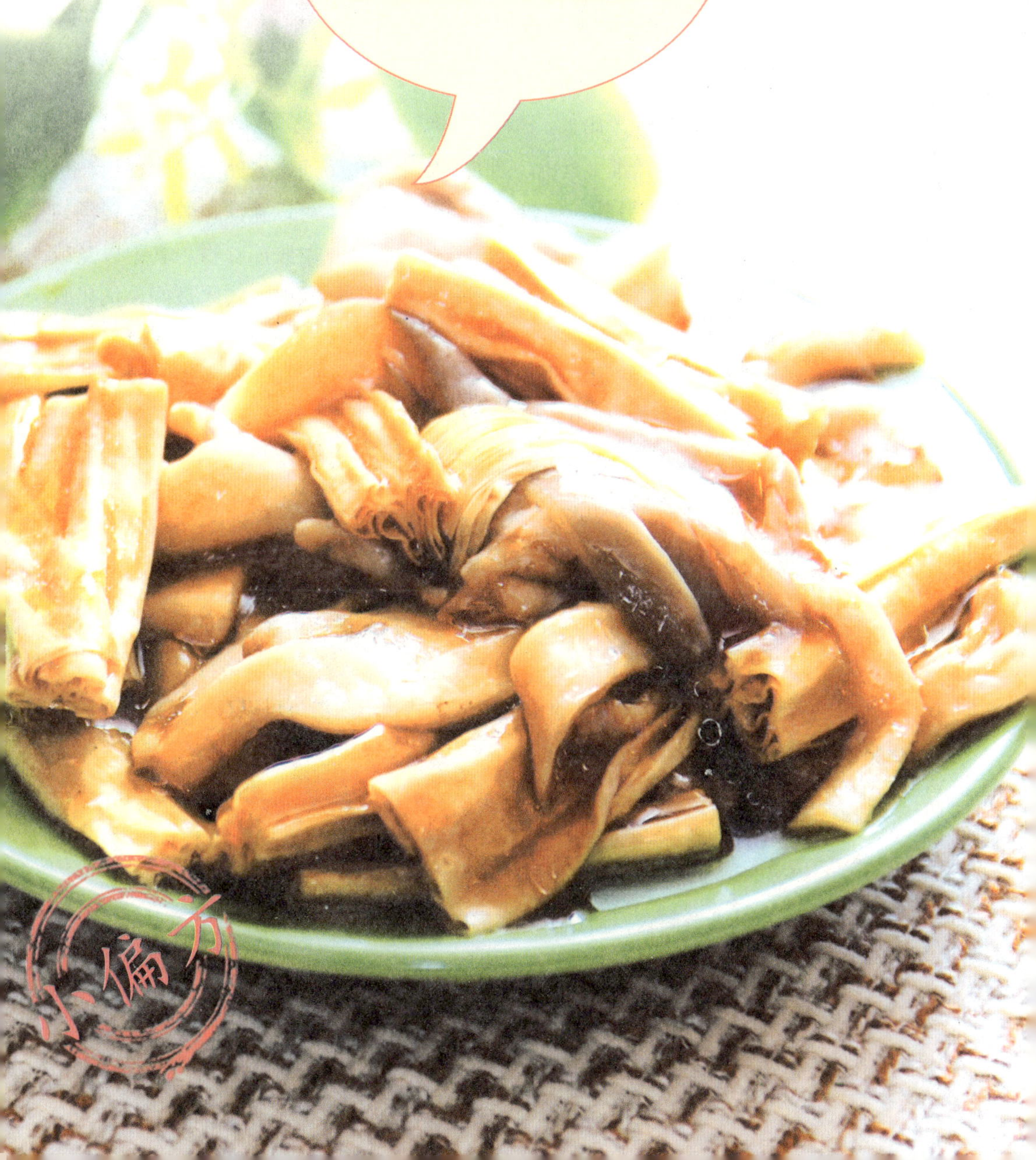

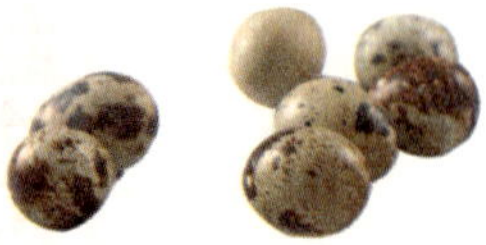

鹌鹑蛋 anchundan

鹌鹑蛋被认为是"动物中的人参"，为滋补食疗佳品。鹌鹑蛋在营养上有独特之处，故有"卵中佳品"之称。

别名	中医食性	不适用者	适用者
鹑鸟蛋、鹌鹑卵	性平，味甘	胆固醇高者、心脑血管患者	一般人群均可

营养分析

鹌鹑蛋中含有蛋白质、脂肪、糖类，钙、磷、铁、维生素A、维生素B_1、维生素B_2、烟酸、维生素B_6等多种维生素和矿物质。另外，鹌鹑蛋中还含有卵磷脂和脑磷脂。

营养优势

鹌鹑蛋中丰富的卵磷脂和脑磷脂，能促进大脑的发育，有提高记忆力和健脑的作用。经常食用还能缓解失眠、提高睡眠质量。此外，鹌鹑蛋还可以辅助治疗贫血、水肿、糖尿病、肝硬化等疾病。

营养吃法

鹌鹑蛋是一种美食，通常煮熟后去壳食用，也可以腌渍、炒食、煲汤或做胶冻食物。其中以蒸或煮的方式吃最好，消化吸收率基本可以达到100%（一般3个鹌鹑蛋的营养价值相当于1个鸡蛋）。

选购储存

❶ **购买**：好的鹌鹑蛋外壳为灰白色，并夹杂有红褐色和紫褐色的斑纹，色泽鲜艳，壳硬，蛋黄呈深黄色，蛋白黏稠。

❷ **储存**：鹌鹑蛋外面有自然的保护层，生鹌鹑蛋常温下可以存放45天，熟鹌鹑蛋常温下可存放3天。

搭配宜忌

宜：鹌鹑蛋与韭菜同食，治疗阳痿；鹌鹑蛋与牛奶同食，治疗胃炎。

忌：鹌鹑蛋与香菇、猪肝同食，面部易生黑斑；鹌鹑蛋胆固醇含量太高，不宜多食。

降糖食疗偏方1

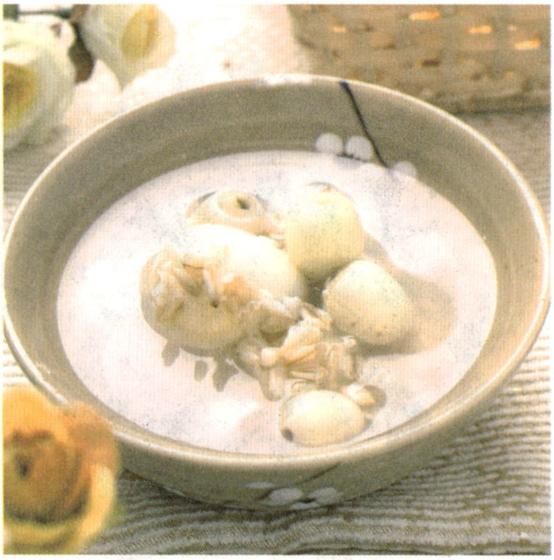

莲子燕麦鹌鹑蛋汤

原料 莲子50克，燕麦100克，鹌鹑蛋10枚。

调料 无。

制作步骤

❶ 莲子、燕麦用清水浸泡2小时，洗净。

❷ 鹌鹑蛋煮熟，去壳待用。

❸ 将莲子、燕麦放入砂锅内，加入清水，加盖，小火煮40分钟，然后放入处理好的鹌鹑蛋，煮开即可。

降糖食疗偏方2

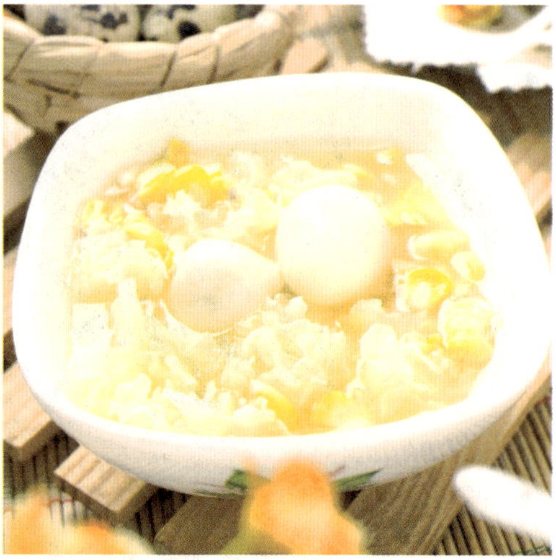

银耳鹌鹑蛋玉米粥

原料 鹌鹑蛋8枚，玉米粒50克，银耳10克。

调料 无。

制作步骤

❶ 银耳用清水浸软，洗净撕成小朵。

❷ 鹌鹑蛋煮熟，去壳待用。

❸ 锅中加入适量清水煮开，倒入玉米粒，用中火煮20分钟。

❹ 加入鹌鹑蛋和银耳，继续煮30分钟即可。

降糖食疗偏方3

银耳鹌鹑蛋汤

原料 鹌鹑蛋10个，银耳30克。

调料 精盐适量。

制作步骤

❶ 鹌鹑蛋去壳，搅成蛋液，备用。

❷ 银耳提前浸泡，洗净，撕成小朵。

❸ 把适量清水煮沸，放入银耳煮20分钟，倒入鹌鹑蛋液后熄火，加盐调味即可。

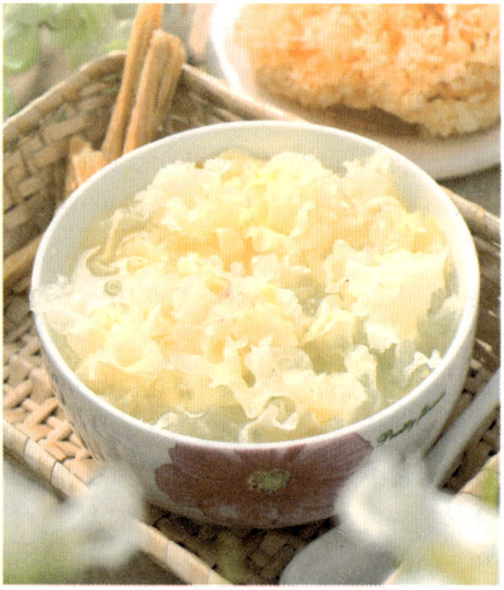

降糖食疗偏方 4

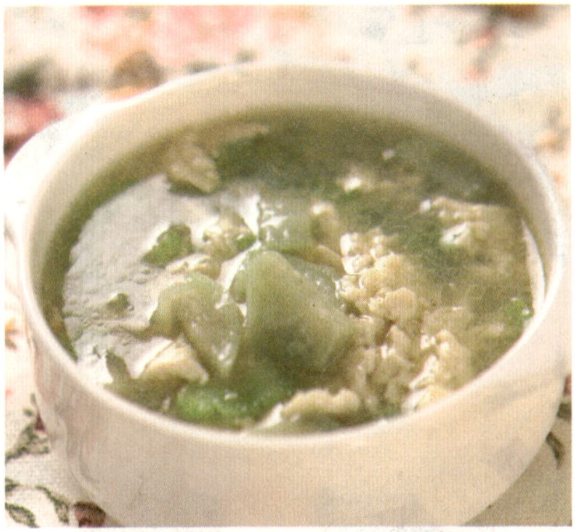

丝瓜鹌鹑蛋汤

原料 丝瓜200克，鹌鹑蛋6个。

调料 植物油、香油、精盐、鸡精各适量。

制作步骤

❶ 将丝瓜去皮和蒂，洗净切块。

❷ 鹌鹑蛋磕到碗中，搅打均匀。

❸ 锅中加入少许植物油，烧至七成热时，放入丝瓜块，翻炒数下，加入适量清水、精盐和鸡精，用大火烧开，再淋入鹌鹑蛋液，出锅前淋入香油即可。

降糖食疗偏方 5

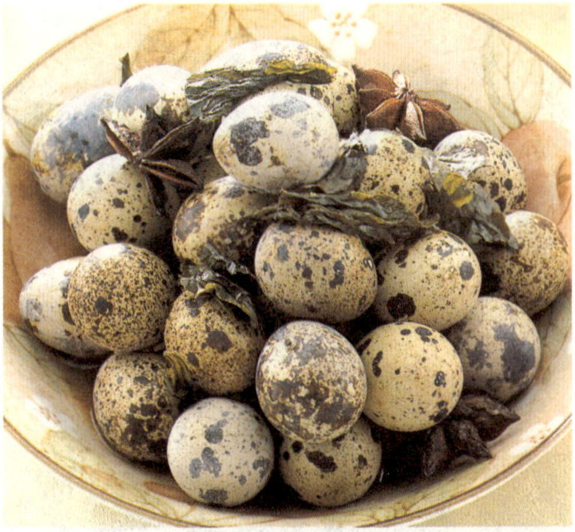

茶香鹌鹑蛋

原料 鹌鹑蛋500克。

调料 茶叶2大匙，酱油3大匙，味精适量，八角100克，五香粉1小匙。

制作步骤

❶ 将鹌鹑蛋洗净，备用。

❷ 坐锅点火，加入适量清水，放入茶叶、酱油、味精、八角、五香粉，再下入鹌鹑蛋，用小火焖卤至入味即可。

降糖食疗偏方 6

鸡丝鹌鹑蛋汤

原料 鹌鹑蛋20个，鸡胸肉100克，黄瓜50克。

调料 精盐、味精各1小匙，鸡汤500克。

制作步骤

❶ 将鹌鹑蛋放入清水锅中煮熟，捞出去壳，放入大汤碗中；黄瓜洗净，切成细丝；鸡胸肉洗净、切丝，放入沸水中焯熟，捞出沥干，备用。

❷ 坐锅点火，加入鸡汤，烧开后加入精盐、味精调好口味，待再次烧沸后，倒入装有鹌鹑蛋的大碗中，撒上熟鸡丝、黄瓜丝即可。

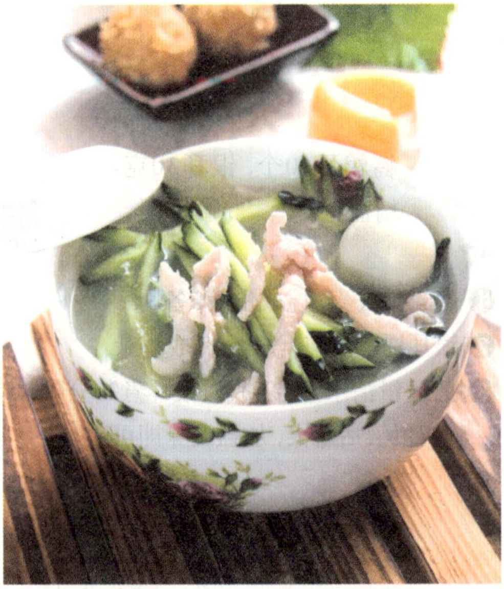

降糖食疗偏方7

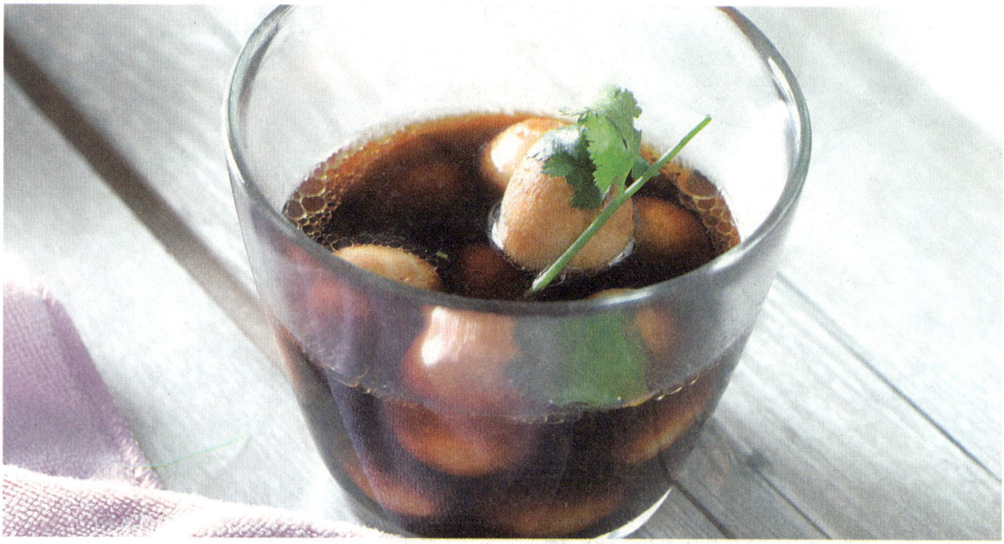

虎皮鹌鹑蛋

原料 鹌鹑蛋350克。

调料 桂皮、八角、葱花、姜末各少许，精盐、味精、酱油、植物油各适量。

制作步骤

❶ 将鹌鹑蛋洗净，放入清水锅中烧沸，煮5分钟至熟，取出过凉、去皮。

❷ 锅置火上，加入少许植物油烧热，放入八角、桂皮、葱花、姜末煸香。再加入少许酱油、精盐及适量清水烧沸，煮约5分钟，然后加入味精调味，倒入碗中。

❸ 净锅置火上，加入植物油烧热，放入鹌鹑蛋炸至金黄色，捞出沥油。放入到煮好的味汁中，浸泡至入味，即可捞出食用。

降糖食疗偏方8

蒜苗鹌鹑蛋

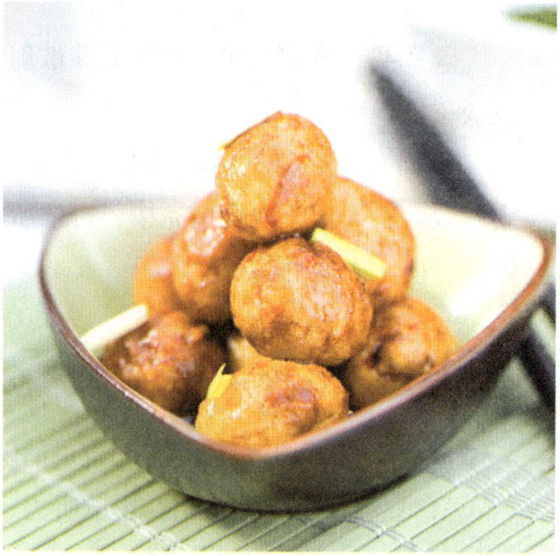

原料 蒜苗300克，鹌鹑蛋5个。

调料 精盐、酱油、淀粉、植物油各适量。

制作步骤

❶ 鹌鹑蛋煮熟，剥去蛋壳，加入少许精盐、酱油，腌渍几分钟。

❷ 腌好的鹌鹑蛋蘸淀粉，放入到六成热的油锅内，炸至金黄色，捞起沥油。

❸ 蒜苗择洗干净，放入沸水中焯一下，捞起控水。

❹ 锅中加少量植物油，烧热后放入准备好的蒜苗，加精盐炒熟，用水淀粉勾粉成盘。

❺ 将炸好的鹌鹑蛋放在蒜苗上，即可食用。

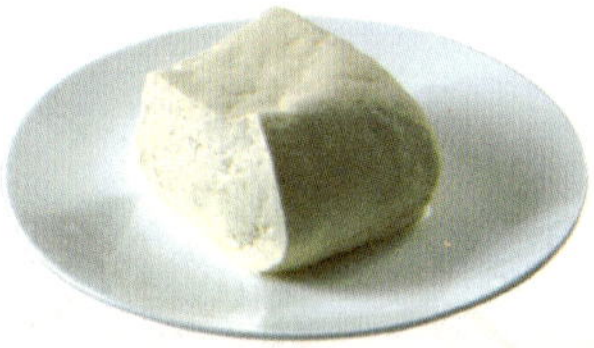

豆腐 doufu

豆腐是绿色健康食品，至今已有两千一百多年的历史，深受人民的喜爱。

别名	中医食性	不适用者	适用者
甘脂、水板、白虎	性凉、味甘	痛风、血尿酸浓度增高、胃寒者、脾虚者	一般人群均可

营养分析

豆腐含有蛋白质、膳食纤维、碳水化合物、脂肪，钠、钙、钾、磷、镁、硒、铁、锌、锰、铜、维生素E、烟酸、维生素B_1、维生素B_2等多种维生素和矿物质。此外，含有类黄酮、异黄酮、皂苷等营养元素。

营养优势

豆腐中含有大量类黄酮及异黄酮，可以降低乳腺癌的发病危险，延缓更年期。豆腐中含有皂苷，可以预防心脑血管疾病。豆腐还可以预防糖尿病、骨质疏松症，常食可以延年益寿。

营养吃法

豆腐有一定的豆腥味，为除去异味，在烹调前最好将豆腐先焯一下。家庭适合采用大火水焯法，豆腐经开水一焯，其内部水分排出，外部收缩，就不易碎了。

选购储存

1. **购买：** 应取一块豆腐样品在散射光线下直接观察。优质豆腐呈均匀的乳白色或淡黄色，稍有光泽。
2. **储存：** 盒装豆腐较易保存，但仍须放入冰箱冷藏，以确保在保存期限内不会腐败。若无法一次食用完毕，可依所需的分量切割使用，剩余的部分再放回冷冻室，方便下次食用。

搭配宜忌

宜：豆腐搭配白萝卜食用，可促进消化；豆腐搭配带鱼食用，可促进钙物质吸收。

忌：豆腐搭配蜂蜜食用，影响听力，并易引起腹泻；豆腐搭配葱食用，会影响钙的吸收。

降糖食疗偏方 1

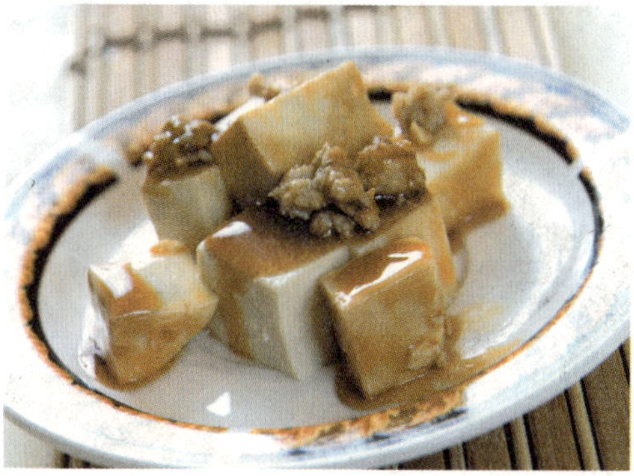

肉末烧豆腐

原料 豆腐400克，肉末10克。

调料 葱末10克，姜末、蒜末各5克，精盐、味精各少许，料酒、酱油各1小匙，面酱1大匙，植物油3大匙。

制作步骤

❶ 将豆腐切成1.5厘米见方的丁，放入沸水锅中略烫，捞出，沥干备用。

❷ 炒锅置中火上，加入植物油烧至五成热，放入肉末炒熟，再放入面酱炒香，然后加入葱末、姜末、蒜末、料酒、酱油、精盐、豆腐丁和清水100克烧至汤汁浓稠，调入味精即成。

降糖食疗偏方 2

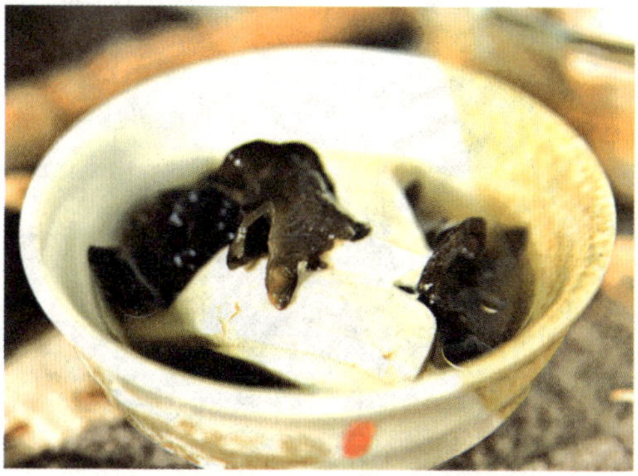

木耳炖豆腐

原料 豆腐500克，水发木耳100克。

调料 葱花10克，姜丝5克，精盐1小匙，鸡精少许，植物油1大匙。

制作步骤

❶ 将水发木耳择洗干净，撕成小朵。

❷ 豆腐洗净，沥去水分，切成薄片。

❸ 锅置火上，加入植物油烧热，先下入葱花、姜丝煸炒出香味，再放入豆腐片、木耳翻炒均匀。

❹ 然后加入精盐、鸡精和适量清水，用大火烧沸，转小火炖至豆腐入味，出锅装碗即成。

降糖食疗偏方 3

烫豆腐

原料 豆腐300克。

调料 蒜末15克，葱末10克，精盐、味精、辣椒油、韭菜酱、虾油各少许，白醋2小匙，酱油1大匙。

制作步骤

❶ 将豆腐切成4厘米长、2厘米宽、1厘米厚的块备用。

❷ 将虾油、酱油、辣椒油、蒜末、葱末、韭菜酱、白醋、精盐、味精和凉开水适量搅匀，制成调味汁待用。

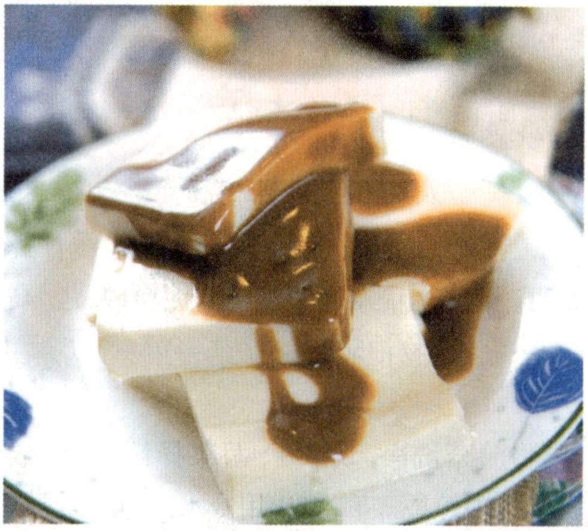

❸ 将豆腐块放入沸水锅中煮约5分钟，然后同汤一起盛入碗中，跟调味汁一同上桌蘸食即可。

降糖食疗偏方 4

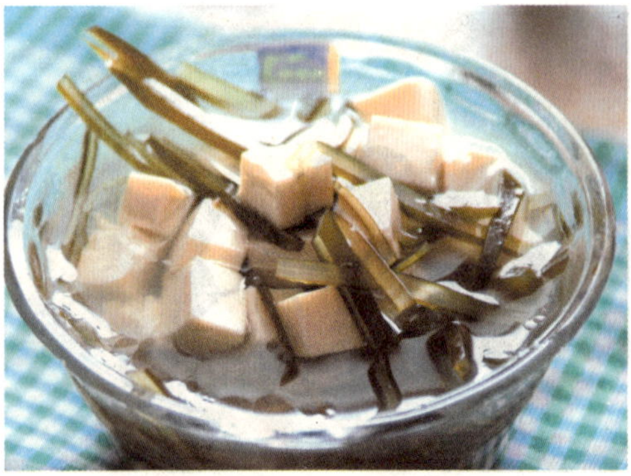

海带豆腐汤

原料 豆腐3块，水发海带100克。

调料 葱花、酱油、精盐、味精、水淀粉、香油、植物油各适量。

制作步骤

❶ 将豆腐切成小方丁。

❷ 海带洗净，切丝备用。

❸ 锅中加油烧热，先下入葱花炒香，再烹入酱油、精盐和适量清水，然后放入豆腐丁、海带丝，烧开后加入味精调匀，再用水淀粉勾薄芡，淋入香油推匀，即可出锅装碗。

降糖食疗偏方 5

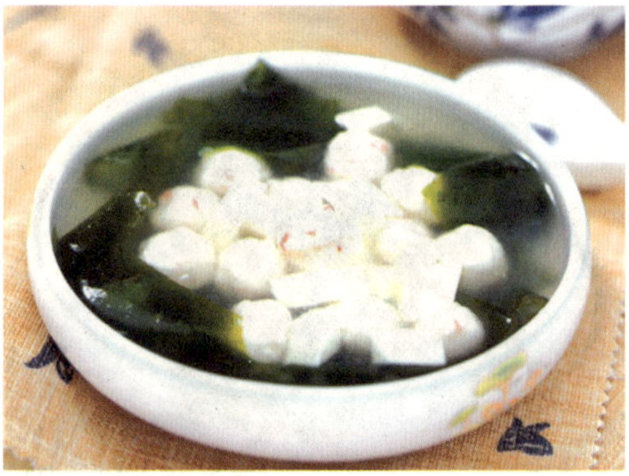

豆腐丸子汤

原料 海鲜丸子200克，内酯豆腐1盒，裙带菜30克。

调料 清汤、精盐各适量，鸡精1小匙。

制作步骤

❶ 把内酯豆腐放入淡盐水中浸泡10分钟，捞出豆腐，切成菱形小块。

❷ 裙带菜用清水泡胀，洗净，放入沸水锅内焯烫一下，捞出沥水。

❸ 净锅置火上，放入清汤煮至沸，倒入海鲜丸子、豆腐块、裙带菜，小火煮至海鲜丸子浮起，加上精盐、鸡精调味，出锅装碗即可。

降糖食疗偏方 6

熘豆腐

原料 豆腐250克，蘑菇50克。

调料 绿叶蔬菜25克，葱段、姜片、蒜片各20克，精盐2小匙，味精1小匙，淀粉1大匙，高汤2大匙，植物油500克。

制作步骤

❶ 将蘑菇洗净，切成丁；蔬菜择洗干净，放入沸水中焯烫一下，捞出用冷水冲凉，切成小丁；豆腐捣成泥，加入蘑菇丁、淀粉、味精、精盐搅拌均匀，备用。

❷ 锅中加油烧热，下入豆腐泥炸成金黄色，

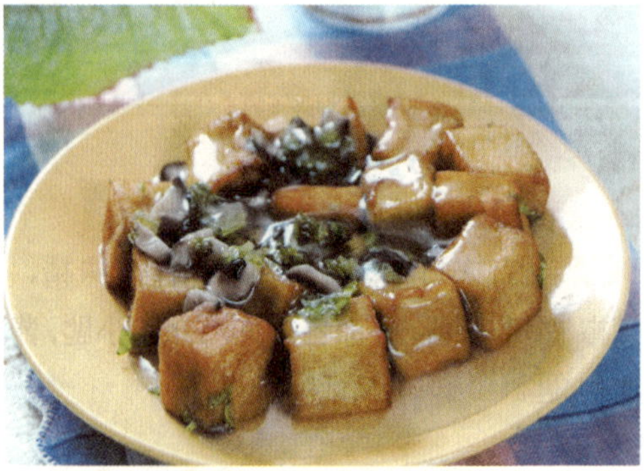

捞出，沥油待用。

❸ 锅中留底油烧至五成热，先下入葱段、姜片、蒜片炒香，再加入高汤、精盐、味精，烧开后用水淀粉勾芡，然后放入炸好的豆腐翻熘均匀，撒上蔬菜丁即可。

降糖食疗偏方7

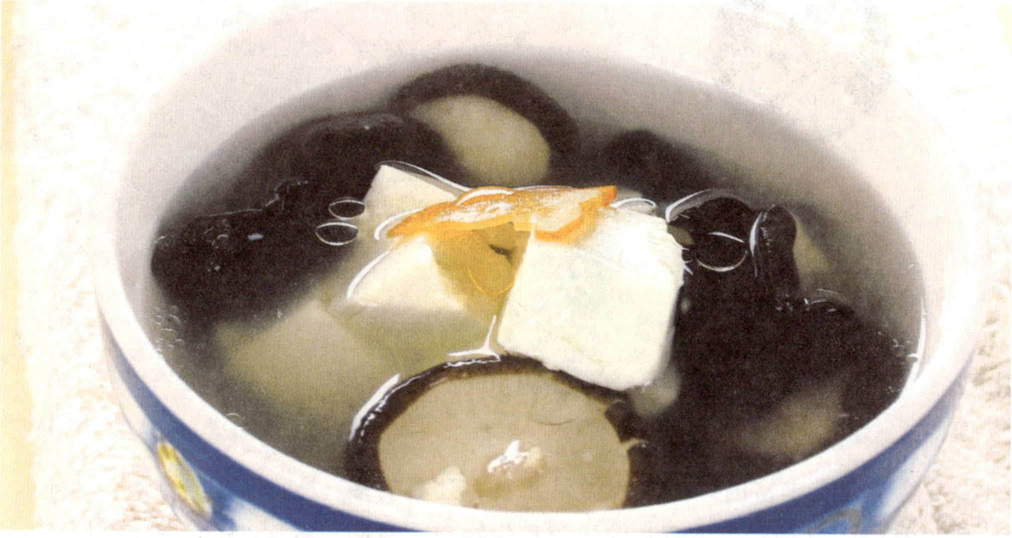

香菇木耳豆腐

原料 嫩豆腐250克，水发香菇150克，水发黑木耳50克，胡萝卜30克。

调料 葱段、姜片各10克，精盐、味精、花椒油各1小匙，水淀粉、植物油各1大匙，猪骨汤750克。

制作步骤

❶ 黑木耳泡透，洗净；豆腐切块；胡萝卜、香菇洗净，均切小丁，放入沸水中焯烫一下，捞出沥干。

❷ 坐锅点火，加入植物油烧至四成热，先下入葱段、姜片炒香，再添入猪骨汤，放入黑木耳、胡萝卜、香菇、豆腐煮沸。

❸ 然后加入精盐、味精调匀，用水淀粉勾薄芡，淋上花椒油，即可出锅装碗。

降糖食疗偏方8

三降豆腐卷

原料 发酵面团100克，豆腐半块，小香葱20克。

调料 精盐、香油各1/2小匙，味精、花生油各15克。

制作步骤

❶ 香葱切末。

❷ 豆腐切粒焯水，加精盐、味精、花生油、香油、葱末拌匀，制成馅料。

❸ 将发酵面团擀长片，撒上馅料，卷起后用擀面杖根据要切的卷的大小压一下，在压过的位置下刀切段，成豆腐卷生坯，醒好后上笼蒸熟即可。

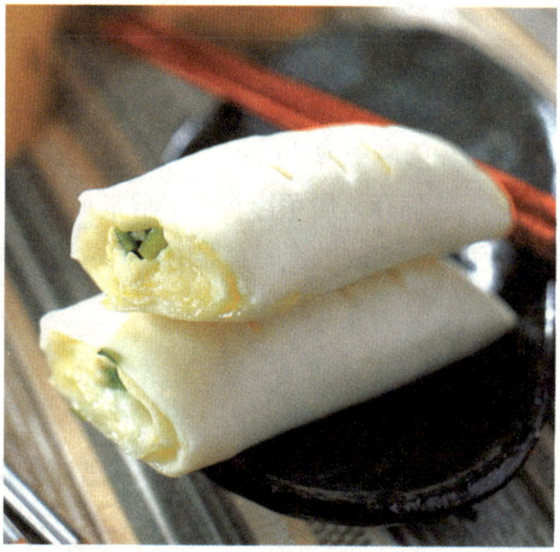

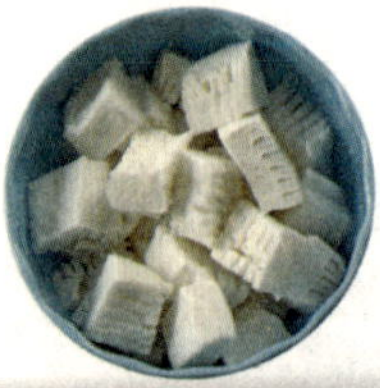

魔芋 moyu

魔芋是生长在海拔250~2500米的山间的多年生草本植物。魔芋食品是用魔芋精粉制作而成，如魔芋丝、魔芋结、魔芋片等。

别名	中医食性	不适用者	适用者
鬼芋、蒟蒻	性温、味辛	消化不良、有皮肤病的人应少食	一般人群均可

营养分析

魔芋含有丰富的纤维素和微量元素，还具有多种氨基酸，以及对人体有利的果胶和生物碱，且脂肪含量低，现又发现其含有甘露聚糖等活性物质。

营养优势

魔芋有较高的营养价值，食用后能降低胆固醇，防治高血压、高血脂，防治肥胖，延年益寿；中医早已确定其有抗癌、抗菌、减肥及通便作用，并对防治糖尿病有较好的作用。同时，魔芋在一定程度上还具有防癌的功能。

营养吃法

生魔芋有毒，必须煎煮3小时以上才可食用。

魔芋容易受病虫和微生物的侵袭，因此在食用前要认真清洗，最好用自来水不断冲洗，流动的水可避免农药渗入果实。

选购储存

① **购买**：饱满、肥厚，看起来接近米白色，没有明显的杂质，闻起来没有刺激的气味的魔芋为佳品。

② **储存**：魔芋出售时一般被放进装有透明液体的袋子中，吃剩的魔芋可以和这种液体一起放进密闭容器中，再放进冰箱里保存。

搭配宜忌

宜：魔芋与猪肉同食，具有滋补营养的效果。

忌：魔芋每次不宜吃得过多，以每人每餐80克为宜。

降糖食疗偏方1

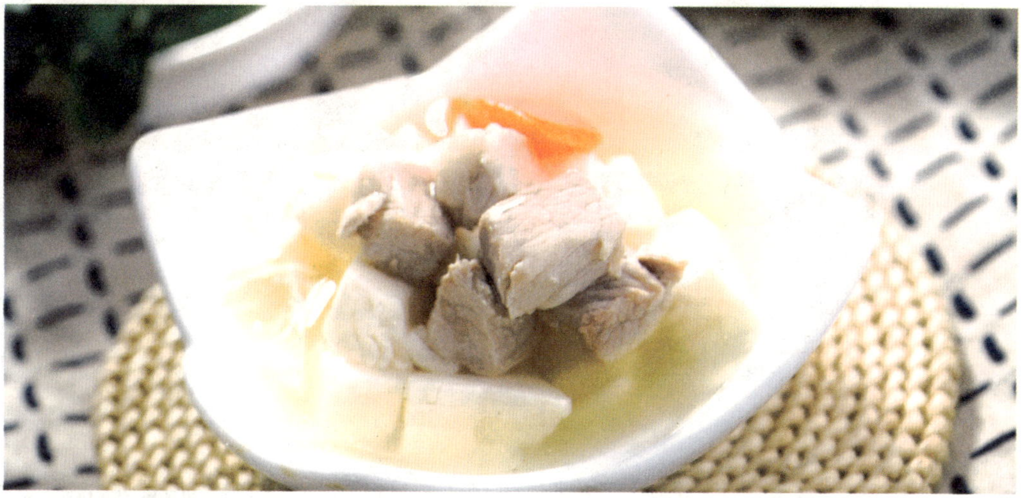

魔芋炖牛肉

原料 鲜牛肋条肉500克，魔芋豆腐1块。

调料 香菜1棵，葱结、姜片各5克，干辣椒2个，精盐、味精、酱油、胡椒粉、香油、料酒、植物油各适量。

制作步骤

❶ 将鲜牛肋条肉洗净，切块，同冷水入锅，加料酒，沸后煮约5分钟，捞出，洗净污沫；魔芋豆腐洗净，切块；干辣椒切短节；香菜择洗干净，切成小段。

❷ 炒锅放植物油烧热，下葱结、姜片、干辣椒节炸香，入牛肉块翻炒至水分干时，加酱油、胡椒粉翻炒一会儿，加入料酒及适量清水，沸后用小火炖至牛肉九成熟时，放入魔芋豆腐，调入精盐、味精续炖约30分钟，淋香油，撒香菜即成。

降糖食疗偏方2

泡椒炒魔芋

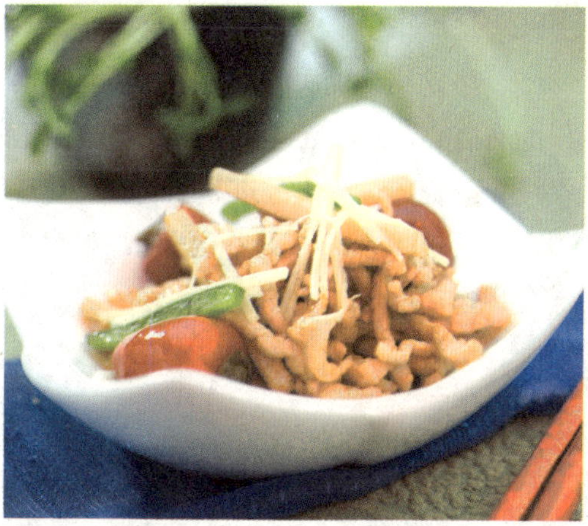

原料 魔芋400克，猪肉100克，红泡椒50克，鲜香菇、青椒各25克。

调料 葱丝、姜丝各10克，精盐、鸡精、胡椒粉、水淀粉、辣椒油各适量，植物油2大匙。

制作步骤

❶ 猪肉洗净，切成细丝；香菇去蒂、洗净，青椒去蒂及籽，均切成细丝；魔芋洗净，切成小条，再放入沸水中焯烫一下，捞出沥干。

❷ 坐锅点火，加油烧热，先下入红泡椒、葱丝、姜丝炒香，再放入猪肉丝炒至变色，然后加入魔芋条、香菇丝、青椒丝、精盐、胡椒粉、水淀粉、鸡精翻炒至熟，再淋入辣椒油炒匀，即可出锅装盘。

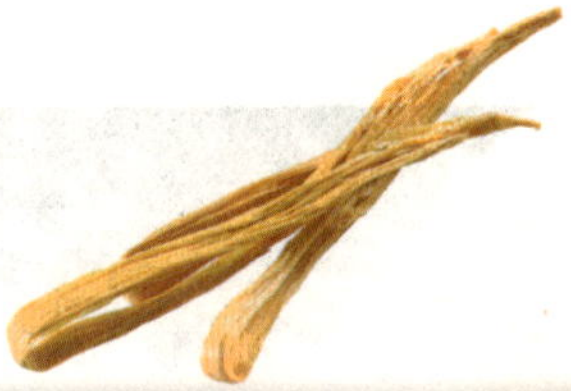

腐竹 fuzhu

腐竹是中国人很喜爱的一种传统食品，其具有浓郁的豆香味，同时还有着其他豆制品所不具备的独特口感及特殊优点。

别名	中医食性	不适用者	适用者
腐筋、腐皮、豆腐皮	性平、味甘、淡	肾功能不全、正在服用四环素、帕吉林者	一般人群均可

营养分析

腐竹中含有蛋白质、脂肪、碳水化合物、膳食纤维及维生素B_1、维生素B_2、叶酸、维生素E、钾、磷、钙、镁、钠、铁、硒、锰、铜等多种维生素和矿物质，以及卵磷脂、谷氨酸等营养物质。

营养优势

腐竹中含有卵磷脂，可以去除部分胆固醇，防止血管硬化，预防心血管疾病。腐竹中含有丰富的钙，有利于骨质疏松恢复，促进生长发育。糖尿病患者亦可食用腐竹，但糖尿病酸中毒者应慎食。

营养吃法

腐竹须用凉水泡发，这样可以使腐竹整洁美观；如用热水泡发，则腐竹易碎。

腐竹适宜于烧、拌成做配料。

选购储存

①**购买：**优质的腐竹呈淡黄色，有光泽，为枝条或片叶状，质脆易折，条状折断有空心，无霉斑、杂质、虫蛀，具有腐竹固有的香味，无其他任何异味。

②**储存：**含水分过高的腐竹可以晾晒，使水分降低，然后装入食品袋，扎紧袋口，置于阴凉、通风、干燥处。如生虫，可以经常翻晒腐竹，让虫子自行爬出，不能用药剂喷杀。

搭配宜忌

宜：腐竹宜搭配西芹食用，可以抗疲劳；腐竹宜搭配白萝卜食用，有利于消化。

忌：腐竹不宜搭配蜂蜜食用，易引起腹泻，导致听力下降；腐竹不宜搭配葱食用，会影响钙物质吸收。

降糖食疗偏方 1

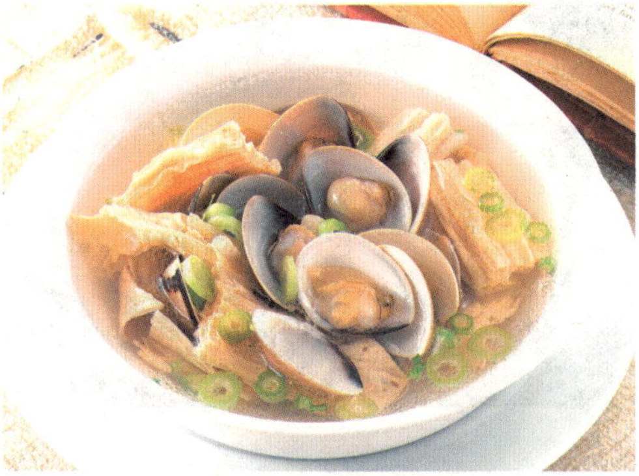

腐竹蛤蜊汤

原料 腐竹150克，活蛤蜊300克，芹菜100克。

调料 精盐、香油各适量，高汤1500克。

制作步骤

❶ 腐竹洗净，放入清水中泡至涨发，再捞出沥干，切成小段。

❷ 芹菜择洗干净，切成碎末。

❸ 蛤蜊洗净，放入淡盐水中浸泡1小时，使其吐净腹中泥沙，捞出冲净。

❹ 坐锅点火，加入高汤烧沸，先下入腐竹煮滚，再放入蛤蜊煮至开壳，然后加入精盐、香油、芹菜末煮匀入味，即可出锅装碗。

降糖食疗偏方 2

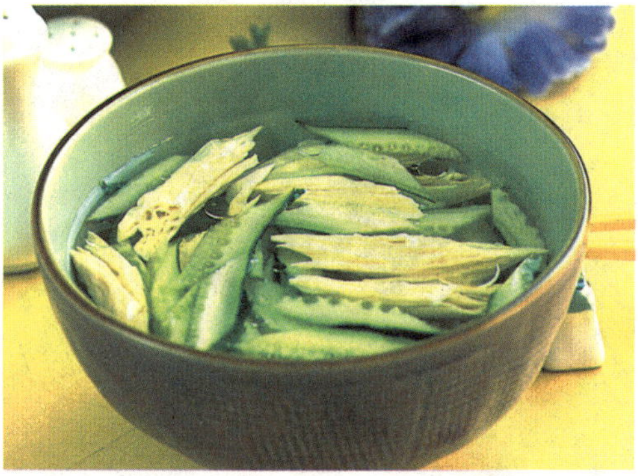

腐竹瓜片汤

原料 腐竹、黄瓜各100克。

调料 葱花、姜片各少许，精盐1小匙，味精1/2小匙，清汤2杯，植物油2大匙。

制作步骤

❶ 将腐竹用温水泡开，取出切成段。

❷ 黄瓜洗净，切成片，备用。

❸ 锅置火上，放入植物油烧热，下入葱、姜爆香，再注入清汤，放入腐竹段、黄瓜片烧开，撇去浮沫，加入精盐、味精续煮2分钟，出锅装碗即可。

降糖食疗偏方 3

肉末烧腐竹

原料 腐竹200克，猪瘦肉20克。

调料 姜末10克，精盐、料酒、香油各1小匙，味精1/2小匙，酱油、水淀粉各2小匙，鲜汤80克，植物油2大匙。

制作步骤

❶ 腐竹用清水泡软，切成细丝，加入姜末、精盐、味精、料酒腌渍片刻，再放入热油锅中略炒一下，捞出沥油。

❷ 猪瘦肉洗净，切成肉末。

❸ 锅中加油烧热，放入肉末略炒，然后下入腐竹，加入酱油、精盐、料酒、鲜汤炒匀，用水淀粉勾芡，淋入香油即成。

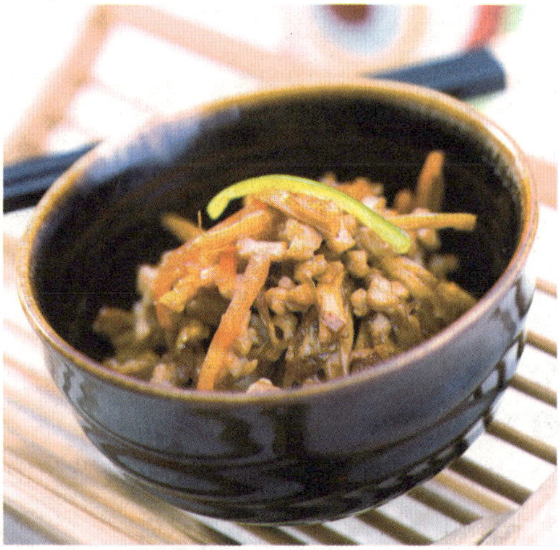

降糖食疗偏方 4

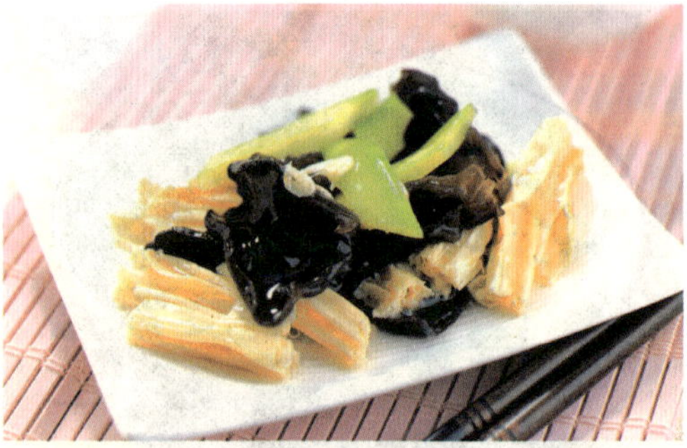

虾米烧腐竹

原料 腐竹100克，海米30克，西葫芦条50克，木耳20克。

调料 葱、姜、蒜各5克，精盐、鸡精、胡椒粉、香油各1/2小匙，水淀粉1小匙，植物油2大匙。

制作步骤

❶ 腐竹泡发，用沸水焯烫一下，捞出沥干。

❷ 木耳放入温水中浸洗干净，撕成小朵。

❸ 锅中加油烧热，放入葱、姜、蒜、海米炒香，再放入腐竹，加入精盐、鸡精、胡椒粉及适量清水略焖，然后放入西葫芦、木耳翻炒均匀，用水淀粉勾芡，淋入香油即成。

降糖食疗偏方 5

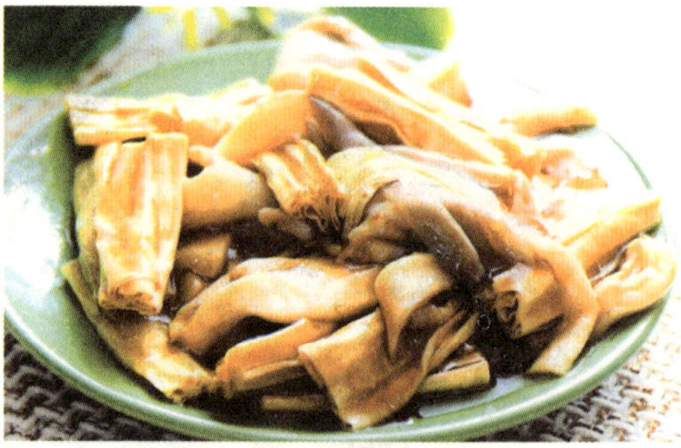

鲜蘑腐竹

原料 腐竹、鲜蘑各150克。

调料 姜末、精盐、味精、料酒、水淀粉、植物油、鸡汤各适量。

制作步骤

❶ 将腐竹放入盆中用清水浸泡5小时，待涨发后，切成3厘米长的段；鲜蘑洗净，撕成小块，备用。

❷ 锅中加入清水烧沸，下入腐竹、鲜蘑烧沸，捞出待用。

❸ 锅中加油烧热，先下入姜末略炒，再加入料酒、鸡汤、精盐，放入腐竹、鲜蘑煨至入味，然后加入味精，用水淀粉勾芡即可。

降糖食疗偏方 6

菠菜拌腐竹

原料 腐竹200克，菠菜300克。

调料 姜末6克，精盐1小匙，味精、胡椒粉各1/2小匙，植物油2大匙。

制作步骤

❶ 菠菜择洗干净，切成4厘米长的段。

❷ 腐竹用温水泡软，切成小条。

❸ 锅中加入适量清水烧沸，放入菠菜焯烫一下，捞出过凉，沥干水分，装入盘中。

❹ 锅中加油烧热，放入姜末炒香，再放入腐竹略炒，然后加入精盐炒匀，出锅装入菠菜盘中，再加入少许味精、胡椒粉拌匀，即可上桌食用。

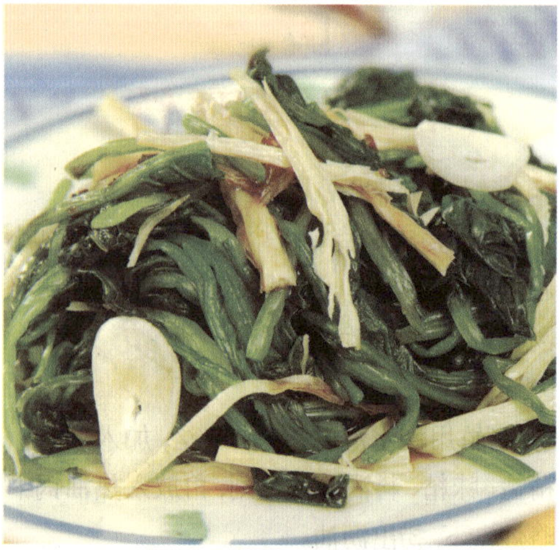

Part 7 其他

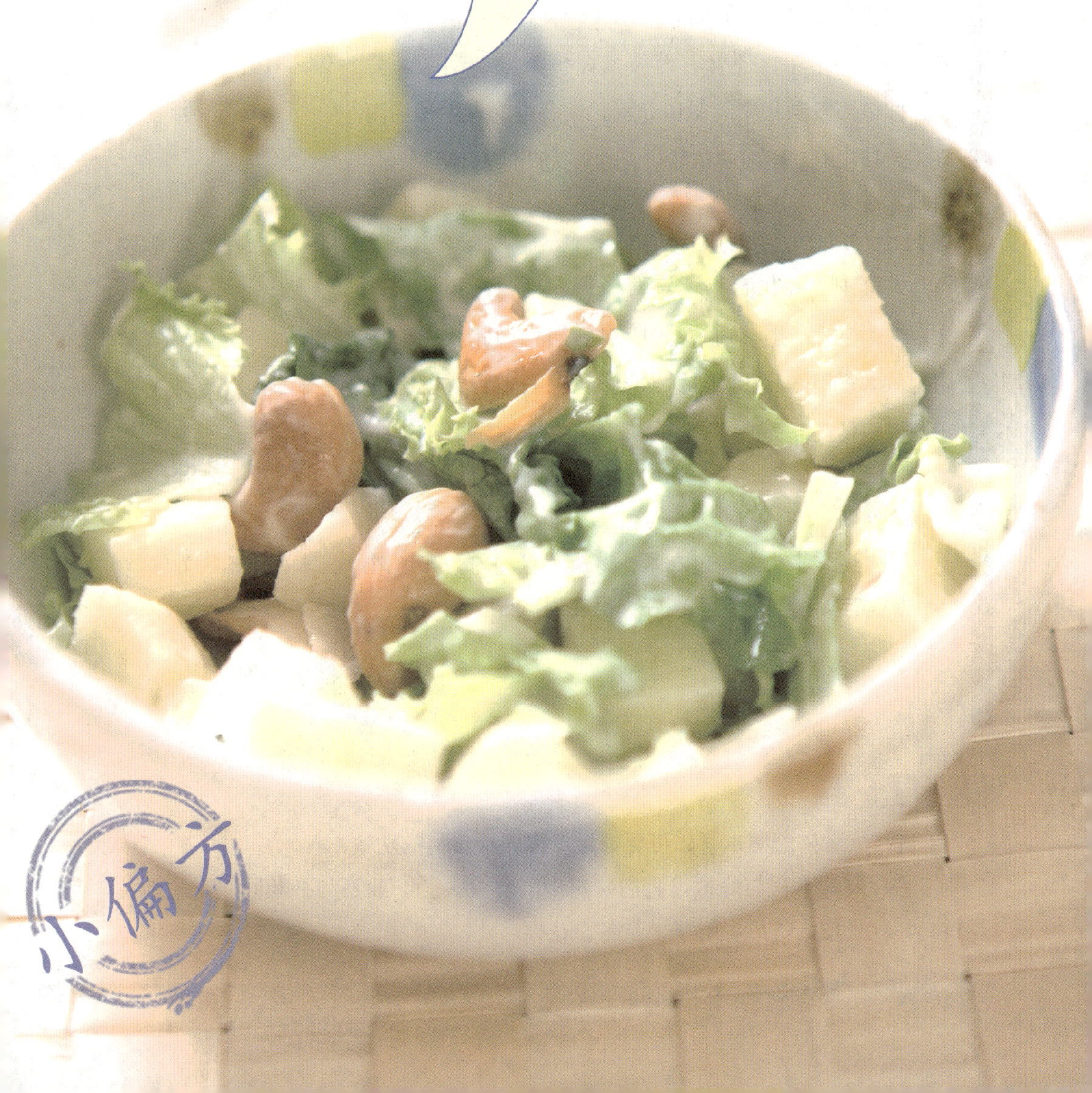

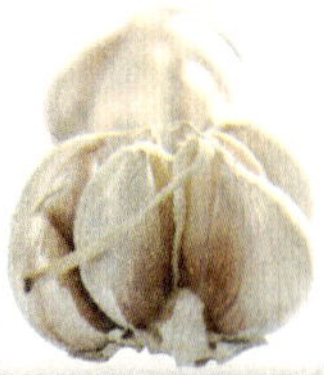

大蒜 dasuan

大蒜按皮色不同分为紫皮种和白皮种，可食用或供调味，亦可入药。

别名	中医食性	不适用者	适用者
大蒜、蒜头	性温，味辛、甘	患有胃及十二指肠溃疡者	一般人群均可

营养分析

大蒜含蛋白质、脂肪、碳水化合物、钙、磷、铁、维生素C。此外，还含有硫胺素、核黄素、烟酸、蒜素、柠檬醛及硒和锗等微量元素。大蒜中尚含多种烯丙基、丙基和甲基组成的硫醚化合物、大蒜辣素等。

营养优势

大蒜中含硫化合物，具有极强的抗菌消炎作用。大蒜具有明显的降血脂及预防冠心病和动脉硬化的作用，并可防止血栓的形成。糖尿病患者多食大蒜有助于减轻病情。

营养吃法

大蒜素遇热或咸时会失去作用，所以大蒜适宜生食。若想达到最好的保健效果，应将大蒜捣碎成泥，而不是用刀切成蒜末，且放10～15分钟，让蒜氨酸和蒜酶在空气中结合产生大蒜素后再食用。

选购储存

1. **购买：**蒜头大，包衣紧，蒜瓣大且均匀，味道浓厚，辛香可口的为好。
2. **储存：**用网状袋子装好，吊在通风处。

搭配宜忌

宜：大蒜搭配黑木耳，可更好地发挥两种食材的功效。

忌：大蒜不宜与蜂蜜、狗肉、鸡肉同食；大蒜一般不与补药同服，忌地黄、何首乌、牡丹皮、防风、附子、款冬、花椒。

降糖食疗偏方 1

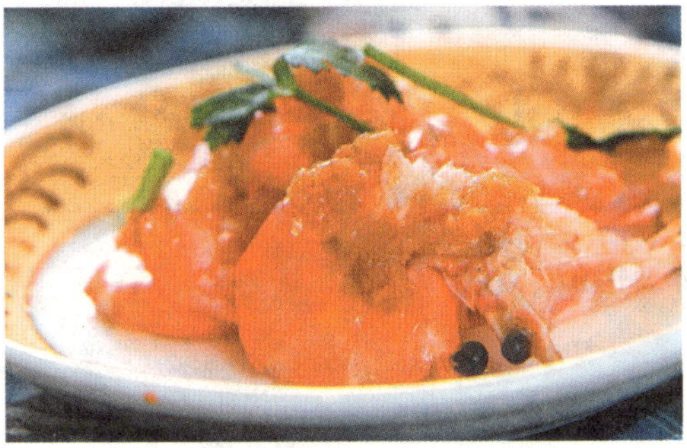

蒜蓉蒸大虾

原料 大对虾10只，蒜蓉75克，生菜250克。

调料 葱末25克，热花椒油150克，海鲜酱油、精盐、味精、鱼露、料酒、白醋、花椒粉、植物油各适量。

制作步骤

❶ 大虾去除沙袋、沙线，剪去枪、须、腿，由尾至头一片两半，皮朝下放入盘中。

❷ 将葱末、酱油、精盐、味精、花椒粉、白醋、料酒、鱼露调匀，浇入热花椒油，制成料汁，再均匀地浇在虾上，腌渍1小时。

❸ 蒜蓉用热油炒香，撒在虾身上，再入笼蒸熟，取出放上生菜即可。

降糖食疗偏方 2

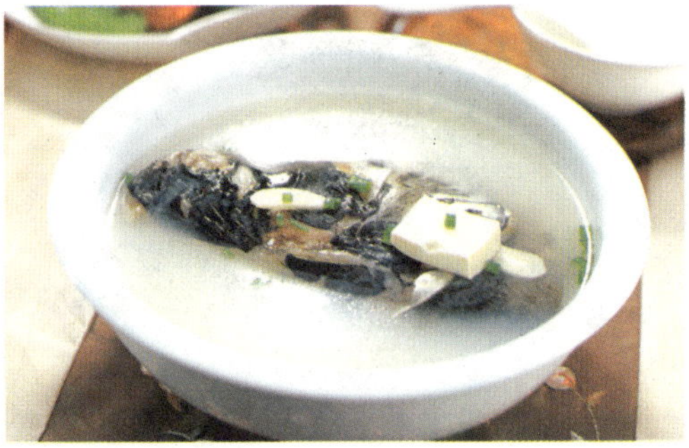

大蒜豆腐鱼头汤

原料 鲜鱼头500克，大蒜100克，豆腐3块。

调料 精盐1大匙，植物油2大匙。

制作步骤

❶ 大蒜去皮、洗净，切成薄片；豆腐洗净，切成大片。

❷ 鲜鱼头去鳃、开边，放入清水中洗净。

❸ 锅中加入植物油烧热，分别下入豆腐、鱼头煎香，盛出。

❹ 锅中加水烧沸，放入鱼头、豆腐、蒜片，用大火煮沸，再转小火炖约30分钟，然后加入精盐调好口味，即可盛出食用。

降糖食疗偏方 3

大蒜干贝

原料 干贝150克，蒜瓣100克。

调料 葱段、姜片各10克，鸡汤250克，料酒、水淀粉、熟猪油各适量，精盐、味精、胡椒粉、香油各少许。

制作步骤

❶ 干贝收拾干净，放在碗里，加100克鸡汤和少许料酒，蒸约20分钟至松软，取出。

❷ 将蒜瓣放入烧热的熟猪油锅内煸炒至呈浅黄色，出锅放在碗里，大火蒸10分钟，取出。

❸ 炒锅加少许熟猪油烧至五成热，下入葱段和姜片煸香。加入蒸干贝的汤汁及150克鸡汤烧沸，捞去姜段、葱片不用。

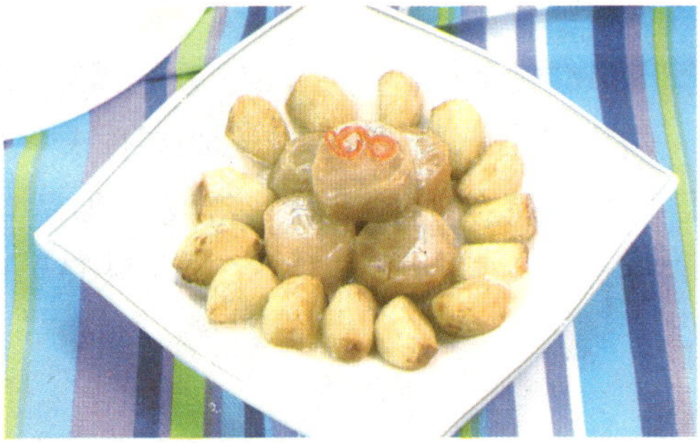

❹ 放入干贝、大蒜、精盐和料酒，用小火烧入味，捞出大蒜，码在盘子的外沿。锅内放入味精和胡椒粉，用水淀粉勾薄芡，淋入香油，出锅放在盘子中间即可。

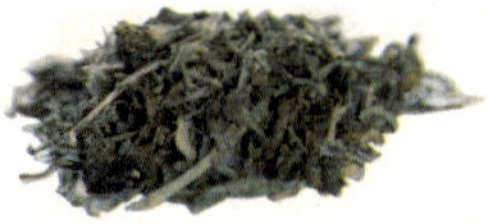

绿茶 lücha

绿茶是指采取茶树新叶，未经发酵，经杀青、揉拧、干燥等典型工艺制成的茶品，冲泡后茶汤较多地保存了鲜茶叶的绿色主调。

别名	中医食性	不适用者	适用者
不发酵茶、苦茗	性寒、味苦	孕妇、妇女哺乳期、肝病及尿结石患者	一般人群均可

营养分析

由于绿茶是不发酵茶，因此它较多地保留了鲜叶内的天然物质。茶叶具有药理作用的主要成分是茶多酚、咖啡因、脂多糖、茶氨酸等。

营养优势

绿茶中所含的糖类具有很好的降血糖的作用。因此，饮绿茶是防止糖尿病的最好、最简单的方法。此外，绿茶还具有降“三高”、抑制动脉硬化、抗衰老、抗癌等功效。

营养吃法

冲泡绿茶的水温应控制在80℃～85℃左右。冲泡好的茶要在30～60分钟内喝掉，否则茶里的营养成分会有所损失。

在睡前2～3小时不要喝茶。

选购储存

① **购买：** 新鲜绿茶的外观色泽鲜绿、有光泽，闻有浓味茶香；泡出的茶汤色泽碧绿，有清香、兰花香、熟板栗香味等，滋味甘醇爽口，叶底鲜绿明亮。

② **储存：** 绿茶储存有五忌，即忌潮湿（相对湿度在60%较为适宜）、忌高温（最佳保存温度为0℃～5℃）、忌阳光、忌氧气、忌异味。

搭配宜忌

宜：饮茶以饮清淡温热为宜，热茶进入胃中可促进胃液分泌，有助于食物的消化。

忌：服药后不能喝茶，如要喝茶应安排在4～6小时后；喝冷茶后会引起胃区不适应，不宜用；绿茶不宜与枸杞同时饮用。

降糖食疗偏方 1

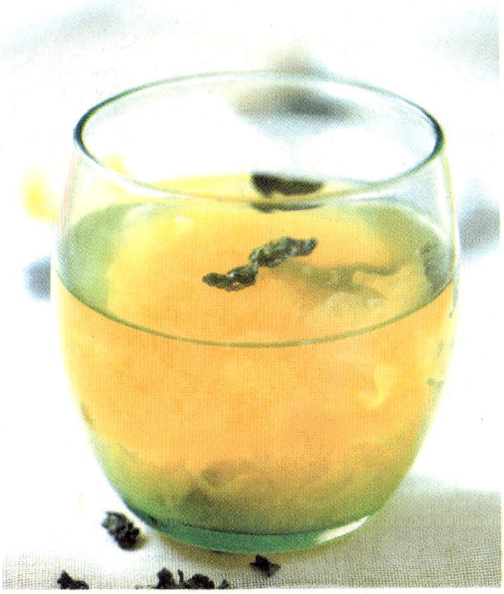

银耳绿茶

原料 绿茶10克，银耳20克，沸水200克。

调料 无。

制作步骤

❶ 将绿茶放入杯中。

❷ 将银耳洗净，用热水泡发，放入绿茶杯中，再加入200克沸水，加盖焖10分钟即可。

降糖食疗偏方 2

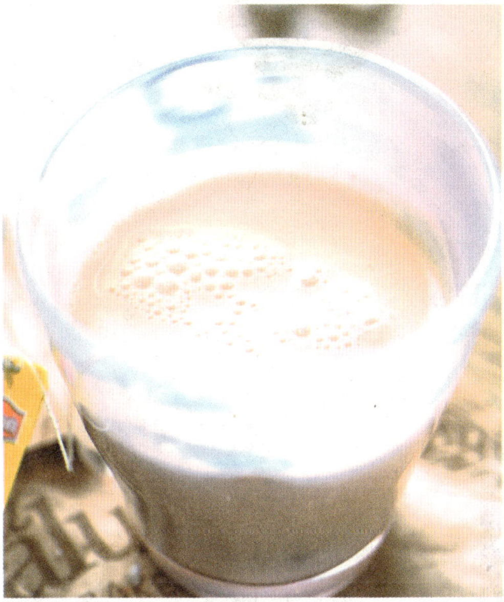

牛奶绿茶

原料 绿茶10克，牛奶、沸水各100克。

调料 无。

制作步骤

❶ 将绿茶放入杯中。

❷ 再加入100克沸水，加盖焖10分钟。

❸ 加入牛奶搅匀即可。

降糖食疗偏方 3

清蒸茶鲫鱼

原料 鲫鱼1条，绿茶适量。

调料 葱丝、姜丝各10克，青红椒丝、精盐、酱油、植物油各适量。

制作步骤

❶ 将鲫鱼宰杀，剖洗。

❷ 绿茶用沸水泡开，捞出沥干，放入鱼腹中。

❸ 锅中加入清水烧沸，用漏勺托着鲫鱼入锅焯一下，放入盘中，撒上少许精盐、姜丝、葱丝，淋入少许植物油，上屉蒸8分钟至熟，取出。

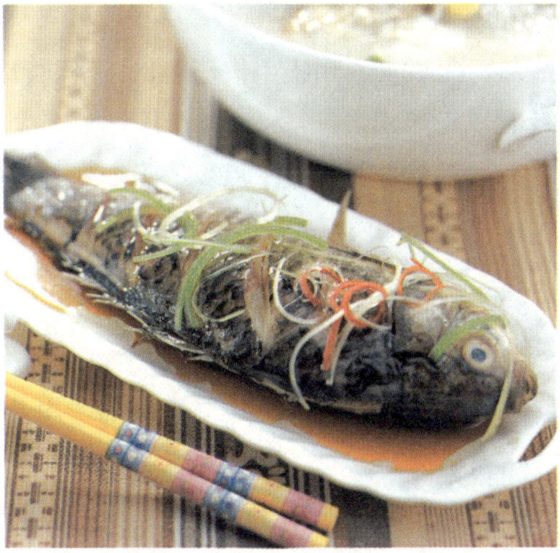

❹ 锅中加油烧热，下入青红椒丝炒香，加入酱油、少许绿茶汁烧沸，浇在鱼上即可。

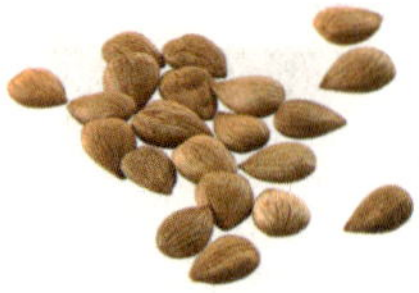

杏仁 xingren

杏仁分甜杏仁及苦杏仁两种。中国南方产的杏仁属于甜杏仁（又名南杏仁），北方产的杏仁属于苦杏仁（又名北杏仁）。

别名	中医食性	不适用者	适用者
杏核仁、杏子、木落子	性微温，味苦，有小毒	阴虚咳嗽及泻痢便溏者	一般人群均可

营养分析

杏仁富含蛋白质、膳食纤维、胡萝卜素、B族维生素、维生素C及钙、磷、铁、锌、镁等营养成分，其中胡萝卜素的含量在果品中仅次于杧果。其所含的萝卜素、硫胺素、核黄素、烟酸等是极其珍贵的药用物质。

营养优势

杏仁可以润肺清火、排毒养颜，对因肺燥引起的咳嗽有很好的疗效，是没有副作用的排毒食品。此外，杏仁还具有润肠通便、抗炎、镇痛、抗肿瘤、降血糖、降血脂等作用。

营养吃法

杏仁在食用前必须先在水中浸泡多次，并加热煮沸，可以减少，以至消除其中的有毒物质。

如果杏仁受潮，可将杏仁切碎后，放入烤箱烤或锅中干煎，便能恢复坚硬，继续食用。

选购储存

① **购买：**用指甲按压杏仁，坚硬者为佳。若指甲能轻易地按入杏仁里，代表杏仁已受潮。

② **储存：**存放于凉爽、干燥处。杏仁还适合存放到冰箱里密封储存，冷藏可以显著延长保质期。

搭配宜忌

宜：杏仁与核桃共捣碎研细，用开水冲调服食，可用于肺肾两虚、干咳无痰等症。

忌：杏仁与狗肉同食，会产生对身体有害的物质；杏仁与猪肝同食,不利于人体对蛋白质的有效利用和充分吸收；杏仁与猪肉或小米一起食用，易引起腹泻。

降糖食疗偏方1

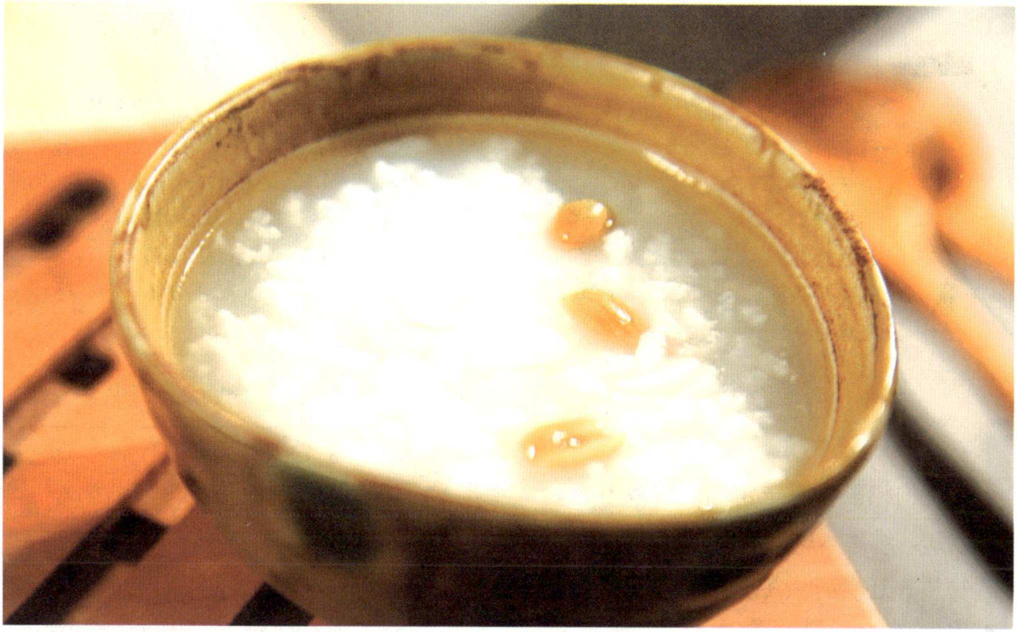

花生杏仁粥

原料 大米240克，花生仁50克，清水3000克，杏仁25克。

调料 精盐少许。

制作步骤

❶ 花生仁洗净，浸泡回软。

❷ 杏仁入开水烫透，备用。

❸ 大米淘洗干净，浸泡30分钟，捞出，沥干水分，放入饭锅中，加清水，上大火煮沸，转小火，下入花生仁，煮45分钟，再下入杏仁及精盐，搅拌均匀，煮15分钟，出锅装碗即可。

降糖食疗偏方2

薏米杏仁粥

原料 薏米30克，杏仁10克，大米100克。

调料 无。

制作步骤

❶ 薏米淘洗干净；杏仁去皮，洗净，待用。

❷ 将大米用水反复淘洗干净，除去泥沙杂质，待用。

❸ 将薏米放入铝锅中，加入大米，加水适量，置大火上烧沸，再用小火煮至半熟，放入杏仁，继续用小火熬熟即成。

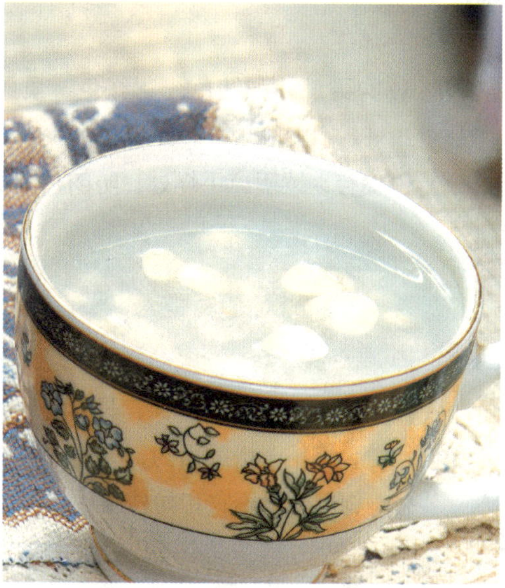

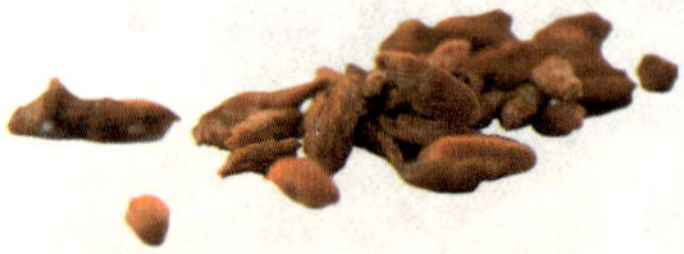

枸杞子 gouqizi

枸杞子服用方便，可入药、嚼服、泡酒，其根皮也是药材，叫地骨皮。

别名	中医食性	不适用者	适用者
枸杞果、枸杞红实、西枸杞	性平、味甘	外邪实热，脾虚有湿及泄泻者忌服	一般人群均可

营养分析

枸杞子含有丰富的β-胡萝卜素、维生素A_1、维生素B_1、维生素B_2、维生素C、钙、铁等多种维生素及矿物质，还含有天冬氨酸、脯氨酸、丙氨酸、亮氨酸等人体必需氨基酸。

营养优势

中医认为，枸杞子具有滋肝补肾、益精明目、润肺止咳的功效。此外，枸杞还能增强免疫力，具有降低血压、血脂和血糖的作用，能防止动脉粥样硬化、抗肿瘤、抗疲劳、延缓衰老、抗脂肪肝等。

营养吃法

枸杞子冬季宜煮粥，夏季宜泡茶，是一年四季养身滋补的好东西。

需要注意的是，有酒味的枸杞已经变质，不可食用。

选购储存

①**购买**：外观红色或紫红色，质柔软、味甜，大小均匀，无油粒、破粒、杂质、虫蛀、霉变等现象，尤以粒大、肉厚、籽少者最为上品。

②**储存**：置阴凉干燥处，防闷热，防潮，防蛀。

搭配宜忌

宜：枸杞子与对虾同食，具有补肾壮阳的功效；枸杞子与鹌鹑同食，可补肝肾而健筋骨；枸杞子搭配山药，有健脾神、助睡眠的功效。

忌：枸杞一般不宜和如桂圆、红参、大枣等茶性温热的补品共同食用。

降糖食疗偏方1

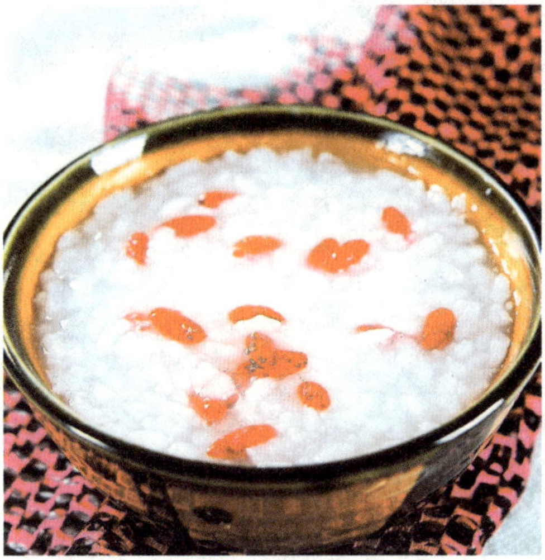

枸杞粥

原料 大米100克，枸杞子30克。

调料 无。

制作步骤

1. 将枸杞、大米洗净，备用。
2. 锅置火上，加入适量清水，先放入大米、枸杞子用大火烧沸，再转小火熬煮成粥，即可装碗上桌。

降糖食疗偏方2

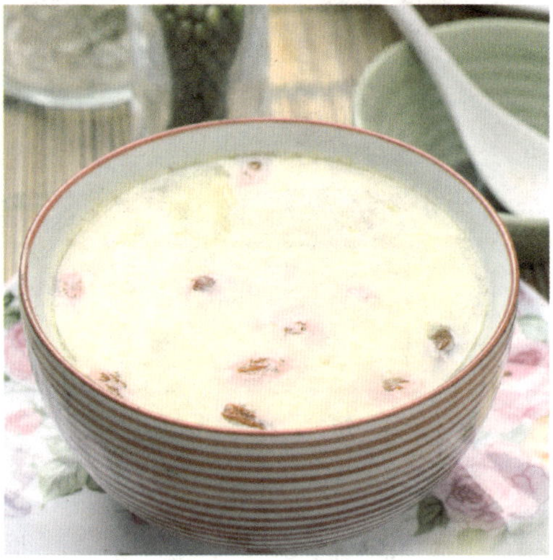

枸杞鸡蛋汤

原料 鸡蛋2只，枸杞子30克。

调料 精盐适量。

制作步骤

1. 枸杞子洗净，浸泡30分钟；鸡蛋去壳，搅成蛋液。
2. 将适量清水放入煲内，煮沸后放入枸杞子煮10分钟。
3. 淋入蛋液，搅拌均匀，加盐调味即可。

降糖食疗偏方3

枸杞烧鲫鱼

原料 鲫鱼1条，枸杞子12克。

调料 葱丝、姜末、精盐、味精、胡椒粉、植物油各适量。

制作步骤

1. 将鲫鱼去鳞、去鳃，除去内脏，洗净。
2. 枸杞子用清水洗净，沥去水分。
3. 锅置火上，加入植物油烧热，先放入鲫鱼炸至微焦，再加入葱丝、姜末、精盐、胡椒粉和适量清水稍焖片刻。
4. 然后放入枸杞子续烧10分钟，最后加入味精调匀，即可出锅装盘。

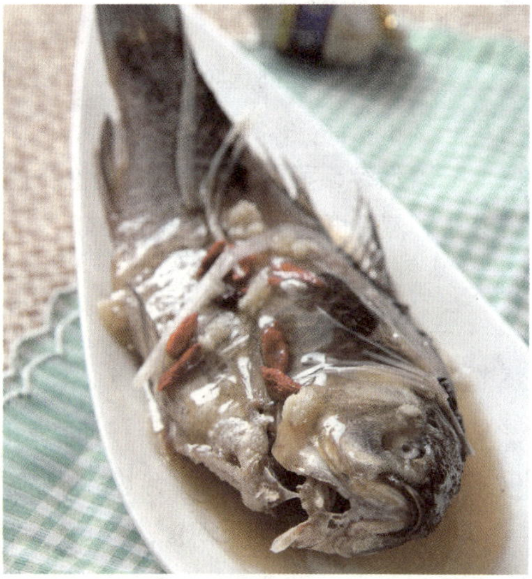

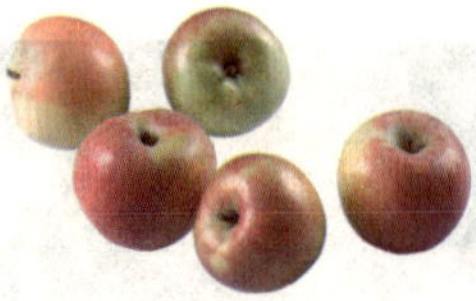

苹果 pingguo

苹果的果实呈圆形，味甜或略酸，是常见水果，具有丰富的营养成分，有食疗、辅助治疗的功能。

别名	中医食性	不适用者	适用者
平安果、天然子	性平，味甘、微酸	胃寒、脾胃虚弱患者	一般人群均可

营养分析

苹果中含蛋白质、脂肪、膳食纤维、碳水化合物、胡萝卜素、硫胺素、核黄素、烟酸、维生素C、维生素E、钾、钠、钙、镁、铁、锰、锌、铜、磷、硒、果胶、奎宁酸、柠檬酸、酒石酸等。

营养优势

中医认为，苹果具有生津止渴、润肺除烦、健脾益胃、养心益气、润肠、醒酒等功效。苹果可以维持血糖，降低胆固醇，且具有增强记忆力、缓解疲劳的功效。

营养吃法

早上吃苹果对人体最有利。苹果宜每天食用1～2个，不宜过量。

饭后立刻吃苹果会影响正常的进食和消化。

不能空腹吃苹果，否则会加大胃部负担。

选购储存

①**购买：**应挑选个大适中，果皮光洁、无虫眼、无损伤、肉质细密、酸甜适度、气味芳香、软硬适度为佳。

②**储存：**苹果买回来后，浸泡在盐水中片刻，然后取出用毛巾擦干，放入保鲜袋中，然后再放入冰箱冷藏室即可。

搭配宜忌

宜：苹果与芦荟搭配食用，有生津止渴、健脾益肾、消食顺气等功效；苹果与牛奶同食，有清凉解渴、生津除热，抗癌防癌的功效；苹果与洋葱同食，可保护心脏。

忌：苹果和胡萝卜同食，会诱发甲状腺肿大。

降糖食疗偏方1

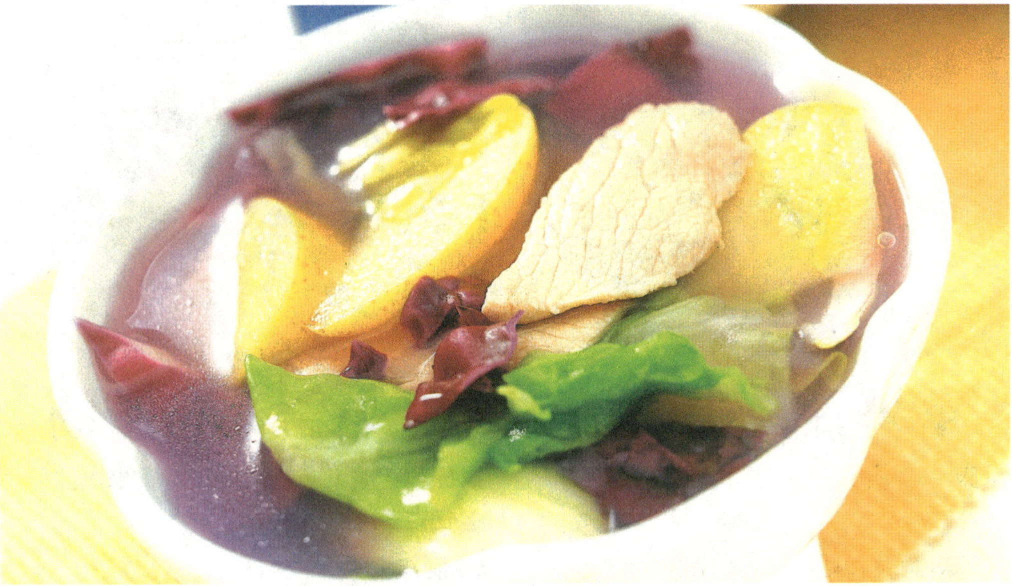

甘蓝猪肉苹果汤

原料 猪肉300克，紫甘蓝80克，卷心菜150克，苹果、洋葱各1个。

调料 月桂叶2片，精盐适量，鸡精1/3小匙，料酒1大匙，高汤6杯，植物油2大匙。

制作步骤

❶ 将猪肉洗净，切成片；紫甘蓝、卷心菜分别洗净，切成块，备用。将苹果洗净，去核、切块；洋葱去皮、洗净，切成块，待用。

❷ 锅中加入植物油烧热，下入洋葱炒软，再放入猪肉片翻炒，然后烹入料酒，放入卷心菜、紫甘蓝炒匀，再倒入高汤，加入月桂叶、精盐、鸡精煮至入味即可。

降糖食疗偏方2

苹果杂蔬汤

原料 苹果1个，菠菜300克，西蓝花、胡萝卜各100克，牛奶适量。

调料 精盐、胡椒粉各1小匙。

制作步骤

❶ 西蓝花用盐水浸泡20分钟，然后洗净，切成小朵；胡萝卜洗净、去皮，切成小丁；将苹果削皮、去核，果肉切成大一点的块；菠菜去根洗净，切成段。

❷ 将苹果块、菠菜段一同放入榨汁机中，加入牛奶，搅打成汁。

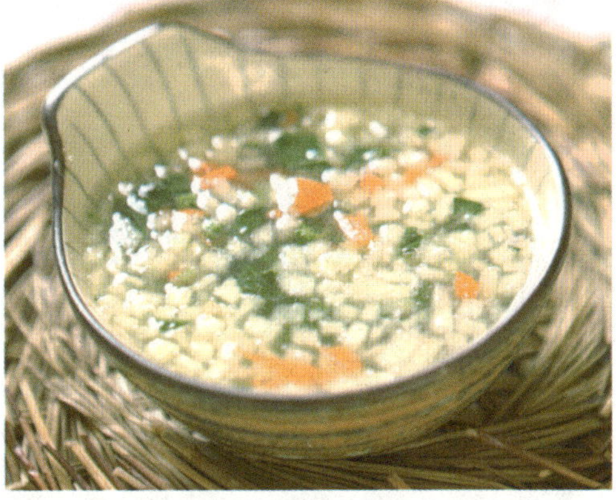

❸ 将打好的苹果菠菜汁倒入汤锅中，加入适量清水，然后放入西蓝花、胡萝卜丁、精盐、胡椒粉，煮至滚沸，即可食用。

降糖食疗偏方 3

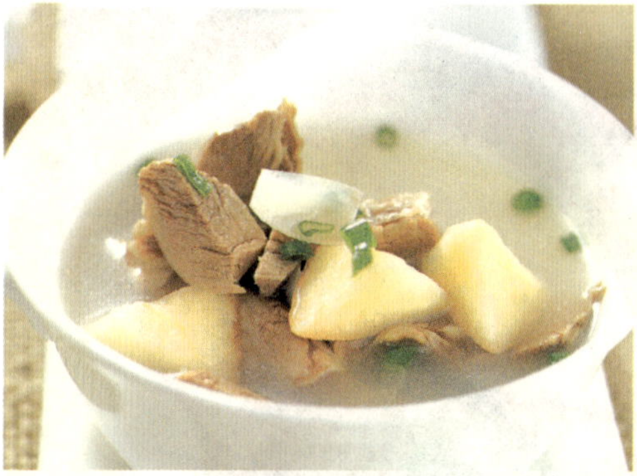

苹果百合牛肉汤

原料 牛肉600克，鲜百合100克，苹果2个。

调料 陈皮10克，精盐2小匙。

制作步骤

❶ 将牛肉去筋膜、洗净，切成小块；苹果洗净，挖去果核，切成大块；鲜百合去黑根、洗净，掰成小片；陈皮洗净。

❷ 砂锅置火上，加入适量清水，先下入苹果块、牛肉块、百合瓣、陈皮用大火烧沸，再转中火煲约3小时，然后放入精盐煮至入味，即可出锅装碗。

降糖食疗偏方 4

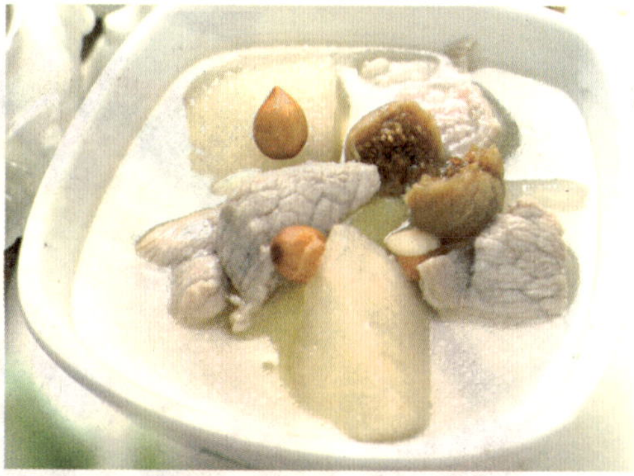

苹果雪梨猪肺汤

原料 猪肺1个，雪梨100克，苹果80克。

调料 精盐少许。

制作步骤

❶ 猪肺先用清水灌洗，挤去其中的血水，然后切大块，倒入开水锅中，焯烫去掉血水和浮沫，然后捞出。

❷ 将雪梨和苹果洗净，去核，切成大小相仿的块。

❸ 汤锅中加入清水烧沸，下入雪梨块、苹果块、猪肺块，再加入少许精盐，大火煮沸后转小火炖2小时，即可食用。

降糖食疗偏方 5

果蔬腰果沙拉

原料 苹果2个，芹菜100克，生菜150克，腰果50克。

调料 精盐1小匙，沙拉酱2小匙，柠檬汁少许，橄榄油适量。

制作步骤

❶ 苹果洗净，去皮、去核，切成块；芹菜择净，切成大小相仿的块；生菜洗净，掰成大瓣。

❷ 腰果用油稍炸一下，捞出沥干油后，用刀拍碎。

❸ 把生菜叶铺在盘底，摆上苹果块、芹菜

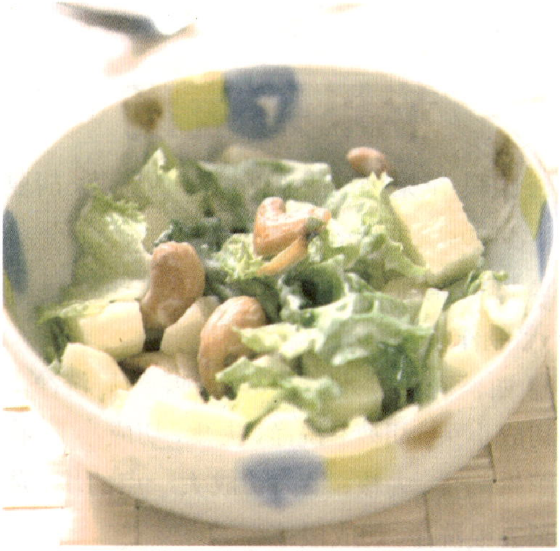

块，将沙拉酱、柠檬汁、精盐调匀，浇在盘上，最后撒上碎腰果，即可食用。

附录 其他疗法

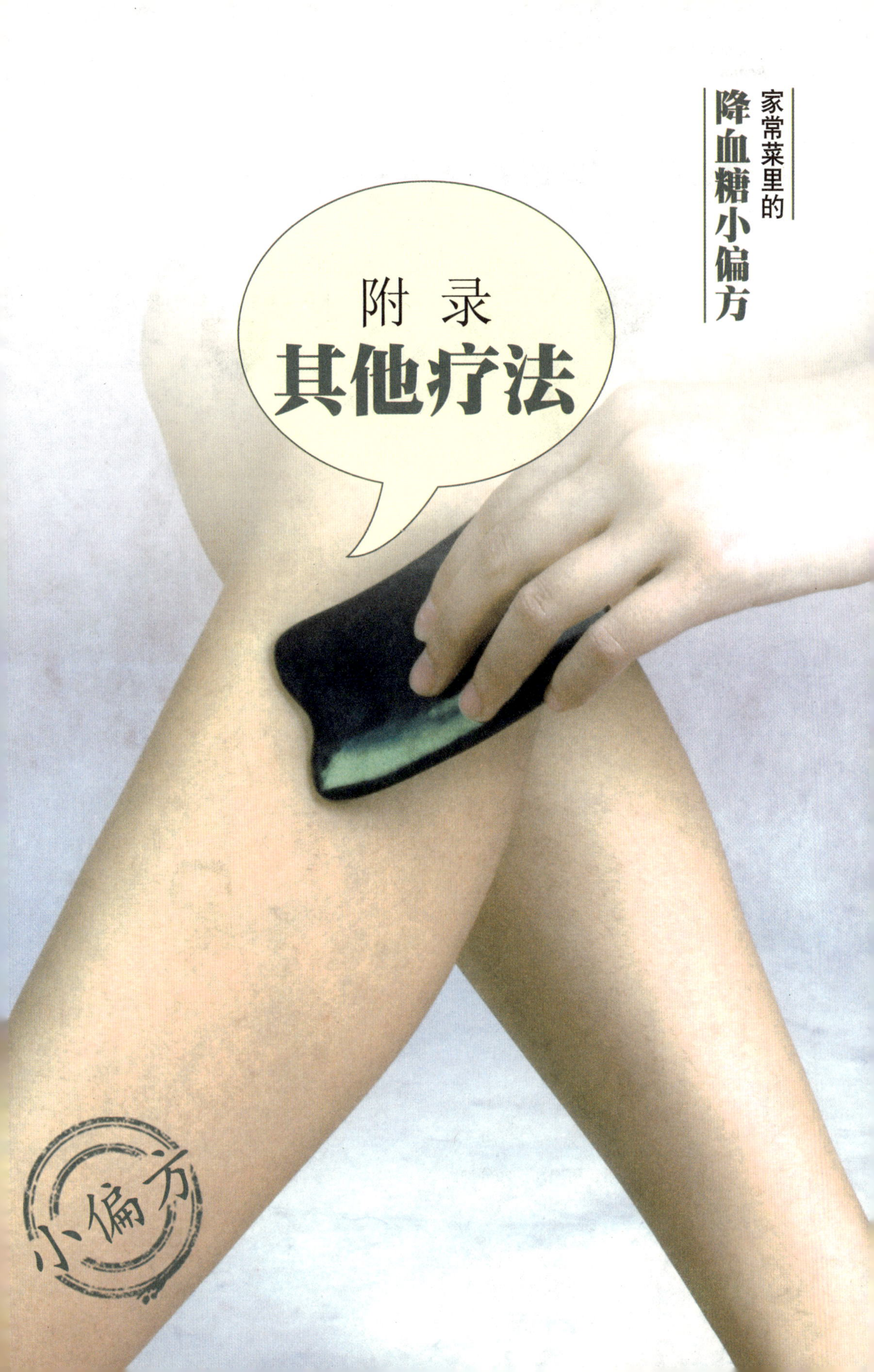

艾灸

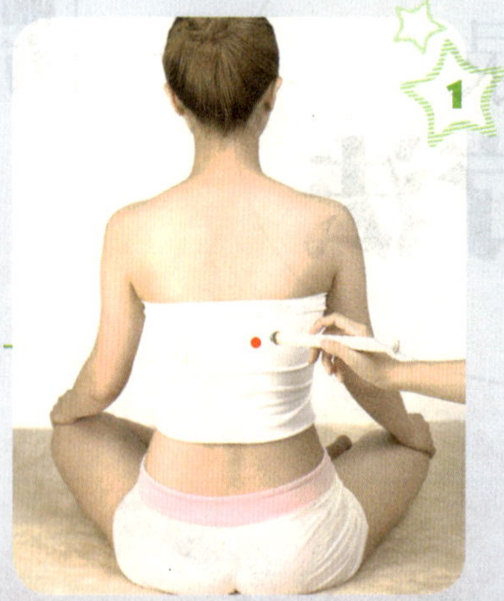

雀啄灸脾俞穴，每次10～20分钟。

雀啄灸肾俞穴，每次10～20分钟。

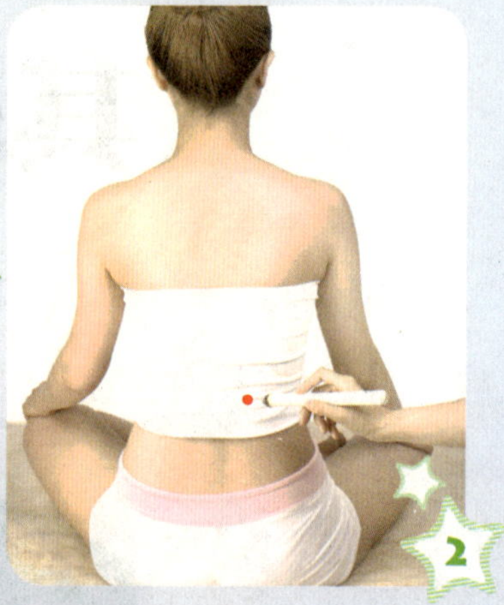

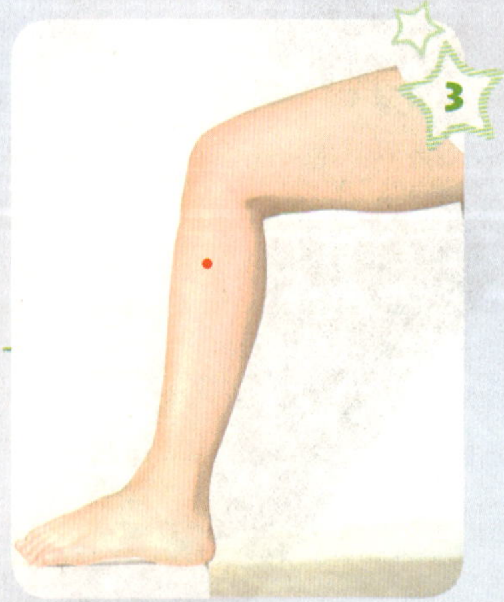

雀啄灸阳陵泉，每次10～20分钟。

雀啄灸外关穴，每次10～20分钟。

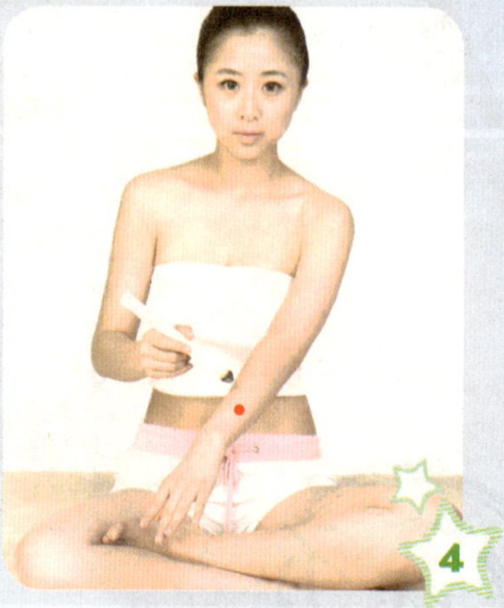

艾灸

温和灸内关穴，每次10～20分钟。

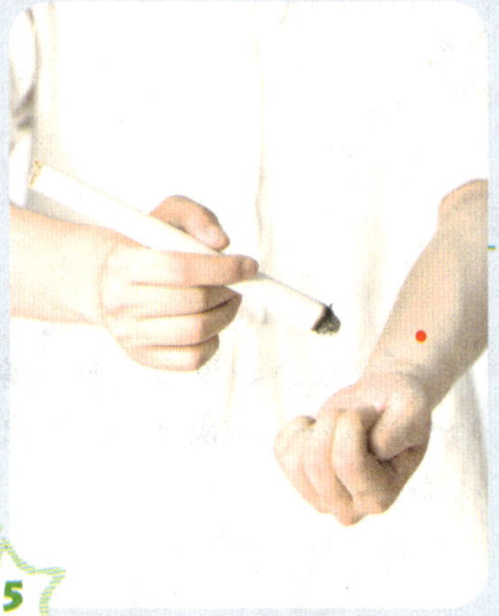

5

温和灸合谷穴，每次10～20分钟。

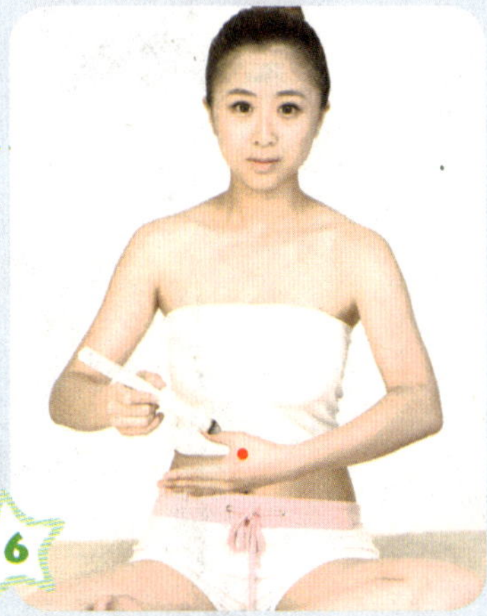

6

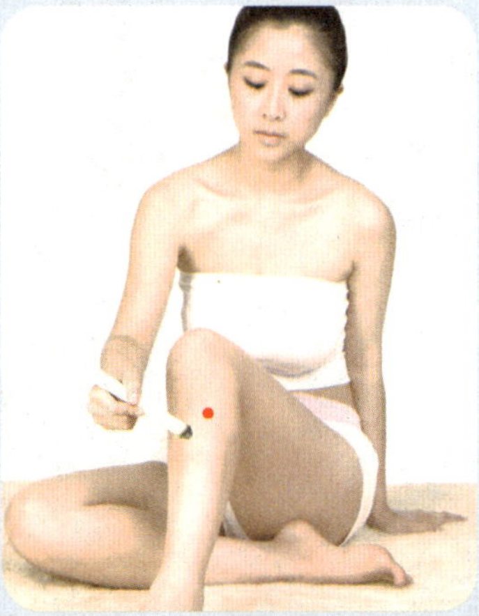

7

雀啄灸足三里穴，每次10～20分钟。

按 摩

按揉膻中、中脘、梁门、章门、天枢、关元、气海等穴各3～5分钟。每日或隔日1次，10次为1个疗程。

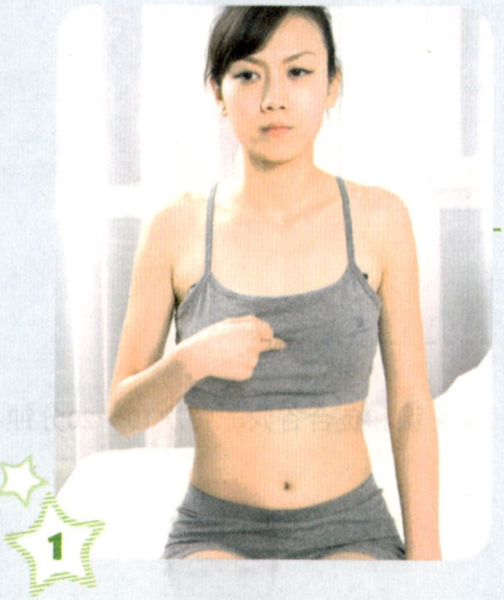

按揉脾俞、胃俞、肾俞等穴各3～5分钟。每日或隔日1次，10次为1个疗程。

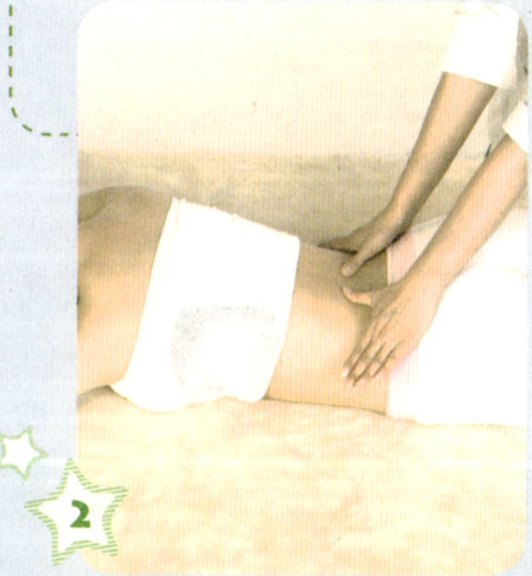

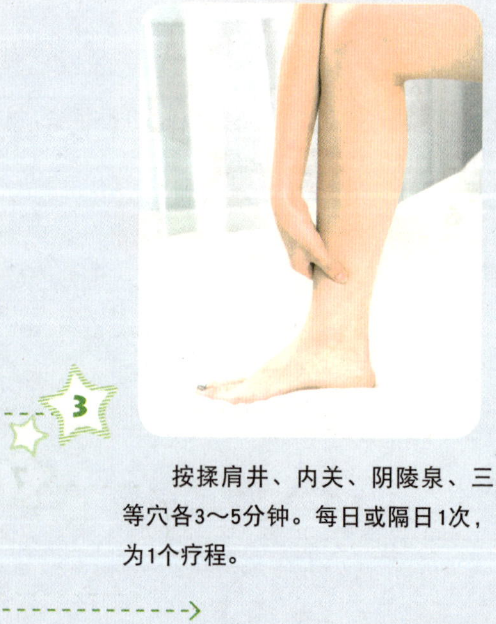

按揉肩井、内关、阴陵泉、三阴交等穴各3～5分钟。每日或隔日1次，10次为1个疗程。

刮痧

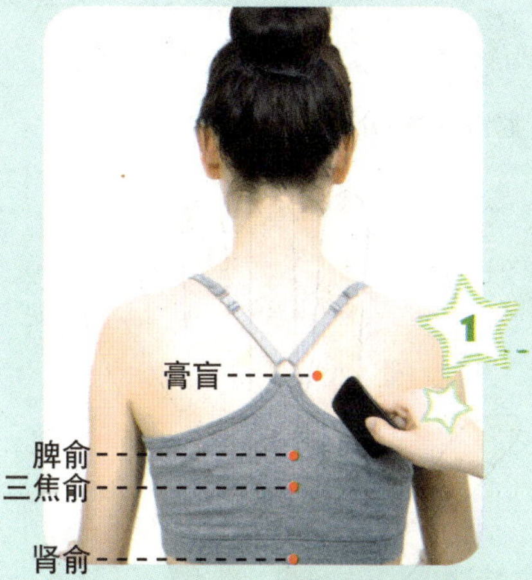

腰背部：沿足太阳膀胱经走行，自上而下由膏肓穴刮拭至肾俞穴，重点加强脾俞、三焦俞、膏肓、肾俞穴。

腹部：沿任脉走行，自上而下由中脘穴刮拭至气海穴，重点加强中脘、水分、气海穴的刮拭。

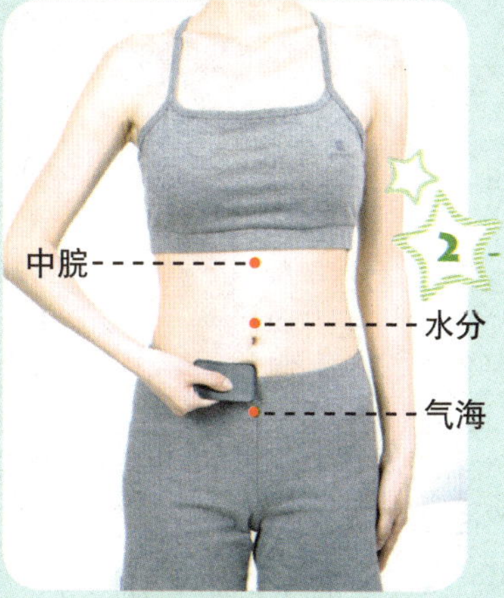

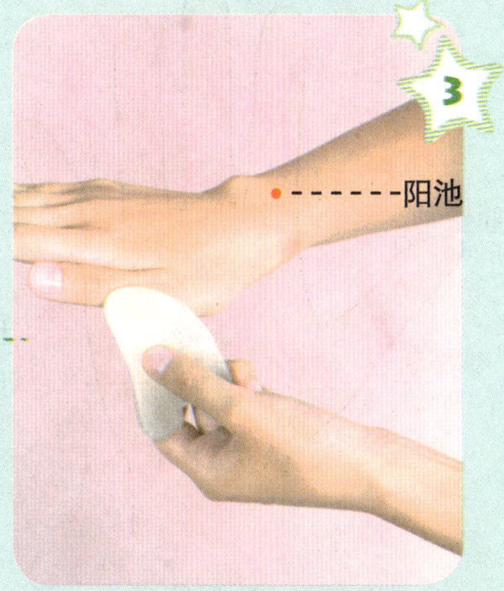

腕部：用刮痧板的圆角点按或刮拭阳池穴。

小腿前内侧：用刮痧板的圆角点按或刮拭足三里、三阴交穴。

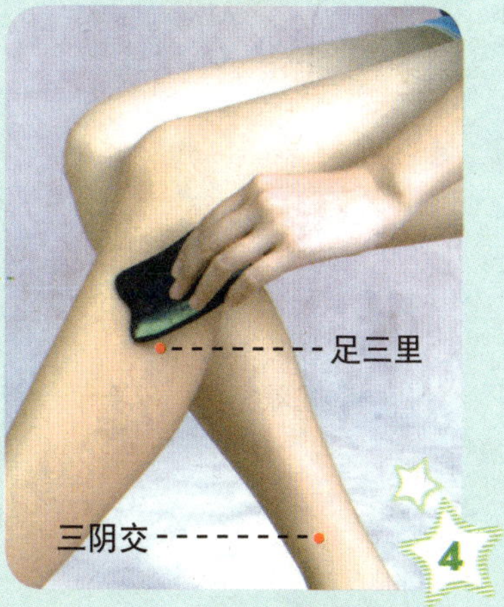

手部反射区

按揉肾区、膀胱区各3分钟。

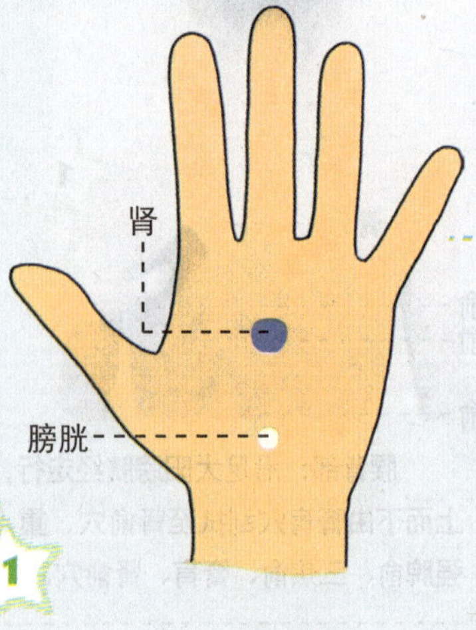

点揉十二指肠区和垂体区各2分钟。

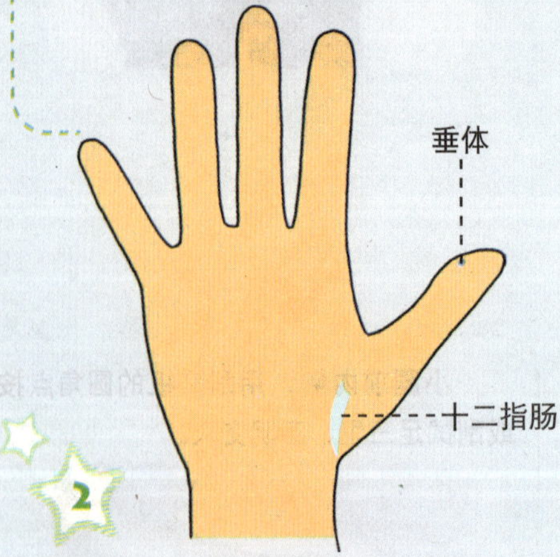

大肠包括升结肠、横结肠、降结肠、乙状结肠。

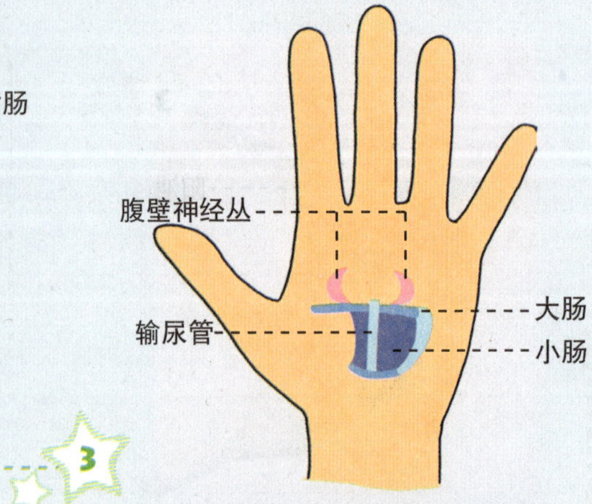

向心方向推输尿管区、小肠区、大肠区、腹壁神经丛区各2分钟。

足部反射区

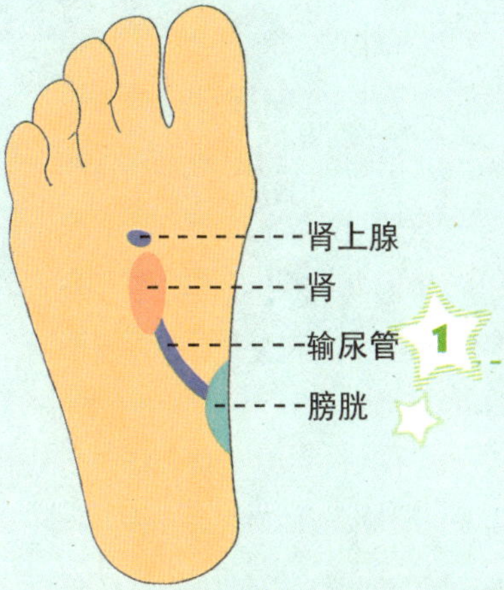

向心方向推肾上腺区、肾区、输尿管区、膀胱区各2分钟。

按揉胃区、十二指肠区、胰区各4分钟。

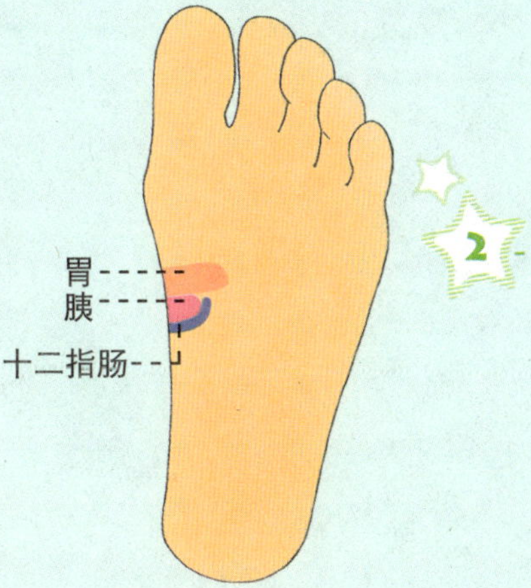

耳部反射区

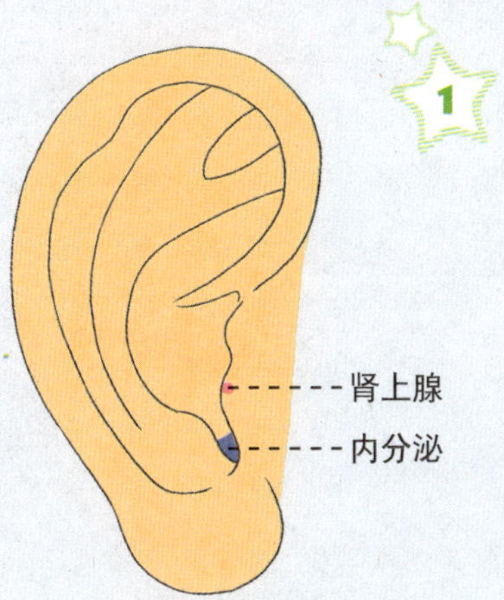

点按或揉按肾上腺区、内分泌区各30～50次。

点按或揉按胰胆区、皮质下区各30～50次。

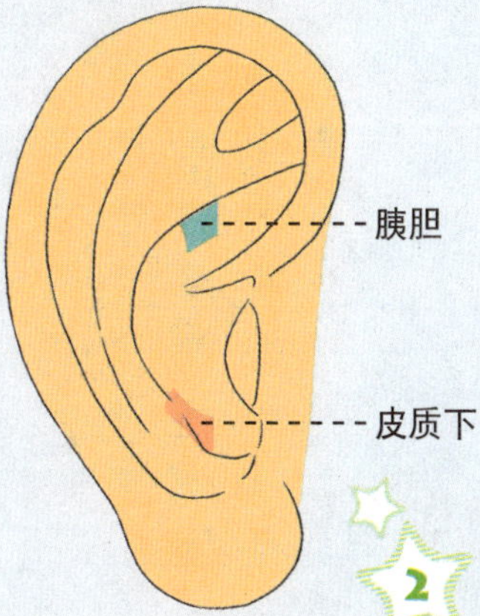